DRG

在医院管理中的应用

U0248985

主编 ◎ 沈波　董四平

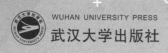
WUHAN UNIVERSITY PRESS
武汉大学出版社

图书在版编目(CIP)数据

DRG 在医院管理中的应用 / 沈波，董四平主编 . -- 武汉：武汉大学
出版社，2024.10. -- ISBN 978-7-307-24672-0

Ⅰ. R197.32

中国国家版本馆 CIP 数据核字第 202407LD55 号

责任编辑:胡 艳　　责任校对:汪欣怡　　版式设计:马 佳

出版发行:**武汉大学出版社** 　（430072　武昌　珞珈山）

（电子邮箱:cbs22@ whu.edu.cn 网址:www.wdp.com.cn）

印刷:武汉贝思印务设计有限公司

开本:787×1092　1/16　印张:17.25　字数:388 千字

版次:2024 年 10 月第 1 版　　2024 年 10 月第 1 次印刷

ISBN 978-7-307-24672-0　　定价:59.00 元

编　委　会

主　编

沈　波　武汉大学人民医院

董四平　国家卫生健康委医院管理研究所/武汉大学

副主编

应娇茜　北京大学民航临床医学院

马宗奎　武汉大学人民医院

杨　威　国家卫生健康委医院管理研究所

编　委（按姓氏笔画排序）

马宗奎　武汉大学人民医院

马路宁　中山大学附属第一医院

王淑安　南京鼓楼医院

王旖旆　北京大学第三医院

王燏生　武汉大学人民医院

孔国书　北京中医药大学

邓茜月　四川大学华西第二医院

龙雨曦　武汉大学人民医院

卢俊风　贵州省第二人民医院

冯加锐　武汉大学人民医院

任　俊　武汉大学人民医院

庄建民　厦门医学院附属海沧医院

刘新奎　郑州大学第一附属医院

许　昌　北京大学深圳医院

牟海燕　四川大学华西医院

李　萌　国家卫生健康委医院管理研究所

李　煜　武汉大学人民医院

李乐乐　中国人民大学

李祎婷　合肥京东方医院

杨　威　国家卫生健康委医院管理研究所

杨婷婷　国家卫生健康委医院管理研究所

吴　粤　广东省人民医院

余臻峥　武汉大学人民医院

应娇茜　北京大学民航临床医学院

沈　波　武汉大学人民医院

陆　勇　上海交通大学医学院

陈浦兰　中国卫生经济学会卫生服务成本与价格专业委员会

范晓翔　宁波市第二医院

林　敏　浙江大学医学院附属第二医院

尚小平　郑州大学第一附属医院

胡云梦　南京鼓楼医院

胡靖琛　武汉大学人民医院

贺　华　武汉大学人民医院

莫春梅　四川大学华西医院

夏　锋　浙江大学医学院附属第二医院

郭淑岩　国家卫生健康委医院管理研究所

董四平　国家卫生健康委医院管理研究所/武汉大学

蒋　锋　上海交通大学健康长三角研究院

蒋　频　江南大学附属妇产医院

程羿嘉　武汉大学人民医院

焦卫平　首都医科大学宣武医院

颜利晶　武汉大学人民医院

序

非常高兴能为这部汇聚众多专家学者智慧结晶的教材作序。这部教材反映了我国医疗健康行业在疾病诊断相关分组（DRG）这一科学管理工具上的深入研究，呈现了 DRG 在我国医疗体系中的全方位实践，生动诠释了现代医院如何借助 DRG 体系实现精细化、标准化、高效化管理的深刻转变。在具体实践过程中虽遇到了诸多困难，但也积累了丰富的管理经验，值得交流和学习。

本教材分为九章：第一章追溯了 DRG 的历史起源和发展脉络，详细剖析了国内外现状与发展趋势，为理解 DRG 应用的价值与挑战奠定了坚实的基础；第二章深入探讨了 DRG 分组策略及其背后的逻辑，解析了 DRG 分组变量、权重计算、指标体系等一系列关键步骤，这些内容对于指导医院管理者精准掌握 DRG 分组的原则和方法具有重要指导意义；第三、四章阐述了数据标准及质量控制和信息化建设基础在 DRG 实施过程中的作用，强调了数据治理、标准化分类、智能决策系统等方面在 DRG 付费改革中的决定性地位；第五章论述了 DRG 驱动的医院管理变革，剖析了 DRG 对医院战略管理、组织结构、运营管理、医疗管理与绩效管理等多个层面带来的深刻影响；第六章介绍了 DRG 在区域医疗管理中的应用，包括区域医疗服务绩效评价应用、临床重点专科评估应用、等级医院评审应用等方面；第七章重点介绍了 DRG 在医院医疗管理中的应用，例如医疗质量管理、医疗服务能力评价、医疗服务效率评价、医疗服务绩效评价等；第八章介绍了 DRG 在医保管理中的应用，包括医保支付方式概述、DRG 付费政策及应用、DRG 在医院医保管理中的实践运用；第九章提供了区域层面、医院层面、临床科室/学科层面、主诊医师诊疗组/个人层面的 DRG 实践应用案例。

衷心希望这部教材能够帮助临床医学、公共卫生、社会医学与卫生事业管理、社会保障等医药卫生相关专业学生深入理解 DRG 在医院管理中的核心价值，推动实践应用，启迪创新思维，进而促进我国医院管理水平提升，更好地服务于人民健康和社会发展。

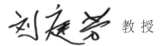 教授

国家医疗保障局 DRGs 推进项目咨询专家

北京协和医学院卫生健康管理政策学院医院领导力与管理学系主任、博士生导师

国际医疗质量与安全科学院（IAQS）终身院士

前　言

随着我国医疗卫生体制改革的深入推进,外部政策环境逐步收紧,要求医院不断创新管理举措,提升精细化管理水平,这对医疗管理人才也提出了更高的要求,不仅要具备精深的专业知识,还要掌握系统、全面的管理知识。其中,DRG 作为国际公认的先进管理工具,在我国已广泛应用于绩效考核、质量管理、学科建设、医保支付等方面,并取得实效,需要大家及时学习和掌握。

教材是培根铸魂、启智增慧的重要载体,是人才培养的重要支撑,教材质量直接决定育人质量。党的十八大以来,以习近平同志为核心的党中央高度重视教材建设,对教材建设作出了一系列重要指示,强调教材建设要体现国家意志、是国家事权。教材建设是一项战略性、基础性、系统性工程,既强调价值性,把青年学生培养成为中国特色社会主义的建设者和接班人;又强调科学性,保证教材的知识体系既遵循学生认知发展规律和教育教学规律,也能体现知识本身的科学性和体系的逻辑性。

本教材聚焦 DRG 在医院管理中的具体应用,共分为九章。第一章主要介绍了 DRG 的发展沿革,在国内外的应用现状、面临的挑战及前景展望等内容;第二章以 CHS-DRG 为例,主要介绍了 DRG 的分组策略及方法、相对权重计算与调整、指标体系等内容;第三章介绍了 DRG 的应用基础——疾病与手术操作编码的发展历程、应用原则、数据质量保证等内容;第四章以医院信息化建设、数据治理、系统功能模块建设为切入点,介绍了 DRG 实施的信息化支撑,并展望了人工智能辅助;第五章介绍了 DRG 工具应用后催生的医院管理变革,包括战略管理变革、医院组织结构变革、运营管理变革、医疗管理变革、绩效管理变革等;第六章从宏观层面从发,介绍了 DRG 在公立医院绩效考核、临床重点专科评估、等级医院评审中的应用;第七章从微观层面出发,介绍了 DRG 在医疗服务质量管理、服务能力评价、服务效率评价、服务绩效评价中的应用;第八章详细阐述了当前医保支付方式改革中的热点议题——DRG 付费改革,主要包括医保支付方式概述、DRG 付费政策及应用、DRG 在医院医保管理的实践运用等内容;第九章从宏观到微观,基于区域、医院、临床科室/学科、主诊医师诊疗组/个人四个层面,详细介绍了 DRG 的具体应用案例。

本教材内容在保证理论性、思想性和科学性的基础上,兼顾特定对象、特定时限的特点,强调实用性与先进性,加入了大量案例,重视培养学生辩证思考、实践创新及终身学习的能力,能帮助学生加深对 DRG 应用范围和应用方法的理解,熟悉 DRG 运用于医院的具体实践过程。本教材适用于临床医学、预防医学、公共卫生、社会医学与卫生事业管理、社会保障等医药卫生相关专业学生。

本教材的编写得到了各位专家和编委的大力支持,得到了武汉大学出版社的关心和帮助,在此表示衷心感谢!同时,本教材的编写参阅了大量文献,一并对原著者表示敬意!

教材编写是一项极具挑战性的工作,尽管力臻完善,但难免存在疏漏与不足之处,还恳请相关专家和广大读者批评指正,及时反馈宝贵意见,以便进一步修订完善!

编委会

2024 年 5 月

目　　录

第一章　DRG 概述

第一节　DRG 简介

DRG(diagnosis related groups,疾病诊断相关分组)的起源,可以追溯到 1913 年美国麻醉学家、整形外科医师 Ernest Codman 提出的一个关于医疗服务评价的实际问题:如何在收治患者数量和收治病种类型不同的医疗服务提供者之间进行对比并选择符合自身需求的医疗服务提供者? 为回答这个问题,产生了"病例组合"(case-mix)的概念。病例组合将临床过程相近和(或)资源消耗相当的病例分类组合成为若干个组别,各组别间通过制定不同的权重(weight)来反映其风险程度。因此,同组别的病例可以直接比较,不同组别的病例也可在调整权重后比较。1967 年美国耶鲁大学管理学教授 Robert B. Fetter 和护理学教授 John Thompson 开展了相似临床病人使用相似医疗资源的分组研究,真正开启了美国 DRG 研究。20 世纪 60 年代以来,涌现出多种具有风险调整功能的病例组合工具,包括按诊断相关分组(DRG)、患者管理分类(PMC)、疾病分期(DS)、计算机严重度指数(CSI)等,DRG 是在医疗服务管理和医保支付中应用最为广泛的病例组合技术之一。值得一提的是,近年来我国一些地区根据地方实际不断探索医保支付方式改革路径,产生了按病种分值付费(diagnosis-intervention packet,DIP)病例组合技术,最终在国家层面被推广应用。DIP 作为我国自创的医保结算方式,与 DRG 类似,是众多的病例组合支付方式之一。

DRG 作为目前国际公认较为先进的管理工具,已被多国引进改良后广泛应用于医疗服务管理和医保支付领域。下面介绍 DRG 的起源、演变过程以及在世界各国的应用情况。

一、DRG 的起源

(一)DRG 产生的背景

20 世纪 70 年代以来,世界范围内医疗卫生资源短缺与医疗需求、医疗费用剧增的矛盾日益尖锐,引起各国的高度关注,成为全球性问题。如:美国在短短的 15 年间(1965—1980 年)卫生费用迅速由原来的 139 亿美元增长至 996 亿美元,同时,医疗费用占其国内生产总值(GDP)的比例从 2.0% 增至 3.8%,增幅远超 GDP 的增长速度。1980—1983 年,Medicare(美国 65 岁以上老年人医疗保险)的人均支出平均增幅达 15.5%。为有效控制日益增长的医疗费用,美国联邦政府探索推行付费制度改革。

1983 年由耶鲁大学 Robert B. Fetter 教授团队开发的 DRG 体系用于 Medicare 住院预付体系中,2008 年经调整后形成现在的美国版疾病诊断相关分组(medicare severity diagnosis related groups, MS-DRG)。其目的是为有效控制医疗费用的过度增长,采取按诊断相关分类的定额预付款包干方式,医疗费用支付将不再依据医院的投入(即医疗服务),而是依据医院的产出(即收治的病例数及难度),从而对医疗资源的消耗给予较合理的补偿,进而有效控制医疗费用的过度增长。这一重大医疗支付方式变革给美国带来了显著经济效益,如:实行 DRG 付费后,1984—1987 年美国人均医疗费用支出平均增幅 6.6%;2015 年 Medicare 的支出增幅仅为 1.5%,远低于 1967—1983 年年均 17% 的增幅。该工具在控制住院费用和提高医疗质量方面取得了较大的成功,引起存在同样问题的其他国家和地区的关注,成为世界各国卫生服务发展研究的重要课题。

(二)DRG 的概念

DRG 是将临床过程相似和资源消耗水平相近的住院病例进行分组。具体操作流程为:按照统一的疾病诊断和手术操作编码原则,将患者出院时的主要诊断、次要诊断、手术方式、年龄、性别、并发症或合并症、出院转归和住院时间等进行编码后,采用统计分析方法,将相似度较高的出院病例(如临床特征、住院天数和医疗资源消耗相近)归类到同一组别,并规定编码,把复杂的病例标准化,以便于不同病例、不同科室和不同医疗机构疾病诊治服务的比较和管理。

(三)DRG 的实质

DRG 本质上为一种分类组合,是众多"病例组合"中的一种。

分类基本理念:疾病的类型不同,应该区分;同类疾病,但治疗方案不同,亦应该区分;同类病同治疗方案,但个体差异不同,也应当区分。

组合基本理念:依据上述分类组别,采用"诊断""操作""年龄""性别"等个体变量反映治疗类型、治疗方式等特征,最终依托数据平台应用统计学、大数据算力、算法等科学方法进行组合的模型构建。

二、DRG 的开发、改进与应用

(一)美国 DRG 的开发与应用

美国是 DRG 分类系统的起源国,为了对比不同医疗服务提供者之间医疗技术水平的优劣,研究人员将临床过程相似和(或)资源消耗相近的病例归为一类,然后进行比较分析。随后 DRG 在美国的开发和应用经历了一个漫长的过程。直到 20 世纪 80 年代"老年医疗保险"基金压力突显,DRG 才被应用到支付制度改革当中并进行大范围推广,从而奠定了医疗保险支付医院费用的基础,极大降低了住院费用的增长幅度,同样也改变了医院的运营理念。DRG 既用于支付管理、预算管理,同时还用于质量管理,为进一步深化医疗卫生体制改革做铺垫。

截至 2008 年,美国针对 DRG 分组方式进行了六次大的升级改进,使其更加适配本国医疗服务体系。

第一代 DRG(MEDICARE-DRG):诞生于 1967 年,由耶鲁大学 Robert B. Fetter 及其团队研发,因此也被称为"Yale-DRG"。管理学教授 Robert B. Fetter 和护理学教授 John Thompson 对新泽西州、康涅狄格州和宾夕法尼亚州共计 70 万份出院病例进行汇总分析,根据临床特点、解剖学、病理生理学特点,运用统计学方法,依据病例费用和住院时间在统计学上的差异,对一些临床过程相对简单的疾病进行研究,逐步扩展到其他类型的疾病,最后涵盖所有疾病和医疗操作,形成了完整的 DRG 系统。该系统共有 83 个主要诊断类目,同时再根据出院诊断、主要手术操作等因素进行进一步细分,最终将疾病分成 492 个病组,且每个病组的临床特点和住院时长相同。其最初目的在于控制膨胀的医疗费用,并提供管理医院运营的工具。20 世纪 70 年代末,Yale-DRG 首次应用于新泽西州的医疗费用试点改革中。随后 Yale-DRG 不断发展,形成多个版本。

第二代 DRG(HCFA-DRG):1981 年,美国国家卫生筹资管理局(原国家卫生保健财政管理局,HCFA)与耶鲁大学合作,改进形成了第二代 DRG(HCFA-DRG),该系统拥有 136 个二次诊断组和 1170 个病组。1983 年,美国国家卫生筹资管理局发布 HCFA-DRG 2.0 版,该系统包含 23 个主要诊断大类(major diagnostic category,MDC)的 470 个 DRG 分组,并于当年 10 月 1 日起被正式作为预付款制度的基础依据,应用于老年医疗保险,这标志着 DRG 在美国医疗保健支付制度中的广泛应用。相比于第一代 DRG,第二代 DRG 增加了患者住院方式、转归等基础信息,使得分组更加精准。

第三代 DRG(ALL-PATIENT-DRG):1986 年 9 月,美国公布了第三代 DRG,该系统将 DRG 分组扩大至 473 组,其优点为分组条件更为全面且更好地反映疾病的复杂性和严重程度,覆盖范围广泛,包含所有患者。1987 年,美国纽约州卫生部门(NYDH)和 3M 卫生信息公司合作开发 AP-DRG(ALL-PATIENT-DRG),此次分组将应用对象扩展至非老年人保险群体,并对错误和遗漏提出修改方案,包含 641 个 DRG 分组。

第四代 DRG(SEVERITY DRG):1993 年,美国国家卫生筹资管理局再次对并发症和合并症目录进行修订,形成了第四代 DRG(SEVERITY DRG),该系统共包含 652 个 DRG 分组,但官方未正式启用,导致第四代 DRG 没能在美国的医疗保险中发挥作用。

第五代 DRG(ALL-PATIENT REFINED-DRG,APR-DRG):1998 年,3M 卫生信息公司基于第三代 DRG,在剔除了新生儿和取消年龄、并发症和合并症分组,加入 2 个系列(疾病严重程度系列、患者的死亡危险程度系列)的 4 个次级分组(轻微、中度、严重、非常严重)后,发布改良版全患者 DRG(APR-DRG)。该系统 DRG 分组增至 1350 个病组,于 1998 年正式在美国老年医疗保险事业中使用,且每 2 年更新 1 次。

第六代 DRG(INTERNATIONAL-REFINED DRG):3M 卫生信息公司发现各国在推广应用 DRG 的过程中,现行的体系不能很好适配不同国家的医疗支付体系,主要存在不符合自身国情发展、各国(地区)间无法进行比较、无统一的疾病组分类系统等问题。因此,在 APR-DRG 的基础上研制第六代改良版国际 DRG,允许各国(地区)嵌入自己的诊断和操作代码,并可根据疾病严重程度进行代码调节,编制 ICD-10 与 ICD-9-CM-3 等编码手册,形成 330 个基础 DRG 分组加两个误差型国际单病种分组,共计 992 个 DRG 细分组,可用于不同国家间 DRG 的比较。此项变革达到适应各国具体疾病特点以及最大程度控制卫生资源消耗的目的。

2008 年开始,美国联邦医疗保险和医疗救助服务中心(Centers for Medicare and Medicaid Services,CMS)开始采用 MS-DRG 进行医保资金支付。MS-DRG 主要是在疾病严重级方面进行了分组调整,对每个类别的 DRG 分组在是否伴随有严重的并发症和合并症的层面上进一步划分亚组,并且采用了更新的合并症与并发症列表。

2015 年的 MS-DRG V32.0 包含 752 个 DRG 组别。2023 年 4 月,基于 ICD-10 发布的最新版本 MS-DRGV40.1,包含 25 个主要诊断大类、767 个细分组。

美国 DRG 分类不断发展,主要分为医疗保险 MS-DRG 和 APR-DRG 两个版本,前者专门应用于老年医疗保险,后者应用于产科、儿科和新生儿科。

美国 50 余年的运行实践表明,DRG 在控制医疗费用的过度增长、提高医院运行效率、缩短住院天数等方面取得显著效果。美国 DRG 的成功实践,为其他国家 DRG 分类的研制和应用提供了重要借鉴,使其在国际社会广泛运用,改变了医疗机构的管理方式和支付模式,提高了医疗资源的使用效率,为医疗费用控制提供了重要理论和工具支持。

(二)欧洲 DRG 的改进与应用

美国 Medicare 采用的疾病诊断相关分组-预付费(diagnosis related groups-prospective payment system,DRG-PPS)使得付费制度从以成本为基础转向以案件为基础。DRG-PPS 使医院关注成本控制,催生了临床路径管理方式。此后,DRG 被欧洲、澳洲、亚洲等地陆续引进并用于医疗管理。截至 2003 年,以西方发达国家为主,选择并应用 DRG 的国家超 25 个。2013 年,应用 DRG 的中低收入国家有 12 个,另 17 个处于试点阶段,全球应用 DRG 的国家超过 40 个。DRG 被不同国家引入后,衍生多个本地化版本,如澳大利亚 AR-DRG、北欧 Nord DRG、英国 HRG、法国 GHM、德国 G-DRG 等,加上美国版 DRG 不断发展,形成 CMS-DRG、AP-DRG、APR-DRG 等,超过 25 个版本,构成"DRG 家族"。不同版本的 DRG 在结构和内容上有差异,但原理基本都来自美国 DRG,目的都是要实现医疗资源的有效管理和分配。DRG 的广泛应用,使不同国家的医疗管理制度和管理方式趋同,支付方式和医疗成本趋于标准化。DRG 实施过程中也面临跨国学习和本土化的抉择。后文主要介绍部分 DRG 开发应用起步较早、经验相对成熟的国家的实践简况。

1.英国 DRG 的改进与应用

英国在充分研究美国 DRG 系统后,于 2003 年开始正式引入 DRG 分组理念。在此之前,英国国家医疗服务体系(National Health Service,NHS)施行合同购买医疗机构服务的模式,其弊端是无法体现医疗质量和服务效率。为纠正其弊端,英国尝试引入新的医院费用支付方式:按结果付费(payment by results,PbR)。PbR 包含服务单元(又称医疗资源利用组)和价格两个要素。医疗资源利用组(healthcare resource groups,HRGs)即在患者住院期间首先根据 ICD-10 和英国《外科和手术与操作分类》(OPCS 4)对疾病和治疗方案进行编码,形成患者临床服务编码;然后再根据资源使用相近原则将临床服务编码整合成不同的医疗资源利用组。价格依据是否在有计划、有选择等既定条件下提供服务,分成可选择性服务价格和非选择性服务价格(如急诊)。在具体实践中,实际支付价格需根据 HRGs 的具体情况进行调整,如住院时间过长、包含多种并发症等因素导致服务成本差异化。目前,门诊(含急诊)患者的保险已实行 HRGs 进行付费,现阶段,HRG V4 包含 22 个主要诊断大类和 1576 个 HRGs 组,能有效控制医疗费用不断上升。PbR 与 DRG 支付方式类似,均旨在抑制过度增加的医疗费用和提高运行效率。

2. 德国 DRG 的改进与应用

1984 年,德国政府开始对美国和澳大利亚的 DRG 系统进行深入研究。1997 年,德国政府委托医院协会和医疗保险协会开发 Germany DRG(G-DRG)系统,该系统于 2000 年 10 月交付,同时将 DRG 支付方式写入《法定健康保险改革方案》。

2003 年起,G-DRG 正式用于医疗付费系统,在部分医院进行试点,并批准建立由法定医疗保险协会、商业医疗保险协会和德国医院协会共同组成的"医院赔付系统研究中心",旨在建立一套确定 DRG 疾病组别的规则和相关编码的原则,同时,还需测算付费标准。G-DRG 系统几乎覆盖所有的病种,特殊支付的病种仅限于血透等少数病种;在疾病分类及编码上,采用内、外科分离,并充分考虑并发症等因素。2004 年,德国正式施行了 DRG 预算。2007 年,德国在全国实行统一的 G-DRG 付费制度。2009 年的《医院筹资改革法案》对 G-DRG 支付方式做出新的调整。2010 年,G-DRG 共定义了 1154 种 DRG 病组,每一种 DRG 又分成若干等级,并都有明确的费用给付标准。给付标准由各州独立确定,但差异不大。2013 年,德国颁布并试行了精神医学以及心身医学诊疗机构统包给付细则,正式将 DRG 付费方式引入精神疾病治疗服务中,并每年进行支付标准的更新维护;2015 年,州的基础付费标准和德国统一的付费标准合并,包含 26 个 MDC、1152 个 DRG。德国在 DRG 医院支付系统中针对创新产品的支付采用"临时性支付-补充性支付-打包支付"的医保支付模式,有效解决当下的问题。

德国政府采用自上而下、循序渐进的方式推进支付改革方案,并采用了不同的过渡措施,最终成功地实施了全面的 DRG 支付体系,支付方式也从后付制转向了预付制。具体而言,德国 DRG 改革主要分为四个阶段。

第一阶段:准备阶段(2000—2003 年)。在这个阶段,德国 DRG 体系的目标是通过引入激励机制来提高医院的效率和质量,降低医疗费用。2000 年,德国选择澳大利亚的 AR-DRG 作为德国 DRG(G-DRG)体系研发的基础,并建立 DRG 研究中心负责 DRG 体系的研发与维护,收集临床数据和成本数据,制定统一的编码体系,为 DRG 试点做准备。德国 DRG 的数据和样本规模较大,数据的真实性和可靠性较高。此外,德国还建立医疗审查委员会,对医疗费用进行审查。

第二阶段:预算中立阶段(2003—2005 年)。2003 年,从全国选择了 750 家医院作为 DRG 试点项目实施单位;2004 年,在全国范围内将所有医院全面纳入 G-DRG 实施单位,并测试实施 DRG 给付。

第三阶段:基准费率整合阶段(2005—2009 年)。经历过第二阶段后,从 2005 年开始,各州内医院基础费率呈现出逐年趋同的趋势,这意味着不同医院之间的费用差异逐渐减小。2005—2006 年,德国医院开始实施基于 DRG 的预算计划,这意味着医院在预算中考虑了 DRG 的影响;2007 年,德国所有医院实施统一的 G-DRG 支付制度。这一阶段,德国实行不同的基础费率,采取预算中性策略,因此出现了"DRG 赢家"和"DRG 输家"。所以,高成本医院面临降低成本的压力。

第四阶段:全面实施阶段(2009 年至今)。该阶段的重点是每年对 G-DRG 进行修改和更新,并探索不同实施模式。医院支付系统研究中心(Institut für das Entgeltsystem im Krankenhaus,InEK)每年根据医院的 DRG 数据重新计算支付标准和额外费用。例如,在 2010 年,InEK 收集了 225 家医院的数据,该数据量约占全部入院人次数的 19%,用于重新测算 G-DRG。这样的数据收集和分析有助于确保 DRG 系统的准确性和公平性。

3. 法国 DRG 的改进与应用

法国医疗支付改革旨在通过 DRG 的应用提高医院的效率和质量,促进资源的合理分配,并鼓励医疗机构提供高质量的医疗服务。

1986 年,法国在美国 HCFA-DRG V3 系统的基础上进行改良,形成 GHM(groupe homogène de malades)支付方式,即法国 DRG 的前身。GHM 按照每一位患者的病情确定费用,该做法可为地区卫生部门与卫生部判断其地方医疗资源分配合理性提供决策依据,同时为医院发展规划提供整改方向。最初,GHM 在自愿试点的公立医院中开始使用。随后,在部分医院建立了医疗信息中心(DIM)来收集和处理医疗信息。经过多次试验和数据收集,2004—2005 年,法国引入基于 DRG 的支付制度,用于支付所有医院的急诊医疗服务,旨在提高医院效率,为公立医院和私立医院的付费模式创造公平的竞争环境,提高医院管理的透明度。2012 年,法国针对 DRG 执行过程中遇到的问题等,专门成立正式的委员会以改革 DRG 制度,从"认识不足和改进完善""改善公平性和准确性""提高透明度和可理解性""注重长期发展和监测"等四个方面完善现有 DRG 支付模式。

为避免医院预算出现巨大变化,法国 DRG 的价格制定采用过渡系数,并逐步过渡到一致的价格标准。法国历经近二十年的改革才成功实施并达到预期效果。

4. 瑞典 DRG 的改进与应用

1996 年,北欧四国(瑞典、丹麦、挪威和芬兰)在美国 HCFA-DRG V12.0 的基础上,共同出资研发出共享版本 Nord-DRG。随后冰岛、爱沙尼亚和拉脱维亚等国也加入 Nord-DRG 新版本的开发与更新中。瑞典选择在医疗服务购买方(地方政府)与医疗服务提供方(医疗机构)均能接受的平衡点上采用 DRG 付费制度,将各种病人分为约 900 个疾病分组,并为每个分组设定了价格指数。郡议会每年年初根据前几年各医院的业务情况做出资金分配计划并预拨一部分费用,年底按照实际业务量的多少进行核算。

5. 荷兰 DRG 的改进与应用

荷兰采用的医疗支付方式与 DRG 不同,采用"诊治组合"(diagnose behandeling combinatie,DBC)进行支付。DBC 采用多种统计学方法并加入临床路径类别后最终形成 687 组 DBC。DBC 病例组合系统中某项服务将分为"服务类型""服务需求""诊断轴""治疗轴"四个维度。

服务的类型与治疗的类型和阶段有关(例如定期照护、急诊服务或慢性病定期检查)。服务需求描述了病人的要求,这个维度并不是每个专科都需说明的。诊断轴根据 ICD-10 编码表用医学术语表达。治疗轴表示治疗的设定和性质(例如"临床期化疗"或者"门诊治疗预期/随访")。

2007 年,荷兰进一步深化医疗改革,推行医保捆绑支付(bundled payment)改革,极大地推动了卫生服务提供体系结构和服务模式转变,尤其针对慢性病患者提供全方位、连续性、多学科交叉的卫生服务。该制度设计向服务体系转变,形成以卫生服务团队为核心的层级诊疗梯队,赋予卫生服务团队转包服务的权利,患者享有自主选择权,在绩效考核指标和监管卫生服务质量等方面进行顶层设计来缓解医疗矛盾。

(三)亚太地区 DRG 的改进与应用

1. 澳大利亚 DRG 的改进与应用

1984 年,澳大利亚实行全民医疗保险计划,即"国家医疗照顾制",规定所有澳大利亚居民均可免费享受医院医疗服务,但公立医院的绝大部分经费来源于州政府的拨款,这导致政府负担过重。1988 年,澳大利亚开始引进 DRG,用于医院内部及院际评估。1991 年,澳大利亚成立病例组合临床委员会(ACCC),研究病例组合方案。1988—1993 年,在联邦政府的资助下,产生了具有澳大利亚特色的疾病诊断相关分组(Australia national DRG,AN-DRG)。1992 年,研制出具有 527 个 DRG 的 AN-DRG V1.0,同年 7 月 1 日起,全国实行按 DRG 和 PPS 对医院进行费用补偿的政策。

随着 AN-DRG 分类系统的不断修订和完善,1993 年,推出 AN-DRG V2.0(530 个病组);1995 年随即推出了 AN-DRG V3.0(667 个病组)。当全国采用疾病和相关健康问题国际统计分类法(ICD-10)和新的分类程序后,又对 AN-DRG 做了大范围的修订。1998 年,AN-DRG 被更为完善的澳大利亚改良版疾病诊断相关分组(Australian refined diagnosis related groups,AR-DRG)替代。AR-DRG 的发展是一个不断变化的过程,澳大利亚每一版 DRG 分类系统都有相应的 ICD 编码标准。2008 年 11 月,采用了澳大利亚第 6 版编码分类标准,发布的 AR-DRG V6.0 主要对分类系统进行更新。2019 年推出的 AR-DRG V10.0 版(涵盖 399 个 ADRG 和 803 个病组),旨在精简分类结构、完善临床复杂性模型并增加临床一致性。目前,AR-DRG V9.0 用于澳大利亚的医院定价,AR-DRG V10.0 应用于 2020 年 7 月的入院急症护理定价事件,该版本由 23 大类 795 个最终类别组成。具体发展历程详见表 1.1。

表 1.1　澳大利亚 DRG 版本、颁布年月、ICD 编码系统及实施年月

DRG 版本	颁布年月	ICD 编码系统/实施年月
AN-DRG V1.0	1992 年 7 月	ICD-9-CM/1991-10(USA)
AN-DRG V2.0	1993 年 7 月	ICD-9-CM/1992-10(USA)
AN-DRG V2.1	1994 年 7 月	ICD-9-CM/1993-10(USA)
AN-DRG V3.0	1995 年 7 月	ICD-9-CM 第 1 版/1995-07(Australia)
AN-DRG V3.1	1996 年 7 月	ICD-9-CM 第 2 版/1996-07(Australia)
AN-DRG V3.2	1997 年 12 月	ICD-9-CM 第 2 版/1996-07(Australia)
AN-DRG V4.0	1998 年 7 月	ICD-9-CM 第 2 版/1996-07(Australia)
AR-DRG V4.1	1998 年 12 月	ICD-10-AM/MBS-E/ACS 第 1 版/1998-07(Australia)
AR-DRG V4.2	2000 年 12 月	ICD-10-AM/MBS-E/ACS 第 2 版/2000-07(Australia)
AR-DRG V5.0	2002 年 9 月	ICD-10-AM/ACHI/ACS 第 3 版/2002-07(Australia)
AR-DRG V5.1	2004 年 9 月	ICD-10-AM/ACHI/ACS 第 4 版/2004-07(Australia)
AR-DRG V5.2	2006 年 9 月	ICD-10-AM/ACHI/ACS 第 5 版/2006-07(Australia)
AR-DRG V6.0	2008 年 11 月	ICD-10-AM/ACHI/ACS 第 6 版/2008-07(Australia)
AR-DRG V6.×	2011 年 9 月	ICD-10-AM/ACHI/ACS 第 7 版/2010-07(Australia)
AR-DRG V7.0	2013 年 7 月	ICD-10-AM/ACHI/ACS 第 8 版/2013-07(Australia)
AR-DRG V8.0	2015 年 7 月	ICD-10-AM/ACHI/ACS 第 9 版/2015-07(Australia)
AR-DRG V9.0	2017 年 7 月	ICD-10-AM/ACHI/ACS 第 10 版/2017-07(Australia)
AR-DRG V10.0	2019 年 7 月	ICD-10-AM/ACHI/ACS 第 11 版/2019-07(Australia)

注:1992—1994 年澳大利亚均采用美国的编码系统 ICD-9,直至 1995 年开始自行修订。

澳大利亚的支付改革具有转变后付制为预付制、建立精细化管理模式、高度关注医疗质量安全等特点。整个过程中,澳大利亚希望通过 DRG 的运用,更好地评估和控制医院的成本,并提高医疗服务的质量和效率。

澳大利亚成为引进 DRG 支付改革较为成功的国家之一,其主要原因是让临床医生积极参与到国家病例组合委员会的相关研究中。临床医生的参与确保每个病例的诊疗过程都是正确的,同时也最大限度地保证诊断编码的准确性。此外,国家层面的大力支持也是重要的改革原动力。

2. 日本 DRG 的改进与应用

日本是亚洲第一个引入西方医疗保险机制、实行健康保险的国家,引入的目的是通过合理的定额支付方式优化医疗服务的提供和质量,并确保医疗付费的公平性。这个过程涵盖了多个演进阶段,以适应医疗保健需求的发展。

具体而言,日本诊断群分类支付制度的发展经历了试点和分阶段实施两个阶段。

第一阶段:试点阶段。20 世纪 90 年代,为提供优质的医疗服务,日本厚生劳动省联合健康保险联合会和日本医师会等机构开展了"日本版诊断相关分组""医师国际疾患分

类(ICD-10)"的研究工作。1998年,厚生劳动省开始在10家国立医院183个疾病相关群组进行基于疾病诊断相关分组的试点工作,试行按人次住院定额支付方式。

第二阶段:分阶段实施阶段。2001年,日本厚生劳动省重新开始了关于疾病诊断分组的研究工作。2003年,在充分借鉴美国(ALL PATIENT-DRG/AP-DRG)分组模型和程序的基础上,依据本土环境、需求和能力进行了适应性改变,研发出本土化的支付模型——诊断操作组合系统(diagnosis procedure combination,DPC)。与美国DRG-PPS支付体系不同,这是一种复合式的按日报销系统,由预付制和按服务项目付费两部分组成。此支付模型不但按照诊断分组支付,同时还设计了按照住院床日分段支付,在这种付费方式下,一般住院患者的医疗费用包括两个部分,即DPC每日定额支付部分(预付制)和按服务项目支付部分(后付制),以规避美国DRG-PPS支付体系的一些弊端,保障医疗服务质量,比美国的DRG更加精细。从2003年4月开始,基于DPC的医疗费用定额支付方式在82家特定功能医院(相当于我国的三级甲等医院)实施。2004年4月和2006年4月又分别进行了修订,不断完善病例分组,以更准确地反映药品与耗材的使用、疾病严重程度和合并症等特征,形成了现在使用的共16个MDC、2347个疾病诊断分组的具有日本特色的DPC体系,共有2553个DPCs。2010年,日本将DPC制度内涵由疾病诊断相关分组拓展到疾病诊断相关分组/按床日定额支付制度(DPC/PDPS),同时,医院可以自行决定是否实施该项制度。2018年,DPC/PDPS已更新至第11版,包括4955个诊断群分类,覆盖18个主要诊断,被日本1730家医院所使用。截至2020年,日本DPC由18个MDC和2个手术分区组成,涵盖了502种疾病共4557组DRG,对其中2260组实行DPC支付。

3. 韩国DRG的改进与应用

韩国健康保险在开始时采用的是按服务项目付费。这种支付方式下,服务提供者的收入主要来自保险补偿与药品、医疗材料定价之间的差值。这种支付方式诱导医生增加服务范围、提高服务频率、提供更多高回报的治疗方案服务,结果导致医疗服务的扭曲。例如,从1990年到1998年,每病例的药品费用年平均增长率为11.4%,医疗材料费用年平均增长率为13.6%,而平均医疗费用增长率仅为8.2%。这种医疗服务价格的长期扭曲还影响到临床学科的发展。

通过改进美国AP-DRG系统,1991年,韩国开发了K-DRG。为使按服务项目付费向DRG预付制的改革能平稳顺利实施,1997年2月政府率先在54家医疗机构中进行DRG支付方式改革试点,主要面向8组外科疾病和手术K-DRG支付,次年扩大到132家医疗机构,第三年有798家医疗机构自愿加入试点。除膳食、核磁共振、超声检查、专家诊疗的额外收费以及享受私人病房的附加费用外,DRG支付包括了所有医疗费用。为鼓励更多的医疗机构加入试点,按病种支付的标准比按服务项目付费标准高出了23.8%。虽然从短期看,试点地区的医疗保险给付额增加了,但从长远看,医保部门期望的医疗支出总额会下降。

韩国从2001年起将支付方式调整为针对7类共78组DRG的支付模型,并实行以资源为基础的相对价值比率法(resource-based relative value scale,RBRVS)的医生薪酬测算机制以期纠正 FFS 造成的消极影响。但因私立医院强烈反对,韩国基于 DRG 的支付方式改革进展缓慢,DRG 支付只在部分自愿参与的医疗机构实施,直至 2017 年起才逐渐将实施范围扩展到所有公立和私立医院。韩国在推进支付改革进程中注重采取分阶段实施策略,分类推进,逐步扩大 DRG 类别和医院参与范围。DRG 类别由最初的 7 类扩大到目前的 567 类,医院由自愿参与逐步过渡到分类强制实施,尽可能消除了因支付方式改革可能带来的不利影响。但仍存在弊端需要进一步完善,如目前采取"自下而上"的成本核算办法,医院不愿透露真实的成本数据信息导致无法保证上报数据的可靠性,支付准确性较低。

2003 年的数据分析发现,实施 DRG 试点的医疗机构的诊断费用平均减少 8.3%,住院日平均缩短了 3.0%。眼科手术(单眼 24.1%、双眼 17.2%)和单纯性阑尾炎切除术(21.6%)的费用降幅较大。腹股沟疝、股疝手术以及单纯性阑尾炎手术住院日受 DRG 支付方式的影响较大,平均住院日分别缩短了 16.7% 和 17.4%。在回归方程中,控制医疗机构规模后,纯粹由 DRG 支付方式导致的医疗费用减少了 14.0%,住院日缩短了 5.7%。

第二节　DRG 在我国的发展与现状

一、DRG 在我国的研究和推广

(一)DRG 在我国的沿革

DRG 在我国的发展可以追溯到 20 世纪 80 年代末,北京市是我国第一个完成 DRG 本土化开发并在辖区内医疗机构中系统应用的地区。

20 世纪 80 年代末,北京市在全国率先成立了医院管理研究所,首任所长黄慧英在全国率先组织中国医学科学院北京协和医院、中国人民解放军总医院、首都医科大学附属北京天坛医院等 10 所医院发起 DRG 的研究,为这一理论体系进入中国进行了大胆尝试,奠定了工作基础。21 世纪初,为了建立覆盖全民的社会医疗保障制度,北京市再次启动 DRG 研究工作。

2004 年起,北京市依据美国 AP-DRG 和澳大利亚 AR-DRG 的分组原理和方法,分别设计了相应的 DRG 程序,同时利用不同程序对 2002—2005 年北京市 12 所三级医院发生的 70 万份病案数据进行试验。研究结果显示,99.28% 的病案数据进入了澳大利亚 AR-DRG 的分组程序,说明澳大利亚分组程序更适用于北京市的病例数据。

2006 年,北京市《病案首页项目增补方案》《国际疾病分类(ICD-10)临床版》《国际手术操作分类(ICD-9)临床版病案首页项目增补方案》等信息标准通过国家级专家评审。

2007 年 1 月,原北京市卫生局下发系列文件,在北京市二级及以上医院推广使用上述标准。这意味着这些标准将成为北京市医院的标准,用于病案首页的编码和信息记录。同年 7 月,北京市二级及以上医院与原北京市卫生局统计信息中心完成出院患者调查表标准数据接口对接,北京市开始按新标准统计医院出院患者调查表及附页数据。这一举措使病案首页及附页数据信息进入数据库统一管理,进一步满足 DRG 研究的需要。

2008 年底,北京市研发出适合于中国医疗机构诊疗模式和北京本地病案信息环境的 DRG 分组器,将其命名为北京版疾病诊断相关分组(BJ-DRG)。这是我国第一个本土化的 DRG 版本,为国内 DRG 工作的未来发展奠定了基础。BJ-DRG 被原北京市卫生局陆续应用于医院相关评价工作,包括北京地区医院绩效评价、临床重点专科评价、城乡医院对口支援效果评价。原北京市卫生局已将 BJ-DRG 作为一种评价和衡量医院绩效的工具,在不同方面进行应用和推广。

2009 年起,原北京市卫生局用 BJ-DRG 对全市部分地区医院进行医疗服务绩效评价,从医疗服务能力、医疗服务效率、医疗安全三个维度进行评估分析。评估指标包括 DRG 的有效占比、病例组合指数(case mix index,CMI)、效率指数、低风险组病例死亡率等,这些指标也被纳入总体考核指标体系中。此外,为保障 DRG 数据来源的质量,病案首页质量也被纳入绩效考核指标。为指导医院的发展,还制定了个性化的 DRG 指标,用于保持优势、弥补不足和引导发展。经过连续 3 年的绩效考核,北京市属医院整体医疗能力及相关临床专科能力逐年提升。

2011 年,北京市成为全国首个使用 DRG 付费试点的城市,开始在全国推广北京市 DRG 的管理经验。在这次的试点中,选择了 6 家三级甲等综合医院进行 DRG 医保付费的实施,取得了较好的效果。通过 DRG 医保付费试点,试点医院收治的患者诊疗难度有所增加,医疗资源消耗相对减少,患者个人负担有所减轻,医疗服务效率进一步提高,试点医院绩效管理水平有所提高。此外,医保费用增长得到了有效控制。相较于按项目付费的方式,DRG 病组付费使医保基金支付额更加稳定,且费用异常高的病例所占比例也在逐步减少。

2012 年,医改进入新阶段,DRG-PPS 项目被正式纳入北京医院管理研究所管理,并对 BJ-DRG 分组器进行系统性维护与更新,同时各地开始学习推行 DRG 支付改革,依据北京地区研发 DRG 体系进行医保付费试点的推广。

2013 年,原卫生部发布 C-DRG 3.0 版本方案,主要基于 ICD-10-CM 和第三代住院病案首页,包含 26 个 MDC、637 个 DRG 组和医院绩效评价平台。多个省市启动 C-DRG 试点工作,随着 C-DRG 的研发与推广,DRG 付费试点也扩面推行。

2015 年,原国家卫计委指定北京市公共卫生信息中心开展 DRG 研究与推广工作,建立了 CN-DRG 分组方案和相关配套手册,如《ICD-10 临床版》《ICD-9-CM3 临床版》《门、急诊就诊原因编码》等。

2016 年,国务院印发《"十三五"深化医药卫生体制改革规划》,强调"全面推行按病种付费为主,按人头、按床日、总额预付等多种付费方式相结合的复合型付费方式,鼓励实行按疾病诊断相关分组付费(DRGs)方式"。同时,CN-DRG 迅速被广东、陕西、辽宁等 30 多个省、市卫计委和医保管理机构采用,开展 DRG 付费试点工作。

2017 年,国务院办公厅印发《关于进一步深化基本医疗保险支付方式改革的指导意见》,要求推进按疾病诊断相关分组付费国家试点,探索建立 DRG 付费体系,确定将深圳、克拉玛依、三明列为 C-DRG 三个试点城市。

2019 年，国家医保局召开疾病诊断相关分组（DRG）付费国家试点工作视频会议，确定 30 个试点城市，正式启动 DRG 付费国家试点工作，同时正式公布《国家医疗保障 DRG 分组与付费技术规范》《国家医疗保障 DRG（CHS-DRG）分组方案》两个技术标准，其中 CHS-DRG 的制定，标志着我国 DRG 付费国家试点顶层设计的完成。

2020 年，中共中央、国务院印发《关于深化医疗保障制度改革的意见》，要求大力推进大数据应用，推广按疾病诊断相关分组付费，同时出台完善相关细则方案。

2021 年，国家医疗保障局发布《关于印发 DRG/DIP 支付方式改革三年行动计划的通知》，要求到 2025 年底，DRG/DIP 支付方式覆盖所有符合条件的开展住院服务的医疗机构，基本实现病种、医保基金全覆盖，全面建立全国统一、上下联动、内外协同、标准规范、管用高效的医保支付新机制。

2023 年国家医疗保障局发布的《2022 年医疗保障事业发展统计快报》显示，2022 年 206 个统筹地区实现 DRG/DIP 支付方式改革实际付费，病种覆盖范围达到 78%，按 DRG/DIP 付费的医保基金支出占统筹地区医保基金住院支出比例达到 77%。

（二）我国 DRG 版本介绍

在 20 世纪 80 年代末，北京市医院管理研究所黄慧英等老一代专家牵头组织北京地区 10 家大型医院开展了 DRG 研究。2008 年底，北京版疾病诊断相关分组（BJ-DRG）出台，这是我国第一个本土化的 DRG 版本。近十几年来，我国共有北京医疗保险协会的 BJ-DRG、国家卫生健康委员会医政医管局和北京市卫生健康委员会信息中心联合制定的 CN-DRG、国家卫生健康委员会基层卫生健康司的 CR-DRG 和国家卫生健康委员会卫生发展研究中心的 C-DRG。

2019 年，国家医疗保障局委托北京市负责 DRG 付费国家试点技术标准的制定工作，通过组织专家分析论证，编制了 CHS-DRG 分组方案。同年 10 月，国家医疗保障局发布《关于印发疾病诊断相关分组（DRG）付费国家试点技术规范和分组方案的通知》，正式公布了《国家医疗保障 DRG 分组与付费技术规范》《国家医疗保障 DRG（CHS-DRG）分组方案》两个技术标准。

CHS-DRG 是根据 BJ-DRG、CN-DRG、CR-DRG、C-DRG 等基础分组方案开发的，旨在促进我国 DRG 付费试点的统一和规范化。CHS-DRG 分组方案具有融合兼容、覆盖全面、编码统一、临床平衡、数据保证等特点，主要应用于医保付费。

这一标准的制定对于推动我国 DRG 付费试点的发展具有重要意义，标志着国内 DRG 版本从分散走向统一、从无序走向规范，为各地实施 DRG 付费试点提供了统一的参考标准和操作指南。

2020 年，我国对 CHS-DRG 的 376 个核心 DRG 组（ADRG）进一步细化，得到 618 个细分组，这是 DRG 付费的基本单元。根据实际情况，试点城市可参考 CHS-DRG 细分组的分组结果、合并症并发症/严重合并症并发症表（CC&MCC 表）、分组规则、命名格式等，制定本地的 DRG 细分组，也可直接使用 CHS-DRG 细分组开展本地的付费国家试点工作。这意味着试点城市可以在适应本地实际情况的基础上,使用CHS-DRG细分组进行医疗服务的分组和付费,进一步推动了DRG付费试点的发展,为试点城市提供了更具体、更精细的分组方案。

(三)DRG在我国发展的影响因素

1.DRG版本更新与完善

2014年,原卫生部发布C-DRG 4.0版,包括775个DRG。2016年,原卫生部发布C-DRG 5.0版,其中包含1459个DRG。这些版本的更新基于ICD-10和临床路径,增加了DRG的数量,并新增了MDC。通过不断进行版本的更新完善,DRG的准确性和适用性得到了提升。

2.相关政策支持

2015年,国务院办公厅下发《关于城市公立医院综合改革试点的指导意见》(国办发〔2015〕38号),提出建立以按病种付费为主,按人头付费、按服务单元付费为辅的复合型付费方式,逐步减少按项目付费,鼓励推行按疾病诊断相关组付费方式。同年,国务院办公厅印发《关于全面实施城乡居民大病保险的意见》(国办发〔2015〕57号),明确提出推进按病种付费等支付方式改革。2017年,国家发展改革委、国家卫生计生委、人力资源社会保障部联合印发《关于推进按病种收费工作的通知》(发改价格〔2017〕68号),明确各地二级及以上公立医院都要选取一定数量的病种实施按病种收费,城市公立医院综合改革试点地区2017年底前实行按病种收费的病种不少于100个。2017年,国务院办公厅印发《关于进一步深化基本医疗保险支付方式改革的指导意见》(国办发〔2017〕55号),进一步加强医保基金预算管理,全面推行以按病种付费为主的多元复合式医保支付方式。到2020年,医保支付方式改革覆盖所有医疗机构及医疗服务,按项目付费占比明显下降。2018年,国家医疗保障局发布《关于申报按疾病诊断相关分组付费国家试点的通知》,支持各省、自治区、直辖市推荐1～2个城市作为DRG试点城市,逐渐将DRG从点到面地逐步推开。

3.标准研发制定

卫生行业标准化委员会成立DRG工作组,制定了《医院DRG应用管理标准》和《医疗机构DRG分组方法》国家标准。这些标准的制定促进了DRG在全国的规范使用。

4.信息系统开发

部分省市和医院开发了DRG分组系统,能够对入院病案进行DRG分组并输出相应的报表。部分系统还实现了DRG的动态调整与个性化管理。这些信息系统的开发为DRG的应用提供技术支撑,提高了操作性和可行性。

二、DRG在我国的应用领域

20世纪80年代,我国医院的信息系统建设还未实现标准化,国际疾病分类和手术操作编码的普及程度和准确率较低,因此,DRG的应用进程受到了一定程度的阻碍。随后,在借鉴美国、德国和澳大利亚等国家 DRG 的基础上,我国 DRG 研究应用也逐渐普及到各大医院,并在实施过程中不断总结经验,更新使用方法,最大化地让医保、医院、患者等利益相关方体验到 DRG 带来的益处。总体来说,我国 DRG 主要应用于医院管理和医疗保险支付领域。

(一)在医院管理方面

目前,北京、上海等地已经广泛采用 DRG 进行医院管理,如医院绩效评价、资源配置、质量监测等,以对业务成效进行更全面、客观的评估。除上述应用外,DRG 还用于高价药物管理、医学教育等领域。

(二)在急性期住院患者医疗保险支付方面

DRG 在医疗保险支付中的应用已经在一些地区进行了试点。在总额预付制基础上,多地结合国情采用不同的支付方式,建立适用于医疗保险的价格体系和监测体系。试点结果表明,DRG 的病种支付应用效果显著,得到了医院、患者和医保经办机构的普遍接受。目前,我国在医疗保险 DRG 付费方面正在逐步推进,采取了"顶层设计""模拟测试""实施运行"的步骤。

(三)在其他类型住院患者医疗保险支付方面

DRG 除应用于急性期住院患者费用结算支付外,近年来,也被初步引入康复医院和精神卫生机构。

1. 康复类患者 DRG 支付应用

康复类患者 DRG 支付应用重在护理的评估和支付问题,相比于传统的床日费用支付方式,更加注重患者的实际情况,将护理等级作为康复评估的重要指标之一,并根据评估结果进行支付调整。在 2016 年,上海市康复医院就采用 DRG 进行医保定额支付试点工作。试点医院根据 DRG 设定了不同康复方案的定额标准,超出标准部分可以由个人自付或医保按比例报销。这为 DRG 支付在康复机构的探索提供了经验。

2. 精神类患者 DRG 支付应用

精神类患者 DRG 的支付应用面临一定的挑战,因为精神类患者往往需要长期治疗和护理,并且护理工作与医疗部门之间的协作关系较为复杂。因此,精神类患者 DRG 支付应用要充分考虑患者的特殊需求和护理工作的复杂性,以建立合理的分类和支付机制。2012 年,四川成都启动基于 DRG 的精神病医保支付改革试点工作。该试点按 DRG 划分患者严重程度,并设定相应的支付标准,超出部分由个人支付。2017 年,该模式在四川全省推广。这是 DRG 支付首次在精神病医院得到全面应用的示例。

3. APG 应用

门诊按人头包干结合门诊病例分组(ambulatory patient groups,APG),起源于 20 世纪末的美国,后逐渐推广到英国及北欧部分国家。与 DRG 的分组逻辑类似,APG 以操作为基础,结合诊断,对医院门诊病例进行分组,组内患者具有相似的临床资源消耗,不同组间患者资源消耗量通过权重进行比较,并按类别进行医保支付。在我国浙江省、广东省率先试点,获得显著效果。从改革试点经验来看,门诊APG医保支付方式的推进有利于规范医务人员门诊医疗服务行为,使医生对治疗流程和费用有明确的认识和把握,注意提高医疗服务质量和效率;同时,方便医疗机构更好地对门诊医疗服务成本和效益进行评价,调节医疗资源配置,控制门诊医保费用,促进分级诊疗体系建设和家庭医生签约服务的发展,对于实现医疗机构和门诊医保基金可持续发展,助力"健康中国"战略目标实现具有重要意义。

第三节　DRG应用的挑战与展望

一、DRG应用面临的挑战

目前,DRG在国内正在全面推广实施,通过打包预付的方式,实现"同病、同治、同价",在医保战略购买和医疗服务良性发展间寻找平衡。患者在入院时可根据病种或主要诊断预测本次入院的费用;对于医保管理来说,制定标准控制支出,并借助预算强迫约束提供者分担经济风险、提高卫生经济效率,从而改变医保作为第三方的被动局面。根据各地试点情况,将医保总额预算与DRG支付方式相结合,在统一的付费规则下,鼓励各医院之间的竞争,激励医院加强自我管理、规范医疗行为。与此同时,医院在实施DRG的同时会面临着一系列的管理革新需求,如加快医保标准化和精细化管理进程、加强成本管控、科学调整收入结构、提高医务性收入的比例等。除此之外,医院也需要约束医疗行为、提升病案质量、提高信息化水平、推动新技术新业务开展。

(一)DRG支付导致的医疗行为发生变化

一方面,DRG支付制度提高了资源的利用效率,提高了医疗质量和安全,促进了医院竞争和市场机制的发展,使大型综合医疗机构主动选择疑难重症患者,分流常见病、多发病患者,有助于缓解疑难重症患者看病难问题,促进分级诊疗和基层医疗机构发展。

另一方面,DRG支付制度使得一些医疗机构主动弱化获利相对较少的科室,如儿科、全科等;同时,出现了因担心疑难重症患者治疗费用过高、按DRG付费结算亏损从而推诿患者的现象;还存在转嫁费用的情况,如院内转院外(将患者住院期间本该由病种组包含的药品、耗材、检查检验等费用,转移到院外患者自行解决)、住院转门诊(将住院期间本该由病种组包含的药品、耗材、检查检验等费用,转移到门诊完成)。这些行为通过片面降低物耗成本来增加医疗服务收益,违反了DRG管理规则,加重了患者负担,损害了患者利益。

除此之外,也可能会出现过度医疗的情况。与项目付费时过度使用医疗服务项目、药品、耗材不同,DRG付费方式下的过度医疗问题主要表现为低标准入院、升级治疗手段、增加手术治疗三种情形。

1.低标准入院

医院为了获得更多的医保基金,收治了那些实际上不满足住院条件的患者,常见表现有:

(1)违反卫健部门制定的住院标准《临床诊疗指南》,将无入院指征可在门诊治疗的或收住院后以口服药物治疗为主的患者收治住院的;

(2)病人住院期间只做各项检验、检查和简单治疗的,以健康查体为主要目的;

(3)病人的病种或病情与收治病区(科室)专业不相关的;

(4)病情稳定的肿瘤、脑卒中患者,收住院后以口服药物治疗为主的;

(5)向病人过分渲染疾病的危害性或者以住院可以报销诱导病人住院接受治疗的;

(6)其他认定为低标准入院的情况。

相较于门诊治疗而言,由于住院治疗能从医保统筹基金中得到较高的基金支付和费用报销,因此医院和患者可能在经济利益的驱动下把本可以在门诊完成的治疗转为住院治疗。这种情况在入院患者较少的基层医疗机构中尤为常见。

2.升级治疗手段

较高级别的治疗通常意味着更高的 CMI 值,由此,医院可获得更高的病种权重和分值,获取更多的医保基金支付,导致医院有动力采用更高级别的治疗手段,即使这些手段对于患者来说并非必要。

3.增加手术治疗

一般情况下,手术治疗的 CMI 值高于内科治疗,因此,增加手术治疗,或者对应内科保守治疗的患者进行更积极的外科手术干预,可以增加病种组权重和分值。由此,可能诱使医疗机构过度推荐外科手术治疗,将本应内科治疗的病人送上手术台,这不仅加重病人经济负担,更造成其身体和精神上的严重伤害。

(二)病案质量管理难度加大

DRG 付费方式下,病案质量显得尤其重要。DRG 付费模式是基于病案首页、医保结算清单将同一病组的不同患者进行"打包"付费,因此医疗机构有可能采取一些不当的方式来获取更高的医保基金支付额度。这些方式包括高编高套、分解住院、"三假"问题。

1.高编高套

高编高套是指医疗机构通过调整疾病主要诊断与手术操作代码、虚增诊断、虚增手术等方式使病例进入权重和分值更高的 DRG 付费病种,以获取更高的医保基金支付额度。高编高套利益直接、手段隐蔽、实施相对容易,是 DRG 付费的主要风险点。

2.分解住院

分解住院是指为未达到出院标准的参保患者办理出院,在短时间内因同一种疾病或相同症状再次办理入院,将参保人应当一次住院完成的诊疗过程分解为两次或两次以上住院诊疗过程的行为。从性质上看,分解住院相当于一个病种组重复收取了两次费用,具有主观故意的特点。具体做法包括:

（1）无正当理由将同一住院过程病例拆分为 DRG 和床日付费结算；

（2）病人出院后通过调整主要诊断再次入院（危急重症除外）；

（3）可以一次完成的多个手术分解为多次手术；

（4）同一疾病结算后转科治疗，有功能障碍转康复和肿瘤患者转放化疗治疗等除外；

（5）将不符合出院条件的病人转至他院治疗；

（6）其他分解住院情况。

3."三假"问题

"三假"问题是指相关单位或个人凭空编造假病人、假病情或假票据，骗取医保基金的行为，类似于项目付费方式下的骗保行为。

因此，在病案质量管理方面，一方面是主要诊断的填写精确与否，将直接影响 DRG 分组；另一方面在主要诊断相同的情况下，手术操作、合并症/并发症填报是否合理也影响 DRG 分组。医保部门将依据疾病入组情况支付定额的医疗费用，实际医疗费用超过定额医疗费用的部分将由医院自掏腰包，自行垫付，只有低于定额医疗费用的费用才能算作盈余，归医院所有。因此，在住院病案首页的填报过程中，需要注意各个方面的完整性和准确性，其中包括主要诊断选择准确率、主要手术及操作选择准确率、主要诊断编码准确率、其他诊断的完整填写准确率等。其中任何一个方面出现偏差，就可能导致入组错误，将给医院造成非正常损失。在病案首页书写过程中，可能存在一些医生为增加科室及个人的收入而随意填写或歪曲病案信息，不合理表述并发症的程度，让"小疾病"变成"疑难重病"。这种行为会给医院信誉带来重大损失。

（三）新技术、新项目发展遇到部分阻碍

由于医疗创新技术使用所伴随的次均费用增加，在 DRG 支付体系下，医院的次均费用超过支付标准时将承担超支风险。为解决这个问题，国际上已经采取了一些措施，如在 DRG 体系之外对新技术单独付费，或在 DRG 支付标准的基础上给予额外支付，或建立专项基金支付异常高成本的特殊病例。从长远来看，各国都会定期对本国的 DRG 系统进行更新和维护，将具有成本效果的创新技术纳入 DRG 体系内，并对其进行分类和权重的调整。此外，还会结合卫生技术评估手段，以确保将新技术的应用纳入 DRG 体系内。

然而，在按 DRG 付费的模式下，医保基金主要参考 CMI 值对病种进行付费，而新技术和新业务对医疗机构来说意味着更高的医疗成本投入，这增加了医院承担超支风险的压力。因此，在医院执行按项目收费时代，新技术和新业务的应用和推广能为医院带来更多的成本效益；但在 DRG 付费模式下，需要找到平衡点，解决医疗机构面临的挑战。

（四）信息化水平提高面临新挑战

DRG 支付改革对医院的信息化水平提出了新的更高的要求。由于每个环节都依托于信息系统，医院为了适应 DRG 支付改革，需要对院内多个系统流程进行重构和改造，包括 HIS（hospital information system，医院信息系统）、病案首页审核系统、医保结算清单审核系统以及 DRG 结算平台的改造与对接等。而目前各大医院信息化水平参差不

齐,部分医院的信息系统缺乏标准化和系统化建设,导致数据信息的交流及再处理能力较差,无法顺利支撑 DRG 的运行。因此,推行 DRG 支付体系的首要因素是信息化建设,医院必须建立基于 DRG 支付的医疗服务质量和成本监控的信息系统,通过对 DRG 数据进行分析评价,对病种开展成本效益分析,为医院管理工作提供信息化支持。

建立基于 DRG 的信息大数据系统也是医院精细化管理和未来价值医疗实现的基础。医院精细化管理要求综合利用各种先进的信息手段,使得 DRG 支付工作的每个环节做到精准化、模块化、大数据化和安全化,以提高医疗服务质量的可操作性和高效率。因此,医院需要不断加强信息化建设,提高信息系统的标准化和系统化水平,以应对 DRG 付费改革所带来的新挑战。

(五)医院管理综合型人才缺乏

DRG 应用涉及临床医学、病案编码、数据挖掘、财务管理、社会保障、公共卫生管理等多个专业领域的知识技能,需要各专业背景人才之间的高效协同合作,培养组建复合型人才队伍。目前,在很多医院中除部分分管领导或对口部门对 DRG 支付政策、应用方式有全面了解外,其他人员相对了解较少,这导致在 DRG 应用过程中,医院各部门可能存在困惑,工作协同性差,无力应对新政策的要求,也无法开展 DRG 的精细化管理工作。

二、DRG 应用前景展望

随着我国健康卫生领域体制机制建设不断创新,全面推进支付方式改革、公立医院绩效考核和公立医院高质量发展等一系列政策稳步推进,对公立医院精细化内涵式发展提出前所未有的高要求。在这一过程中,DRG 工具的应用发挥着愈发重要的作用。同时,结合医疗保障制度改革和优质高效的医疗卫生服务体系建设,DRG 支付试点将在更多的城市推广,基于 DRG 的医院评审和绩效考核将成为日常工作。

作为医疗服务提供主体的公立医院,在面对这些改革时,有必要借助现代信息技术,利用数据手段建立病种组合标准体系,通过内外部的横纵向比较分析,寻找差距,定位管理薄弱点,建立新的管理体系,挖掘运营空间,提高服务质量和效率,促进高质量发展。基于以上讨论,对国内 DRG 研究有三点展望:

一是助力持续优化医保制度。作为 DRG 研究的基本目标之一,这对于高效利用医保基金具有现实意义。当前国内的 DRG 研究主要基于现有的诊疗数据,与临床实际结合不够紧密,实践性有待提升。DRG 研究应更注重实际应用,推动医保、医药、医疗三者联动。包括医保在支付方式上的改革、医药在降低价格上的努力以及医疗机构运行模式的转变,旨在提升临床实践的研究价值。

二是加快创新性研究进程。借鉴西方国家先进的理论知识和研究方法,尽快完成DRG 研究从"跟跑""并跑"到"领跑"的发展跨越。同时,要注意到医疗费用研究只是基础性研究,要开展体系性研究,进一步探讨费用控制的内在原理与机制。

三是强化科研合作。要加强研究机构、医院管理者之间的合作,全方面探索 DRG 应用实践中存在的主要问题,实现 DRG 推广应用的方法突破,形成具有普适性的研究结果。同时,DRG 研究要立足国情社情,要发挥中国特色社会主义制度优势,形成共商、共研、共享的和谐学术氛围。

DRG 付费是目前我国解决或缓解严重医疗浪费的一种最适宜的方式,但绝不是改革的终点。从国际上看,以价值医疗为起点,开展适宜的支付方式组合与创新,将按绩效支付、捆绑支付、按人头支付与以患者为中心的家庭式医疗模式、责任制医疗组织等相结合,逐步向整合式服务、按医疗和健康结果付费以及多方风险共担的模式转变,将成为未来发展的方向。我国医保支付制度改革也将从"以服务量为基础"向"关注诊疗过程、以价值为导向"转变,从"关注单个机构"向"关注整合体系"转变,从"为疾病治疗付费"向"为人群健康付费"转变。如果说之前的医改以整治虚高价格为突破口,现在及将来的医改则应以支付制度改革为切入口,以疗效和健康结果为导向,以提高医疗技术为载体,以合理诊断、合理治疗、合理用药、合理检查为抓手,建立正向激励机制,发挥医保资金的最大效用。

思考题

1. 结合澳大利亚引进 DRG 支付改革的成功案例,谈一谈对于我国医保支付改革,有哪些地方值得学习。

2. 简述 DRG 系统的含义,并说明其分类的基本原则。

3. 医保 DRG 付费方式的积极作用是什么? 存在哪些不足?

4. DRG 开发、改进和应用有何启示?

第二章 DRG 分组原理及指标体系

学习目标

1. 掌握 DRG 核心概念及能力、效率、安全指标。
2. 熟悉 DRG 分组策略、分组变量、分组原则、DRG 分组路径等。
3. 熟悉 DRG 分组效能评价指标。
4. 了解 DRG 相对权重计算与调整。

第一节 DRG 分组策略及方法

DRG 实质上是一种病例组合分类方案,即根据年龄、疾病诊断、合并症、并发症、治疗方式、疾病严重程度及转归和资源消耗等因素,将病例分入若干诊断组进行管理的体系;是可以用于衡量医疗服务质量、效率以及进行医保支付的重要工具。鉴于 CHS-DRG 融合了 BJ-DRG、CN-DRG、CR-DRG、C-DRG 等基础分组方案的优点,后面以 CHS-DRG 为例对相关核心概念、分组逻辑、变量、策略及方法等进行介绍。

一、核心概念

主要诊断大类(major diagnostic category,MDC):主要诊断按解剖系统及其他大类目进行分类的结果。

核心疾病诊断相关分组(adjacent diagnosis related groups,ADRG):主要根据疾病临床特征划分的一组疾病诊断或手术操作等临床过程相似的病例组合。ADRG 不能直接应用于管理或付费,需进一步细分为 DRG 后才能使用。

主要诊断(principal diagnosis):经医疗机构诊治确定的导致患者本次住院就医主要原因的疾病(或健康状况),也是患者住院过程中对身体健康危害最大、花费医疗资源最多、住院时间最长的疾病诊断。外科的主要诊断指患者住院接受手术进行治疗的疾病。

其他诊断(secondary diagnosis):患者住院时并存的、后来发生的或是影响所接受的治疗和(或)住院时间的疾病。

主要手术及操作(major procedure):患者本次住院期间,针对临床医师为患者做出主要诊断的病症所实施的手术或操作。

其他手术及操作(secondary procedure):患者在本次住院期间被实施的其他手术或

操作。

并发症或合并症(complication or comorbidity,CC):并发症(complication)指与主要诊断存在因果关系、主要诊断直接引起的病症;合并症(comorbidity)指与主要诊断和并发症非直接相关,但对本次医疗过程有一定影响的病症(不包括对当前住院没有影响的早期住院诊断)。其中,影响较大的称为"严重并发症或合并症"(major complication or comorbidity,MCC)。在 DRG 分组过程中,应充分考虑并发症和合并症对疾病组资源消耗的影响,生成 MCC 表和 CC 表,以提高分组准确性。

DRG 入组率:医院所有住院时间小于 60 天的出院病例中,DRG 分组成功的病例占比。DRG 入组率是首个表现 DRG 应用效果的提示指标,可以用来反映病案首页质量。DRG 入组率过低将影响医院总权重。

二、DRG 分组逻辑

国际上各版本的 DRG 在分组的基本逻辑上大体接近,基本上都遵循三个阶段的分类策略:首先根据主要诊断对病例进行归类,从而建立以解剖学和生理学为主要分类特点的 MDC;其次,根据主要诊断与主要手术及操作,将病例进一步分为 ADRG;最后,根据病例的其他个人特征、并发症和合并症,对 ADRG 进行了进一步的细分,形成了 DRG。

20 世纪 60 年代末,以耶鲁大学 Robert B. Fetter 为首的研究小组开发出第一个病人分类系统,被称为 Yale-DRG。1983 年,美国国会决定以 DRG 测算的资源消耗水平为基础,向 Medicare 所辖医院的急性住院病人购买医疗服务,该 DRG 称为卫生保健财政管理局 DRG(the Health Care Finance Administration DRG,HCFA-DRG)。因 HCFA-DRG 在费用控制上取得的成功,加拿大、澳大利亚及欧洲一些国家开始引入。其中法国、澳大利亚及北欧等绝大多数国家均采取借鉴 HCFA-DRG 分组体系的方式,澳大利亚及北欧等国甚至在初期直接引用;仅英国等少数国家选择了重新创建本国 DRG 分组体系。以美国 HCFA-DRG 为蓝本的 DRG 分组体系依然是当前世界各国应用的主流,我国医疗保障局推出的 CHS-DRG 秉承了 HCFA-DRG 的分组逻辑。因此,理解 HCFA 系列 DRG 的分组逻辑,确定与其分组相关的关键分组变量,明晰填报规则,提升填报质量,并建立起与之对应的质控措施,既可以提高 DRG 组成本测算的准确性及公平性,也可以给医院争取更合理的补偿。

HCFA 系列 DRG 分组逻辑如下:

第一层:大多数病例根据主要诊断先分出主要诊断大类,MDC 与身体解剖系统、疾病病因及特定的临床专科相关;但针对少量接受特定高资源消耗手术操作的病例,如 CHS-DRG 中使用有创呼吸机通气大于等于 96 小时的病例,无论罹患何种疾病,均直接进入 Pre-DRG;另外,一些 HCFA 系列 DRG(美国、澳大利亚等)将主要诊断与主要手术操作无关的病例以及诊疗信息错误的病例统一归入 QY(歧义)组。由此可知,决定 MDC

的分组变量是主要诊断和特定的高资源消耗手术操作。

第二层:ADRG,也称为 DRG 基本组(Base DRG)。在同一 MDC 内根据病人是否接受各自 MDC 内指定的手术操作项目,ADRG 将分为手术相关核心组及内科治疗核心组。手术相关核心组包括各 MDC 特色的手术操作核心组及无法详细列举的其他手术核心组;内科治疗核心组通常包括该 MDC 内的肿瘤疾病、专科或系统疾病、症状体征以及无法详细列举的其他疾病。在总体框架一致的基础上,使用 HCFA 系列 DRG 分组逻辑的国家,其核心组层级也存在微小区别,如:美国推出的系列 DRG 大多仅包括手术核心组及内科治疗核心组,但澳大利亚等国家在本地化过程中扩建了包括操作或特殊检查的其他干预核心组。HCFA 系列 DRG,无论是手术核心组还是其他干预核心组,通常要求病人主要手术操作与主要诊断诊疗逻辑一致,即主要诊断及主要手术或其他干预归属同一疾病系统。综上,在诊疗逻辑一致前提下,决定手术或干预核心组的分组变量是手术操作或干预,决定内科核心组的是主要诊断。

第三层:依据病人疾病的疑难复杂程度进一步细分。不同 DRG 体系核心组向下细分的组数及规则并不完全相同。如:美国 Medicare 疾病严重度 DRG(medicare severity diagnosis related groups,MS-DRG)会根据 DRG 组细分后诊疗成本组间差异及组内一致性情况决定是否细分及细分数量,即核心组下细分的组数是不固定的,而美国全病人改良 DRG(all patient refined diagnosis related groups,APR-DRG)则将疑难复杂程度固定分为 4 个水平;又如,MS-DRG 并发症或合并症的细分通常是根据病人其他诊断中最严重的诊断决定的,而澳大利亚改良 DRG(Australian refined diagnosis related groups,AR-DRG)则是通过住院过程临床复杂性(episode clinical complexity,ECC)模型计算病人所有其他诊断的临床复杂程度得分,最终判定病人临床复杂性等级。总之,DRG 的细分组会结合更多分组变量评估病人疾病疑难复杂程度。

三、DRG 分组变量

各国在进行 DRG 分组时考虑的主要因素包括临床因素、管理因素、人口学因素和资源消耗因素。其中在临床因素方面,主要诊断和手术操作是每个国家 DRG 体系考虑的最主要的分组因素,虽然各国对于主要诊断的定义并不完全相同,但大部分沿用美澳 DRG 体系的国家都将主要诊断作为最优先考虑的因素,英国和波兰等自主研发 DRG 的国家则将操作作为优先考虑的因素。在管理和人口学因素方面,年龄和出院类型(例如死亡、转院等)是各国建立 DRG 体系时都纳入考虑的分组因素,而北欧 DRG 将性别也作为一个分组因素。在资源消耗因素方面,住院床日数是大多数国家考虑的分组因素。我国 DRG 分组时,主要考虑的因素有主要诊断和手术操作、并发症或合并症、个体因素中的年龄、新生儿出生体重等。

虽然 HCFA 系列 DRG 有着相似的分组逻辑,但不同 DRG 分组体系之间的分组变量,尤其是关键分组变量并不完全一致。下面以美国 MS-DRG、澳大利亚 AR-DRG 和中国 CHS-DRG 为例,具体探讨不同版本 DRG 分组变量的异同。

(一)美国 MS-DRG 分组变量

美国联邦医疗保险和医疗救助服务中心(Center for Medicare and Medicaid Services,CMS)从 2008 年开始正式启用 MS-DRG,将其用于医疗保险中急性住院病人医疗服务补偿。因主要服务于老年病人,故 MS-DRG 取消了年龄分组,主要涉及的分组变量包括主要诊断及其他诊断、手术操作、并发症或合并症等级、离院方式、性别、新生儿出生体重。

其中,并发症或合并症等级在 MS-DRG 中分为伴 MCC、伴 CC 及不伴 MCC/CC 三个等级,如前文所述 MS-DRG 核心组向下细分的组数是不固定的,有可能不区分并发症或合并症等级,也有可能只区分其中两个等级。为甄别并发症或合并症,MS DRG 推出了所有 MDC 统一的 MCC/CC 列表及相应的排除列表,病人住院的并发症或合并症等级是由其他诊断中严重程度最高的诊断决定的,即出院病人只要有一个诊断符合 MCC 列表的诊断且未被排除规则剔除,则认定该病人伴 MCC,伴 CC 的认定亦是如此,仅当一个病人所有其他诊断没有任何一个诊断符合 CC 或 MCC 要求时,才认定该病人不伴 MCC/CC。

另外,MS-DRG 用于分组的有创呼吸机使用情况及颅脑损伤昏迷时间均通过疾病诊断编码或手术操作编码上报和提取。以有创呼吸机编码为例:

96.70——未特指时间的持续性侵入性机械通气;

96.71——少于 96 小时连续的持续性侵入性机械通气;

96.72——等于或大于 96 小时连续的持续性侵入性机械通气。

医疗机构不用单独填报有创呼吸机使用及颅脑损伤患者昏迷情况,只需准确填报相应诊断及手术操作编码,即可实现正确 DRG 分组。因此,MS-DRG 中两者亦不作为独立的 DRG 分组变量列出。

(二)澳大利亚 AR-DRG 分组变量

1998 年,澳大利亚独立健康和老年照护价格局(Independent Health and Aged Care Pricing Authority,IHACPA)推出了澳洲版 DRG(Australian national diagnosis related groups,AN-DRG)。第一个改良版本是 AR-DRG 4.1,2023 年 7 月 1 日起,开始启用 AR-DRG 11.0。其主要分组变量包括主要诊断及其他诊断、手术操作、ECC 等级、新生儿入院体重、年龄、离院方式、住院天数、日间住院、性别及使用呼吸机辅助通气情况。

与美国 MS-DRG 对并发症或合并症的划分方式不同,AR-DRG 从 8.0 开始引入 ECC 模型,并在后续的改良中持续完善。其主要思想是针对每一个其他诊断,根据其在核心组出现时临床认定的复杂程度赋予权重,而住院病人所有其他诊断的权重之和即为 ECC 得分。AR-DRG 根据 ECC 得分共分为 4 个等级:轻微复杂、中等复杂、高度复杂、极其复杂。换言之,ECC 得分综合考量了住院病人所有其他诊断的累积效应。AR-DRG 核心组向下细分的组数也是不固定的,有可能不区分临床复杂性等级,也有可能分出 2～3 个等级,与 MS-DRG 相同。

(三)中国 CHS-DRG 分组变量

2019 年,国家医疗保障局、财政部、国家卫生健康委员会和国家中医药管理局联合印发《关于印发按疾病诊断相关分组付费国家试点城市名单的通知》,提出深化医保支付方式改革,加快推动疾病诊断相关分组(DRG)付费国家试点工作,并确定了 30 个城市作为 DRG 付费国家试点城市。2020 年 6 月,国家医疗保障局办公室出台《关于印发医疗保障疾病诊断相关分组(CHS-DRG)细分组方案(1.0 版)的通知》,标志着经过多年探索,中国推出了国家统一的 DRG(China healthcare security diagnosis related groups,CHS-DRG)分组标准。CHS-DRG 的分组变量包括主要诊断及其他诊断、手术操作、并发症或合并症等级、性别、新生儿出生体重。

CHS-DRG 对并发症或合并症等级的认定几乎与 MS-DRG 完全相同。同样通过所有 MDC 统一的 CC 和 MCC 列表及排除列表分为三个等级,然后再根据 DRG 核心组细分时测算结果,决定是否细分以及细分的组数。如果不再细分,则 DRG 核心组即为 DRG 的细分组;细分三组,则核心组下分为伴 MCC、伴 CC 以及不伴 MCC/CC 三组;细分二组,则存在两种情况,或核心组分为伴 MCC 和不伴 MCC 两组,或核心组分为伴 MCC/CC 和不伴 MCC/CC 两组。

(四)不同国家 DRG 分组变量特点

三种 DRG 体系的分组变量大同小异,其中 AR-DRG 协助分组变量较多,尤其是引入另两个 DRG 分组均未纳入的住院天数和日间住院;除此之外,排除 MS-DRG 主要服务于老年人群故取消年龄分组外,MS-DRG 与 AR-DRG 分组变量几乎一致;CHS-DRG 协助分组变量最少,未引入年龄、离院方式等变量协助分组。三种 DRG 体系分组变量及其协助分组数量比较,详见表 2.1。

表 2.1　三种 DRG 体系分组变量及其协助分组数量比较

项　　目	MS-DRG	AR-DRG	CHS-DRG
引用 DRG 版本	39.1	11.0	1.1
实施时间	2022 年 4 月	2023 年 7 月	2021 年 5 月
MDC 数量	26	24	26
其中:Pre-MDC	1	1	1
ADRG 组数	338	397	376

项　　目		MS-DRG	AR-DRG	CHS-DRG
DRG 组数		767	795	628
其中:不可分类组数		8	6	0
变量协助分组组数	主要诊断	几乎所有组	几乎所有组	几乎所有组
	其他诊断	599	645	436
	手术操作	399	413	269
	新生儿体重	3	33	8
	离院方式	5	14	0
	日间住院	0	4	0
	住院天数	0	10	0
	有创通气	9	27	5
	无创通气	0	4	3
	年龄(新生儿除外)	0	4	0
	性别	69	63	38

四、DRG 分组策略

(一)分组原则

DRG 分组的原则主要为:逐层细化、大类概括;疾病诊断、手术或操作临床过程相似,资源消耗相近;临床经验与数据验证相结合;兼顾医保支付的管理要求和医疗服务的实际需要。

(二)分组理念

无论何种 DRG 分组器,其分组时都使用病例组合(case-mix)的思想:疾病类型不同,应该区分开;同样的病例,不同的治疗方式,要区分开来;相同的病例,相同的治疗方法,但是病人的个人特征却是不一样的,应该区分开。而且,DRG 付费方式既关注"临床过程",同时又关注"资源消耗",分组结果应保证同一个 DRG 中的病例临床过程相似、资源消耗相近。DRG 分组理念详见图 2.1。

(三)分组思路

(1)基于医保结算清单中的主要诊断,根据解剖以及生理系统的主要分类特征,然后根据 ICD-10 的标准,将病例分为 26 个主要诊断大类(MDC)。

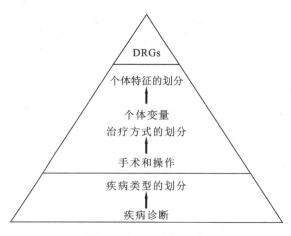

图 2.1　DRG 分组理念

（2）在所有的主要诊断大类下，对主要手术和操作进行全面的考虑，根据治疗方式将病例分为"手术""非手术"以及"操作"三个类别，并将每一类别下的主要诊断和（或）主要手术操作相同的病例进行整合，组成核心疾病诊断相关组 ADRG。从分类步骤上看，ADRG 仅根据主要诊断、主要手术操作来进行划分，而没有将病例的个体特征、并发症或合并症等因素纳入考虑。1 个 ADRG 中包含 1 个或 1 个以上的 DRG 组。这一部分的归类，主要是根据临床经验进行的，还要考虑临床相似性，将统计分析作为辅助。

（3）将病例的其他个人特征、并发症或合并症纳入考虑范围，将相似的诊断相关分组再分为相应的诊断相关组（DRG），该方法主要是通过统计分析来找出分类节点，同时要兼顾资源消耗的相似性。DRG 分组思路详见图 2.2。

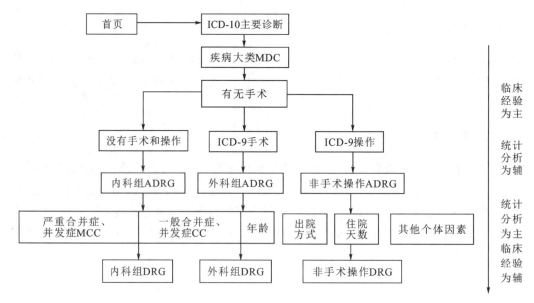

图 2.2　DRG 分组思路

五、DRG 病组命名和编码规则

CHS-DRG 病组的中文名称结合相关的临床习惯制定,并由医保局组织相关专家审核、修订。

CHS-DRG 病组的代码由 4 位码构成,均以英文 A～Z 和阿拉伯数字 0～9 表示。DRG 代码各位编码的具体含义如下:

第一位为英文字母,表示主要诊断大类(MDC),A～Z 分别表示 26 个 MDC。

第二位表示 DRG 组的类型,根据处理方式不同分为外科部分、非手术室操作部分(接受特殊检查,如导管、内窥镜检查等)和内科部分。用英文字母表示。其中,A～J 共10 个字母表示外科部分;K～Q 共 7 个字母表示非手术室操作部分;R～Z 共 9 个字母表示内科部分。

第三位为阿拉伯数字(1～9),为 ADRG 组的顺序码。

第四位为阿拉伯数字,表示是否有并发症或合并症,或年龄、转归等特殊情况。其中:"1"表示伴有严重并发症或合并症;"3"表示伴有一般并发症或合并症;"5"表示不伴有并发症或合并症;"7"表示死亡或转院;"9"表示未作区分的情况;"0"表示小于 17 岁组;其他数字表示其他需单独分组的情况。

举例:如图 2.3 所示。

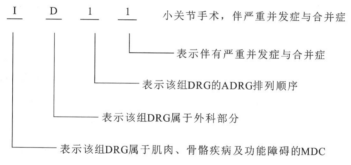

图 2.3　DRG 病组命名规则

六、分组过程及方法

(一)先期分组(Pre-MDC)的筛选原则与方法

为了确保分组的科学性,对耗费了大量医疗资源的病例进行了独立分组,减少对总体分组效能的影响,建立先期分组(Pre-MDC)。

根据有关领域的临床专家的意见,对于适用按 DRG 支付方式的短期住院患者,归纳耗费大量医疗资源的病例,根据统计结果将患者分成不同的组别。如涉及多系统的传染病、多发的严重创伤和耗费巨大医疗资源的医疗技术等情形。

CHS-DRG 分组(1.0 版本)先期分组目录,详见表 2.2。

表 2.2 先期分组（Pre-MDC）目录

序号	MDC 编码	MDC 名称
1	MDCA	器官、骨髓或造血干细胞移植
2	MDCA	气管切开伴呼吸机支持
3	MDCP	出生小于 29 天的新生儿
4	MDCY	HIV 感染疾病及相关操作
5	MDCZ	多发严重创伤

（二）主要诊断大类（MDC）确定原则与方法

主要诊断大类直接根据病例的主要诊断确定，一般分为 26 个疾病大类，主要以解剖和生理系统为主要分类特征。主要诊断大类主要由临床专家根据病例出院主要诊断的 ICD 编码确定。例如，CHS-DRG 的 MDC 包括 26 个，详见表 2.3。

表 2.3 CHS-DRG 主要诊断大类（MDC）

序号	MDC 编码	MDC 名称
1	MDCA	先期分组疾病及相关操作
2	MDCB	神经系统疾病及功能障碍
3	MDCC	眼疾病及功能障碍
4	MDCD	头颈、耳、鼻、口、咽疾病及功能障碍
5	MDCE	呼吸系统疾病及功能障碍
6	MDCF	循环系统疾病及功能障碍
7	MDCG	消化系统疾病及功能障碍
8	MDCH	肝、胆、胰疾病及功能障碍
9	MDCI	肌肉、骨骼疾病及功能障碍
10	MDCJ	皮肤、皮下组织及乳腺疾病及功能障碍
11	MDCK	内分泌、营养、代谢疾病及功能障碍
12	MDCL	肾脏及泌尿系统疾病及功能障碍
13	MDCM	男性生殖系统疾病及功能障碍
14	MDCN	女性生殖系统疾病及功能障碍
15	MDCO	妊娠、分娩及产褥期
16	MDCP	新生儿及其他围产期新生儿疾病
17	MDCQ	血液、造血器官及免疫疾病和功能障碍

续表

序号	MDC 编码	MDC 名称
18	MDCR	骨髓增生疾病和功能障碍,低分化肿瘤
19	MDCS	感染及寄生虫病(全身性或不明确部位的)
20	MDCT	精神疾病及功能障碍
21	MDCU	酒精/药物使用及其引起的器质性精神功能障碍
22	MDCV	创伤、中毒及药物毒性反应
23	MDCW	烧伤
24	MDCX	影响健康因素及其他就医情况
25	MDCY	HIV 感染疾病及相关操作
26	MDCZ	多发严重创伤

(三)核心疾病诊断相关组(ADRG)的确定原则与方法

核心疾病诊断相关组(简称核心 DRG 或 ADRG)是一组疾病诊断或手术操作等临床过程相似的病例组合。

1. ADRG 的分组原则

(1)综合考虑病例主要诊断及主要手术和操作来划分;

(2)主要诊断和(或)主要手术和操作相同或相近的病例进入同一 ADRG;

(3)根据是否有手术和非手术室操作,可将 ADRG 分为内科 ADRG、外科 ADRG 和非手术室操作 ADRG 三类。

2. ADRG 的确定方法

下面以 CHS-DRG 为例,介绍 ADRG 的确定方法。

(1)以收集的历史病例数据为基础,相关专业临床专家按其临床经验,对每一主要诊断大类内包含的病例按主要诊断的相似性和临床诊疗过程的相似性对疾病进行划分。

(2)每一个 ADRG 有一个明确的内涵描述,由一组满足临床相似性的疾病诊断及其相应的手术和操作或内科治疗方式构成。

(3)在专家初步分组后,需依据分组情况提取病例数据资料,测算各 ADRG 的平均资源消耗,提供给专家参考校正分组结果,经多轮临床论证和数据验证达成一致结果后得出最终的分组结果。

(4)按照疾病的严重程度、诊疗过程的复杂程度和资源消耗进行排序和命名。

目前,CHS-DRG 初步分为 376 个核心疾病诊断相关组(ADRG),其中外科手术组167 个、非手术操作组 22 个、内科组 187 个。全部 ADRG 列表详见附录 A。

核心组 ADRG 是 DRG 分组的中间阶段,它体现了 DRG 分组中的疾病诊断和临床过程相似的原则,是以临床经验为主要考虑因素,辅以少量数据统计来判定分组的。ADRG分组首要考虑的是临床过程相似,而不过多考虑资源的消耗。这意味着在同一 ADRG 组的患者,其实际资源消耗可能存在着较大的差异,表现在临床上就是同一 ADRG 组患者的住院时间和医疗费用花费差异较大。

(四)细分 DRG 的原则与方法

DRG(细分 DRG)是一组疾病诊断或手术操作等临床过程相似,且资源消耗相近的病例组合。细分 DRG 是在核心组 ADRG 的基础上,使用回归分析、聚类分析、因子分析、决策分析等统计学方法,寻找关键分组因素和分组节点,如并发症或合并症、年龄等,对 ADRG 进行进一步的细分,最终形成临床过程相似、资源消耗相近的 DRG 细分组。其表现在统计学上就是完成细分组以后,住院患者之间的资源消耗差异更多地表现为 DRG 组间差异,而组内差异较小,亦即 DRG 组内差异占总差异的比例变小。细分组以后,同一 DRG 细分组内的患者医疗费用基本相近,具备了使用统一支付标准进行医保支付的基础。

1. 细分 DRG 的目的

细分 DRG 可考虑年龄、并发症或合并症等因素,以缩小组内变异,提高分组效能,进而提高分组的科学性和付费的准确性。

具备以下条件的 ADRG 可进行细分:

(1)在 ADRG 组资源消耗的变异系数大于 1(CN-DRG 将变异系数≥0.8 作为分组界值,C-DRG 将变异系数≥1 作为分组界值);

(2)个体特征对资源消耗有较大影响;

(3)疾病的严重程度对资源消耗有较大影响。

2. 细分 DRG 的方法

1)细分过程

CHS-DRG 主要依据疾病组内病例的资源消耗是否相近,通常将住院费用或住院时间作为衡量资源消耗的指标。

根据国内外比较认可的标准,若同一个疾病组内住院费用或住院时间的变异系数小于 1,可以将疾病组内部的资源消耗视为高度一致的,疾病组可作为一个 DRG;反之,若疾病组内住院费用或住院时间的变异系数大于或等于 1,可认为组内病例消耗的资源不同,应该按照影响的因素(年龄、并发症和合并症等)进一步细分,直到组内的变异系数小于 1 为止。

$$住院费用(或住院时间)的变异系数 CV = \frac{住院费用(或住院时间)的标准差}{住院费用(或住院时间)的均数}$$

当主要因素都考虑以后,疾病组内病例住院费用或住院时间的变异系数仍然大于或等于 1 时,需通过临床医生和专家讨论判断确定 DRG。DRG 细分组过程详见图 2.4。

2)MCC/CC 表

从以上细分组的过程中可以看出,有些 DRG 组对定量因素较为敏感,可依据该定量因素进行细分,而有些 DRG 组对定量因素不敏感,需要依据并发症或合并症进行细分。细分过程中应充分考虑并发症和合并症对疾病组资源消耗的贡献,生成 MCC 表和 CC

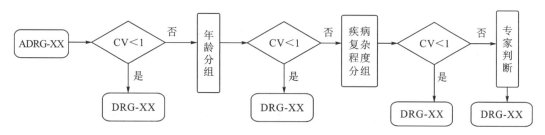

图 2.4　DRG 细分组过程

表,以提高分组准确性。

病例的复杂程度需要根据临床诊断特征进行客观衡量,并发症或合并症被认为是影响资源消耗强度的关键指标,定义并发症或合并症对疾病资源消耗的贡献程度需要建立MCC/CC 列表。MCC/CC 列表有列表模式和权重模式两种模式。

1)列表模式

将并发症或合并症分为三类:MCC(严重并发症或合并症)、CC(一般并发症或合并症)、不伴并发症或合并症。例如,A02.100——沙门菌脓毒症:MCC——严重并发症或合并症;O71.601——产伤性耻骨联合分离:CC——一般并发症或合并症;K08.204——牙槽突萎缩:不伴并发症或合并症。并发症或合并症处理的第一步是定义 MCC。首先要看次要诊断,如果有任何一个诊断在 MCC 编码表中,那么该条记录就被认定为有 MCC 存在,MCC 的定义过程中并没有排除列表,如果出现这种诊断即为 MCC。第二步是定义 CC。根据次要诊断信息,如果有任何一个诊断信息在 CC 编码表中,那么这个病人就定义为有CC 存在;但如果主要诊断在排除列表中出现,那么这一步所确定的 CC 就不能称为有效的 CC。此为美国 DRG 并发症或合并症处理的方式。

2)权重模式

在分组过程中,将每个患者的 CC 编码根据其对医疗资源消耗程度赋一个严重程度权重,即一个 CC 水平(CCL),在内科疾病中 CCL 值域为 1~3,在外科疾病中 CCL 值域为 1~4。因为同一个患者可能有多个次要诊断,这样就会出现多个 CC,将资源消耗近似的并发症或合并症进行归类,得出代表疾病严重程度的指标,即病人临床复杂水平(patients clinical complexity level,PCCL),PCCLs 的值域为 0 到 4,PCCLs 是澳大利亚AR-DRG 分组过程中的一个重要变量。

具体细分 DRG 的计算步骤如下:

(1)计算目标疾病组每个并发症或合并症发生的频率。从筛选出的患者出院次要诊断中,合并同类疾病中同质性较高的信息,将目标疾病组患者的 CC 情况按照从频数高到频数低的顺序依次排列。由于数据量有限,很多 CC 只发生于个别病例,因此将频数小于5 的 CC 合并为其他。

(2)统计病例并发症或合并症有无情况。建立患者 CC 情况数据库,数据库中包含患者姓名、床位号、年龄、主要诊断、次要诊断和费用信息等。根据每份病历中的次要诊断信息,依次统计每位患者的并发症或合并症情况。例如,患者主要诊断为肺部感染,次要诊断为高血压,则将有无高血压作为一个新的变量。

（3）计算各并发症或合并症的权重系数。以患者并发症或合并症情况（比如高血压、胃肠炎等）作为自变量,患者住院费用作为因变量,建立多重线性回归模型,逐项评估每个 CC 对于住院费用的影响程度,所得的系数即为并发症或合并症的权重系数,表示该项 CC 对医疗资源的影响程度。疾病所对应的系数为负值或经检验 $P>0.05$,则表示该并发症或合并症对医疗资源的消耗未造成影响,在计算 CC 分值的时候将这些疾病的权重值作为 0 来处理。

（4）计算每个病例的组合 CC 分值。对于仅患有一种并发症或合并症的病例,该 CC 的权重系数即为该病例的组合 CC 分值;对于患有两种或多种并发症或合并症的病例,该病例的组合 CC 分值即为所患有的并发症或合并症权重系数相加之和。

（5）病例组合。将所得到的组合 CC 分值以及年龄等分组因素作为自变量,患者住院费用作为因变量,建立决策树模型,进行病例分组。考虑组合 CC 分值与年龄等分组因素之间的分组效果,并对不同组的患者费用进行非参数检验,看组间差异是否具有统计学意义,判断细分组是否合适。

3. 细分 DRG 分组结果判断标准

判断细分 DRG 组,需同时满足以下条件:

（1）组内病例数不少于 100 例;

（2）组内变异系数 CV<1（临床专家判断成组除外）;

（3）同一 ADRG 内细分的 DRG 组间平均费用的相对差异不低于 20%。

4. CHS-DRG 细分组方案的使用

当患者的医保结算清单或病案首页进入分组流程后,首先判断其是不是特殊分组,如器官移植、呼吸机使用超过 96 小时或使用 ECMO 的先期分组病例（分入 MDCA）,年龄小于 29 天的新生儿（分入 MDCP）,HIV 感染病例（分入 MDCY）,多发严重创伤病例（分入 MDCZ）;然后参照各 MDC 的主诊表将非特殊分组病例按其主要诊断归入各主要诊断大类,生殖系统诊断须考虑性别,男性归入 MDCM,女性归入 MDCN;再依据病例的主要手术及操作和主要诊断,按照外科手术操作 ADRG、非手术操作 ADRG、内科诊断 ADRG 顺序,将病例分别归入各 ADRG;最后将病例的全部其他诊断与 MCC/CC 表比对,比对成功的其他诊断,查找其对应的 MCC/CC 排除表,若该病例的主要诊断在相应的排除表中,则该其他诊断不视为 MCC 或 CC,仍保留的其他诊断。如果有 MCC,则分入伴严重并发症或合并症组;如果只有 CC,则分入伴一般并发症或合并症组;如果二者均没有,则分入不伴并发症或合并症组。

七、分组效能评价

DRG 运行初期需要不断对分组结果进行分组效能的评价,评价结果是衡量分组方案是否适合当地实际情况的重要依据,从而根据评价结果进一步修改和完善分组方案。衡量分组方案效能的常用指标如下:

（一）ADRG 组数

ADRG 组数是主要根据疾病临床特征划分的一组疾病诊断或手术操作等临床过程相似的病例组合。ADRG 不能直接应用于管理或付费,需进一步细分为 DRG 后才能使用。

（二）DRG 组数

DRG 组数是指某医疗机构治疗病例所覆盖疾病诊断相关分组的数量,每个 DRG 表示一类疾病。出院病历覆盖的 DRG 范围越广,说明该医院能够提供的诊疗服务范围越大。

（三）入组率

入组率可用来反映 DRG 系统对医疗数据的识别能力。假定 DRG 系统覆盖范围内病案数据库中有 N 个病例,最终成功进入各个 DRG 的病例为 n,则入组率为 n/N。通常认为,入组率达到 95%,表明该 DRG 分组方案以及分组器较好地识别了当地医疗数据的编码规则。入组率一方面受到分组方案合理性的影响,另一方面也受到病案编码质量的影响。

1.总体病例入组率

$$总体病例入组率=\frac{入组病例数}{收集病例数}\times100\%$$

其中：
$$收集病例数=病例总数-排除病例数$$
$$排除病例数=住院天数大于 60 天病例数+住院天数小于 1 天病例数$$
$$+住院费用小于 5 元病例数$$

2.规范病例入组率

$$规范病例入组率=\frac{入组病例数}{数据审核后保留病例数}\times100\%$$

其中：
$$数据审核后保留病例数=收集病例数-[0000 组病例数+QY(歧义)组病例数]$$

3.合理入组病例数占比

$$合理入组病例数占比=\frac{同时满足所有细分组标准的 DRG 组的入组病例数}{数据审核后保留病例数}\times100\%$$

（四）组内差异性

通过分组器完成病例分组后,预期进入同一 DRG 组内的病例在资源消耗上是非常相近的,用统计学术语来说,就是组内变异度较小。国际上通常用变异系数(coefficient of variation,CV)来衡量 DRG 组内的变异度。变异系数是指 DRG 付费改革过程中设立的用以调整病组医保结算金额的因子,对医保结算过程产生直接影响,导致同一病组在不同医疗机构的医保结算金额不同。变异系数反映组内不同样本病例的差异度(离散度),根据《国家医疗保障 DRG 分组与付费技术规范》要求,疾病组内住院费用或住院时间的资源消耗的变异系数小于 1,可认为组内资源消耗的一致性高,疾病组可作为一个 DRG。在 DRG 组内,变异系数值越小,则其稳定性越高。在 DRG 系统开发初期,变异系数值偏高一些(即略高于 1)是正常现象。同时,变异系数值的高低与各组之间的病例数有关:一般来说,病例数越多,变异系数值越低。我国医保局在建立 DRG 分组时,将变异系数小于 1 作为依据。

(1)变异系数<1 组数占比,其计算公式如下:

$$变异系数<1 组数占比=\frac{变异系数<1 的 DRG 组数}{DRG 组数}$$

(2)变异系数<0.8 组数占比,其计算公式如下:

$$变异系数<0.8 组数占比=\frac{变异系数<0.8 的 DRG 组数}{DRG 组数}$$

(五)组间差异性

通过分组器完成病例分组后,预期不同组之间的病例应该存在相当程度的差异性。国际上通常使用"组间方差减小系数"(reduction in variance,RIV)来衡量组间差异度。组间方差减小系数是子集离均差平方和与总体离均差平方和的比值。它是衡量一个数据集被分解成 $n(n>2)$ 个子集后,子集间的变异对总变异的解释程度的指标,常被用于衡量整个病例分类系统中各 DRG 组的组间差异性,计算方法如下:

$$RIV=\frac{\sum_i (y_i-\overline{y})^2-\sum_i (y_i-\overline{y}_g)^2}{\sum_i (y_i-\overline{y})^2}$$

式中,y_i 为费用实测值,$\overline{y}$ 为费用总体均值,$\overline{y}_g$ 是各 DRG 组内患者费用的平均值。

RIV 的取值范围为 0~1(理论值),系统化、结构化的过程使得数据的变异度下降,数据内在规律把握得越好,系统化的程度就越高,变异度下降的幅度就越大,即 RIV 就越大。国际上成熟的 DRG 版本以费用为衡量指标的 RIV 值通常在 0.5~0.7 之间,RIV 越大,说明 DRG 系统分组方案的组间差异性越大,分组方案越符合资源消耗相近性的要求。

第二节　DRG 相对权重计算与调整

DRG 相对权重是制定 DRG 费率和支付标准的关键环节,这一指标的准确与否直接关系到 DRG 付费系统的实施效果与公平。当相对权重系数较大时,很难激励医院采取改进措施,提升医疗服务效能;相反,当相对权重系数较小时,为了减少医疗费用,有可能以牺牲医疗服务品质为代价。因此,相对权重的准确性也是 DRG 付费系统对医院进行补偿的关键。

一、概念与内涵

DRG 相对权重(related weight,RW)是对每一个 DRG 依据其资源消耗水平所给予的权值,反映该 DRG 的资源消耗相对于其他疾病的程度。

二、设定原则

(1)DRG 权重是反映不同 DRG 组资源消耗水平的相对值,数值越高,反映该病组的资源消耗水平越高,反之则越低。

(2)考虑到数据的分布和其他外部影响因素,DRG 权重设定时还需考虑去除特殊数据点、剔除不合理费用、采用作业成本法校正等方法,对初步权重结果进行调整。

(3)DRG 权重调整完成后,应由专家委员会综合评价其合理性,即不同 DRG 组的权重设定是否恰当地、系统地反映了不同 DRG 组之间技术难度、资源消耗等方面的差别以及医保政策的重点。

三、基础权重计算方法

(一)DRG 权重的计算公式

$$某\ DRG\ 权重 = \frac{该\ DRG\ 中病例的例均费用}{所有病例的例均费用}$$

(二)DRG 组病例例均费用数据来源

1. 欧美国家 DRG 相对权重计算方法

欧美国家在制定相对权重时,从成本核算角度出发,基于患者住院期间所消耗的医疗服务成本数据,主要采用以下两种方法:

(1)成本分摊法:根据分摊步骤和分摊逻辑将间接成本分摊到直接成本中心,再根据治疗期间的实际医疗服务计算每类型的成本,根据成本计算 DRG 相对权重,又可细分为自下而上法(bottom-up costing)与自上而下法(top-down costing),丹麦和荷兰采用前者,法国和英国采用后者。这一方法需精确地测算出每项服务的成本,要有一套精准的会计核算系统作为支撑。

(2)费用成本转换法:假设医院各个成本中心的成本与费用的比值固定,通过财务报表获得医院的成本-费用比,将病人各类医疗费用折算为成本计算 DRG 相对权重。此方法解决了成本数据的滞后性,也避免了直接采用费用计算导致权重发生偏移的情况,且计算相对简单,数据容易获取,但精确性较成本分摊法差。

2. 我国国家层面 DRG 相对权重计算方法

目前,我国国家层面上有 CN-DRG(国家 DRG 质控中心研制)与 C-DRG(国家卫生健康委卫生发展研究中心研制),前者拥有丰富的绩效评价积累和一定的 DRG 支付试点经验,后者主要用于住院患者的收付费体系以及试点城市的收付费改革,二者在权重计算思路上都是以资源消耗为核心,但实际计算方法各有侧重。《国家医疗保障疾病诊断相关分组(CHS-DRG)分组与付费技术规范》对 DRG 组病例例均费用数据来源推荐了以下两种方法:

(1)历史数据法:假定未来与过去相似,以长期历史数据为基础,根据过去的经历推测未来的资产类别收益。它采用前 3 年住院病例的历史费用或成本数据计算权重,各 DRG 组权重是每一 DRG 组的平均住院费用与全部病例的平均住院费用之比。由于医疗费用数据比医疗成本数据更易获取,目前大多数 DRG 方案均采用医疗费用历史数据法计算基础权重。

(2)作业成本法:又称为 ABC 法,是将间接成本和辅助费用更准确地分配到作业、生产过程、产品、服务及顾客中的一种成本计算方法。它以"作业消耗资源、产出消耗作业"为原则,按照资源动因将资源费用追溯或分配至各项作业,计算出作业成本,然后再根据作业动因,将作业成本追溯或分配至各成本对象,最终完成成本计算的过程。在医院成本管理中引入作业成本法,能够有效消除传统成本管理模式的弊端,有助于提高医院成本管理效率。

由于当前医疗服务价格存在倒挂现象,医疗服务收费价格不能很好地体现医务人员技术劳务价值,实际住院费用的结构并不能真实地反映医疗服务的成本结构,因此,作业成本法按照医疗服务的过程,将住院费用按"医疗""护理""医技""药耗(药品耗材)""管理"分为五类,对照国际住院费用不同部分的成本结构,参考临床路径或专家意见确定每个 DRG 各部分比例,进行内部结构调整,提高 DRG 权重中反映医务人员劳动价值部分比例,并相对降低物耗部分比例,然后再使用调整后的费用均值计算 DRG 权重值,因而能比历史数据法更好地反映出医疗服务的真实成本结构。

综上所述,医疗服务价格的成本核算,需在构建成本核算体系的基础上,在全国选取一定数量、能够代表不同层次和不同区域的典型医院作为成本数据采集点,提供海量数据支撑,其难度较大。目前,国外医疗服务价格的制定是基于成本核算,同质化比较不同专科医生每类服务成本投入的相对价值,注重不同专业各项服务补偿水平的均衡性,基于此计算的 DRG 权重是成本权重,准确反映疾病复杂程度和资源消耗的差异;而国内物价制定采用的是比价法,医疗服务价格还未准确反映不同专业不同项目的技术劳务差异,加之我国医疗服务价格并未进行成本核算,目前单纯基于费用计算的权重并非成本权重,不能同质化比较每类服务成本投入的相对价值,无法客观反映疾病的复杂度、难度和资源消耗。

四、权重调整

(一)调整的目的

(1)现行的医疗费用构成不够合理,不能准确地反映出医疗服务的成本构成,导致医疗费用与成本产生矛盾。若用医疗费用计算 DRG 相对权重,将直接影响权重对医疗服务价值的表达。

(2)对根据费用计算的 DRG 基础权重进行调整,可以达到如下目的:

①解决医疗费用支出与成本之间的矛盾,使有限的基金能够得到更好的利用,创造更大的价值。

②体现医保政策导向,通过提高疑难重症 DRG 组的权重值,降低轻症 DRG 组的权重值,引导三级医院提高服务能力,积极收治疑难重症,而主动将常见病、多发病转诊至二级或社区医院诊治,推动分级诊疗实现。

(3)权重调整是在保持总权重不变的前提下调整不同 DRG 组的权重。

(二)调整权重的途径

1. 根据资源消耗结构调整

保持总权重不变,以资源为焦点重新进行成本的归属,统一出院病人费用明细项目,将费用归集到医疗、护理、医技、药品与耗材、管理五类,根据合理的成本构成调整住院医疗费用,使用调整后的住院医疗费用计算各 DRG 组的权重。

2. 根据疾病诊治难易程度调整

由卫生行政管理部门、医学会(医师协会)、医院集团等利益相关方代表,与医保付费政策制定方进行沟通、谈判,对 DRG 组测算权重难以体现医疗难度与医疗风险的部分 DRG 组权重进行调整,提高诊治难度大、医疗风险高的 DRG 组权重。

3. 根据医保政策目标调整

根据当前医保政策目标,在总权重不变的前提下,提高医保当前重点保障的重大疾病和急危重症的权重,同时相对降低技术难度较低疾病的权重,以体现基本医保重点保障、合理分流等政策目标。

(三)权重调整的理论依据

1. 权重调整的实质是交易价格调整

在 DRG 支付改革中,各病种的权重是形成医保病种支付水平的最主要依据,也就是交易价格。调整权重,则意味着对交易价格调整。基于价格理论,价格主要受价值、成本、供需关系影响。价格调整很多时候源于价值与价格、成本与价格等的偏离。事实上,这也是 DRG、DIP 等技术规范中明确的权重调整原因。此外,价格调整也是体现政府职责、弥补市场失灵的重要举措。

2. 权重调整要更好反映成本

不同级别的医疗机构,在提供同一种服务时其成本会有差异,例如三级医院医生和一级医院医生的成本差异,导致其提供门诊服务时的诊疗费价格并不一样。这一部分的差异主要体现在不同级别医院同一种服务的定价差异上;以及相同的收费项目,在不同人群中提供时的成本差异会很大,典型案例是成人与婴幼儿在同样服务中的成本差异。

3. 权重调整要更好反映价值

我国原来的定价体系主要是基于成本定价的,这可能无法真实反映价值。例如内科服务项目价格与外科服务项目价格,前者相对较低,后者相对较高。内外科服务价格的差异,并不能精准反映两者的价值差异,也就是常说的比价关系有不合理可能。相对于价值,内科服务的价格可能会被低估,故可以通过权重调整,优化内科病种与外科病种的权重合理差异。

4.权重调整要注重脆弱人群,体现公平

脆弱人群主要是指疾病负担严重的投保者,如癌症患者、慢性病患者等。此外,权重调整也要关注容易被医疗机构推诿的投保者,如老人。可以通过权重调整,提高这些人群的疾病权重,引导医院关注这些人群,同时减轻个人负担。

5.权重调整要注重宏观调控与政策导向,引导合理就医与合理服务

权重调整是《国家医疗保障疾病诊断相关分组(CHS-DRG)分组与付费技术规范》所允许的、能够在政策设计中通过干预体现政策导向的主要环节。支付方可以通过权重调整,改变医院行为。例如:增加重症患者对应疾病权重,尤其是三级医院收治重症患者的权重,引导三级医院救治严重疾病;同时,可考虑减少三级医院收治轻症患者时的权重,降低其收治轻症病人的激励等;可在改革初期前瞻性地规避传统 DRG 付费带来的部分风险,如推诿老年患者和重症患者等,防止患者在改革中利益受损;此外,为鼓励中医发展或新技术使用,也可以考虑调整中医优势病种权重,或者新技术对应的病种权重等。

(四)权重调整的主要内容

各地权重调整的内容并不一致,主要内容包括:

1.注重价值,按疾病收治难易程度调整

根据《国家医疗保障疾病诊断相关分组(CHS-DRG)分组与付费技术规范》,为发挥政策导向作用,引导三级医院提高服务能力、主动下转常见病患者、推动分级诊疗,可在保持总权重不变的前提下,提高重症 DRG 组的权重、降低轻症 DRG 组的权重。同时,重症患者由于其服务提供成本较高,在基于 DRG 的预付制下有被医院推诿的风险,提高其权重就可减少此类不良现象的发生。例如:我国广州市和台湾地区设置的病例组合指数(case mix index, CMI)加成系数可部分解决该类问题;上海市则基于 DRG 分组的特点,直接提高伴有严重并发症或合并症、伴有一般并发症或合并症 DRG 组的权重,并相应降低不伴有并发症或合并症(即轻症组)DRG 组的权重。

2.体现医改导向,支持公立医院发展与新技术新项目发展

DRG 支付改革需考虑与医药改革的协同。一方面体现为权重调整对于国家医学中心、优势学科等的适当支持,另一方面也会支持临床上真实有效新技术的发展。国外已有研究显示,基于 DRG 的预付制对新技术使用的影响并无定论,在很大程度上取决于支付政策本身如何设计。若能针对新技术开展单独支付,或提高其支付标准,甚至可能促进其使用。在新技术独立成组前,可适度上调相关病例的权重;在其独立成组后,可调整其所在组的权重或费率。

3.注重公平,鼓励收治老年患者

患者中,老年人群比非老年人群的病情更加严重,常伴有并发症或合并症,住院费用较高、预后较差,容易被医疗机构推诿。为减少此类风险,保障老年患者权益,可按照各医疗机构收治老年患者的比例,梯度设置机构权重加成系数。

4.保障重大疾病患者,给予重大疾病患者支付倾斜

《国家医疗保障疾病诊断相关分组(CHS-DRG)分组与付费技术规范》提出,可基于政策目标,提高医保当前重点保障的重大疾病和急危重症的权重。故可考虑对于重大疾病(如肾透析、恶性肿瘤患者)、急危重症(如 ICU 患者)上调相应权重。

5.注重价值,给予内科慢性病患者支付倾斜

随着老龄化程度逐渐加深、疾病谱发生改变,慢性病患者日益增多。根据 2018 年国家卫生服务调查结果,高血压、糖尿病、冠心病在各类慢性病中患病率较高,相关患者也是现阶段医保部门的重点关注和保障对象,因而可考虑上调相关 DRG 内科组的权重。例如上海将高血压和糖尿病 DRG 组的权重上调 5%。

(五)权重调整方案的注意事项

权重调整方案的设计,需要注意以下几点:

(1)有依据。权重调整医院真实收益和不同病种间、不同医院间利益调整,故必须保证合法、合规、合理。

(2)有证据。权重调整要非常谨慎,权重调整对应的疾病、机构,权重调整的水平等,都需要通过数据,进行科学分析,寻找变化规律,进行数据模拟,生产出科学决策的证据,以保证权重调整的效果。

(3)保平衡。DRG 支付方式改革是以总额预算作为基础的,故需要权衡权重调整与总权重变化,保证最终基金的平稳。要逐步关注权重调整后的系统变化(如门诊住院、不同等级等),考虑其与特定预算水平的关联。

(4)创共赢。权重调整涉及医院收益,可能会影响医院发展,一方面要综合权衡医院、患者、基金等多方利益;另一方面要尽可能和医院取得共赢,注重对医院的经济影响,支持医院的合理发展等。

在整体实践中,也要注意两种常见权重调整方案的潜在不确定性:

一是主要基于机构级别确定权重调整系数。计算不同级别医疗机构特定病组的平均费用比值,以其为基础制定权重,这也是应用最广泛的权重调整方式。同一病组不同机构的费用差异,能部分反映成本差异,有一定合理性。但这种差异不能准确反映价值差异,也就是疗效与质量,容易出现同病同效不同价,这在所有医疗机构都能治疗的常见病住院患者中更为明显。而不同级别病组费用差别较大,会导致权重调整系数过大或过小,对于价值的扭曲可能也会更大。

二是特定机构权重调整系数。计算特定机构病组历史费用与病组平均费用比值,制定机构权重调整系数,用以支付。这种权重调整系数,意味着原先费用较低可以获利的病组,其支付价格相对下调,利益减少。但这种权重调整更多强调刚性的费用控制效果,弱化了 DRG 支付强调的医院间竞争,尚需更多证据证明其对于合理服务、质量等方面的全面影响。

第三节　DRG 指标体系

DRG 以其"按照固定价格,将同一疾病组的病例打包预付费"的方式促使医院进行成本管控。医院在提供医疗服务前已经预知医疗服务中资源消耗的最高限额,由此医院必须将每个病例的资源耗费水平控制在该病例所属的 DRG 组的支付标准以内,如此方有盈余,否则就有亏损风险。按照此逻辑,DRG 工具亦可以应用在医疗管理中,为医疗服务能力、服务效率、质量安全三方面提供相对科学、有效的评价。

目前,我国在等级医院评审、临床专科能力评估、公立医院绩效考核、公立医院高质量发展等评价体系中均纳入了 DRG 相关指标,与提升医院精细化管理能力、构建现代医院管理制度目标相契合。国内医院广泛应用的 DRG 评价指标体系中,医疗服务能力指标包括 DRG 组数、总权重、CMI 值,效率指标包括时间消耗指数、费用消耗指数,安全指标包括低风险组病例死亡率、中低风险组病例死亡率等。

一、能力指标

DRG 能力指标是指根据 DRG 分组工具产生的衡量医疗机构收治病种广度、医疗服务技术难度、医疗服务总产出等方面的综合产出指标,可以用于评价地区和医疗机构的综合服务能力,具体包括 DRG 组数、总权重、CMI 值等指标。DRG 能力指标值越大,表示医院的医疗服务能力越强。

(一)DRG 组数

DRG 系统将患者按疾病诊断、治疗过程和结果分成不同的组别,组别数量越多,说明分类越细致。DRG 组数是衡量一个医院所能提供诊断和治疗服务的广度与多样性的指标。综合性医院组数较多,专科医院及中医院组数较少。根据我国目前使用的 DRG 分组器情况,三级医院的组数一般为 500~700 个,二级医院一般为 300~550 个。

(二)总权重

总权重是反映医院服务量总和的指标,为各个 DRG 组别权重的累加值。每个 DRG 组别的权重代表了不同病例对医疗资源的消耗程度和治疗难度。总权重值高表示医院承担了更多的医疗服务,投入了更多的医疗资源进行治疗。总权重值低则表示医院服务量相对较少。医院可以通过监测和比较总权重数的变化,了解医院的服务量整体变化情况,并与其他医院进行对比。相关计算公式如下:

$$DRG\ 总权重 = \sum (某\ DRG\ 组权重\ RW \times 该\ DRG\ 组病例数)$$

(三)病例组合指数

病例组合指数(case mix index,CMI)是衡量病组或病人病情严重程度和医疗资源使用情况的指标,也是评估医疗服务提供单位(医院、科室、医师组等)绩效时常用的指标,而且在评价其他指标值时,常使用它进行调整。权重反映的是一个 DRG 的特征,而 CMI 值反映的则是一个服务提供单位收治病例的总体特征。CMI 值反映了医疗服务的质量以及接受治疗的病例的平均技能困难程度,与医院收治的病例种类有关。CMI 值高表示医院收治病例的平均诊疗难度较大。相关计算公式如下:

$$\text{CMI 值} = \frac{\sum(\text{某 DRG 组权重 RW} \times \text{该 DRG 组病例数})}{\text{总病例数}}$$

假设某医院的病例数据经过 DRG 分组器的运算,可以分入 k 个 DRG 组,则此医院的"DRG 数量"即为 k,每个 DRG 都表示一类疾病。这家医院出院病例覆盖的 DRG 范围越广,说明其能够提供的诊疗服务范围越大。如果分别用 $n_1, n_2, \cdots, n_k$ 表示这家医院各个 DRG 覆盖的病例数,则医院的总权重数 $= \sum_{i=1}^{n} W_i \times n_i$。一般而言,常用"出院病例总数"来表示医疗服务提供者的产出,然而,当医院收治病例类型不同时,出院病例多的医院"产出"并不一定高于出院病例少的医院,如基层医疗机构提供大量常见、多发病诊疗服务产生的总权重,可能会低于大型三甲医院提供少量急危重症和疑难复杂疾病诊疗服务产生的总权重,使用 DRG 进行风险调整后的总权重数则可以避免这个问题,其能够比较准确地反映医疗服务提供单位的产出。医院可以通过对 CMI 值的监测和比较,了解自身治疗病例的难易程度,并与其他医院进行对比。

二、效率指标

效率指标主要是用时间、费用来衡量医院医疗资源利用效果的比率,主要包含两项指标:时间消耗指数和费用消耗指数。与传统绩效评价中采用"平均住院日""次均医疗费用"作为效率指标不同,DRG 导向要求医院在治疗同类疾病上应控制时间消耗和费用消耗。根据住院时长换算为时间消耗指数进行评价,同时结合费用消耗指数来判定总体医疗效率的情况。

(一)时间消耗指数

时间消耗指数(time consumption index)是衡量治疗同类疾病所消耗时间的指标,它可以用来比较不同医疗机构或不同时间段内治疗相同疾病所需的时间长短。如果医疗机构治疗同类疾病的住院时间与区域的平均水平相当,则时间消耗指数为 1。指数值小于1,表示住院时间低于区域的平均水平;指数值大于 1,表示住院时间高于区域的平均水平。时间消耗指数的应用具有"时间控制和管理""资源分配和调整""医疗质量比较"等方面的意义,医疗机构可以借助时间消耗指数来优化诊疗流程,细化时间管理,提高服务效率。

$$\text{时间消耗指数} = \frac{\sum(\text{医院各 DRG 组平均住院日比} \times \text{各 DRG 组病例数})}{\text{医院总入组病例数}}$$

(二)费用消耗指数

费用消耗指数(charge consumption index)是衡量治疗同类疾病所消耗费用的指标,

可以用来比较不同医疗机构或不同时间段内治疗相同疾病的费用水平。如果医疗机构治疗同类疾病的住院费用与区域的平均水平相当,则费用消耗指数为 1。指数值小于 1,表示住院费用低于区域的平均水平;指数值大于 1,表示住院费用高于区域的平均水平。医疗机构可以根据费用消耗指数来评估自身治疗同类疾病的费用水平,以及与其他医疗机构的比较情况。费用消耗指数的应用具有"费用控制和管理""医保支付""医疗质量比较"等方面的意义,医疗机构可以借助费用消耗指数进行量化细分,强化成本管控,从而降本提效。

$$费用消耗指数 = \frac{\sum(医院各 DRG 组费用比 \times 各 DRG 组病例数)}{医院总入组病例数}$$

如图 2.5 所示,我们以"时间消耗指数"指标为纵坐标,以"费用消耗指数"指标为横坐标,做出评价医院运营效率的象限图。对 A 和 B 两家三级综合医院进行绩效评价,比较 A 医院和 B 医院诊疗的同一疾病组所消耗的时间和费用。若 A 医院花费时间低于 B 医院、治疗费用低于 B 医院,则说明 A 医院的运营效率指标较好;若 A 医院花费时间低于 B 医院、治疗费用高于 B 医院,则说明 A 医院的时间消耗指数评分虽然高,但其费用消耗指数评分较低,通过指标权重加权计算绩效得分后,可得出两家医院的效率指标排名。这种方案可以更加精准地探讨哪家医院更符合资源利用效率要求。

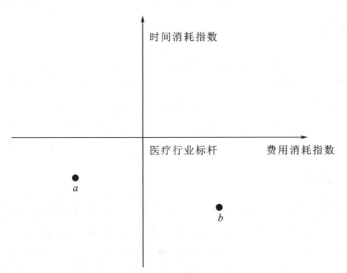

图 2.5　医院 DRG 运营效率评价象限

在图 2.5 中,第三象限中 a 点所代表的"双低模式"(低时间消耗、低费用消耗)表示医院运营效率更加符合理论上 DRG 导向的效率要求,但结合目前医院的实际运营状况研究和专家经验访谈发现,处于 a 点的病种更适宜于分级诊疗,在基层医疗机构实施;高费用消耗、低时间消耗的 b 点所处的第四象限模式更受大型综合医院的青睐。

三、安全指标

在安全指标上,传统的绩效评价往往直接采用手术患者死亡率等进行评价,而 DRG

评价体系采用"低风险组病例死亡率"和"中低风险组病例死亡率"作为评价指标。相比较而言,DRG 采用的基于患者疾病风险调整的方案相对更加科学,更能合理评价医院医疗安全的能力。死亡风险分级是通过对某一地区、某一年度的全部病例进行 DRG 分组,计算每个 DRG 组覆盖病例的死亡率,再对各 DRG 组病例住院死亡率取自然对数,使其服从正态分布进行标准化处理来实现的,将住院死亡率分布按照负 1 倍标准差、均值、正 1 倍标准差来区分。死亡率为 0 的 DRG 组,归为无死亡病例组;死亡率低于负 1 倍标准差的 DRG 组,归为低风险死亡病例组;死亡率在均值与负 1 倍标准差之间的 DRG 组,归为中低风险死亡病例组;死亡率在均值与正 1 倍标准差之间的 DRG 组,归为中高风险死亡病例组;死亡率高于正 1 倍标准差的 DRG 组,归为高风险死亡病例组,具体如图 2.6 所示。

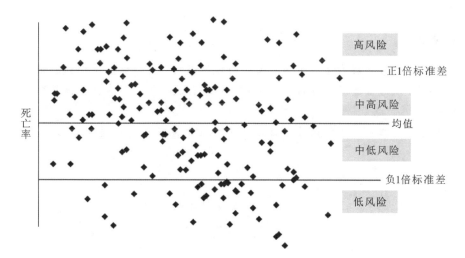

图 2.6　各 DRG 覆盖病例死亡风险分布

(一)低风险组病例死亡率

低风险组病例死亡率是衡量医疗安全的指标之一,它是指在低风险的手术或治疗组所发生的意外死亡的比例。低风险组病例死亡率是将低风险组别的意外死亡病例数除以低风险组别的总病例数得出的。其中,低风险组别是指在 DRG 系统中被认为风险较低的手术或治疗组别,通常涉及较为常见和相对简单的疾病或手术。低风险组病例死亡率的测量和分析可以用于评估医疗机构的安全水平和医疗质量。较低的低风险组病例死亡率表明医疗机构在低风险病例中能够提供安全的医疗服务,减少不必要的意外死亡。监测和分析低风险组病例死亡率的变化,可以探索和改进医疗安全管理的措施。

(二)中低风险组病例死亡率

中低风险组是疾病本身死亡风险较低病组,对质量安全管理的敏感性较高,可以用来反映疾病本身导致死亡概率较低的病例死亡率。中低风险组病例死亡率异常,意味着医疗机构的质量安全管理可能存在缺陷。

导致住院患者死亡的原因大致可以分为两类：一是疾病本身很严重，难以救治；二是临床过程发生了失误或偏差。低风险组和中低风险组死亡病例的发生，意味着患者的死因主要由临床过程中的失误和偏差所致，疾病本身导致患者死亡的概率较低。两个指标越高，表示临床或医疗管理过程存在问题的可能性越大，越低则表示医疗质量安全管理越规范。在基于 DRG 的医疗服务绩效评价体系中，通常使用低风险组病例死亡率与中低风险组病例死亡率评价医疗安全，即关注临床或医疗管理过程是否存在问题。

目前，国内外已有几百种基于 DRG 指标的综合评估方法，但是没有一个客观的准则来评估其优劣，综合评估中存在的一个共同问题就是不同方法的评估结果不一致。目前，使用较广泛、较多的方法有 TOPSIS 法、秩和比法、综合指数法、层次分析法和 TOPSIS 法与秩和比法模糊联合等。

📋 思考题

1. DRG 分组时如何确保不同病例之间的临床过程一致性和资源消耗相似性？

2. DRG 分组通常遵循一定的路径，如果在实际操作中遇到不符合预设路径的病例，该如何处理？

3. DRG 分组涉及的关键指标各自扮演了什么角色？如何确保这些指标的准确性和完整性？

第三章　DRG 实施的数据标准及质量控制

学习目标

1. 掌握 DRG 分组变量填报质量控制措施。
2. 熟悉诊断和手术操作编码原则。
3. 熟悉主要诊断和主要手术操作选择原则。
4. 了解疾病分类和手术操作分类的基本知识。

据研究,伴随以 DRG 分组为基础的预付费制度(prospective payment system,PPS)的实施,20 世纪 80 年代美国 CMI 值持续增加,CMI 值每增加 2%,医院的收入和联邦政府的支出就会增加 10 亿美元。原因之一是医院通过修改、完善病人医疗文书及编码,使得病人大概率分入更复杂的病例组合。

公平、合理的医疗费用补偿需要高质量的数据生成,DRG 分组逻辑和分组变量的分析提示尤其应重视诊断和手术操作的全面、准确填写及编码。为此,应了解疾病分类和手术操作分类基本知识;全面掌握编码原则,主要诊断及主要手术操作选择原则;熟悉对标 DRG 临床诊疗信息填写要点;最后,学习借鉴成功实施 DRG 付费国家数据质量控制措施。

第一节　疾病与手术操作分类

一、疾病分类与代码

(一)国际疾病分类发展历程

国际疾病分类(international classification of diseases,ICD)作为疾病和有关健康问题的国际统计分类标准,是 WHO 国际分类家族(WHO family of international classifications,WHO-IFC)最核心的知识库之一,约每 10 年更新一次,发展至今已有 120 多年的历史。ICD 根据疾病的病因、部位、病理、临床表现等 4 个主要特征,按既定规则将疾病分门别类,并用相应编码进行表示。ICD 的应用便于对世界上的疾病和有关健康问题进行收集、整合和分类,是统计各国与健康相关知识的先决条件,因此,在临床科学研究、医疗服务监测、卫生事业管理和卫生资源配置等多个领域被广泛应用。

国际上,对疾病分类的研究历史悠久,1853 年,在比利时布鲁塞尔举行了第一届国际统计学大会(The First International Statistical Congress,ISC),会议期间,人口学创始人 Achille Guillard 建议对死亡原因命名进行标准化,由此,关于死亡原因统一分类的研究列为重要议题,并邀请 William Farr 和 Marc D'Espine 研究制定一套国际适用的、统一的死亡原因分类体系。1855 年,在巴黎举办的第二届国际统计学大会上,William Farr 和 Marc D'Espine 两位专家分别提交了一套迥异的疾病分类方法。

William Farr 在借鉴冈珀茨-梅卡姆死亡率定律(Gompertz-Makeham law of mortality)的基础上,改良 Cullen 疾病分类体系,将疾病分为 5 大类,即传染病、全身性疾病、基于不同解剖部位的局部疾病、发育性疾病和暴力直接导致的疾病,以适应医学和社会卫生经济双重发展的需要,称为"国家生命统计系统"。

Marc D'Espine 则根据疾病的特征进行分类,分为痛风性疾病、疱疹性疾病、血液病等。

最终,大会借鉴吸纳了两套分类方法的优点,采取折中方案,对 139 种常见死亡原因做出了分类和注释,这也是最早的一份国际死亡原因分类清单(the international list of causes of death,ILCD)。

1864 年,国际统计学大会仍在巴黎召开,此次会议完善了 William Farr 制定的疾病分类标准。之后,该标准于 1874 年、1880 年和 1886 年进行了数次修订,奠定了《国际死因分类》(International List of Causes of Death)的基础,这也是 ICD 的起源,但最终未能广泛适用。

1893 年,在芝加哥举行的第一届国际统计协会(The International Statistical Institute,原国际统计学大会)会议上,法国医学统计学家耶克·贝蒂荣(Jacques Bertillon)代表委员会做了《关于制定死因分类报告》,并提出《国际死因分类》,这是 ICD 的第一个版本,该分类得到了大会的普遍认可,并在许多国家和地区获得推行。

1899 年,在挪威奥斯陆举行的国际统计协会年会上,Bertillon 做了《关于〈国际死因分类〉使用情况报告》,宣布所有北美统计机构、部分南美统计机构和部分欧洲统计机构已应用 1893 年制定的死亡原因统一命名法,基本同意美国公共卫生协会(APHA)在 1898 年渥太华会议上提出的每 10 年修订一次《国际死因分类》的建议,以确保该系统随着医学实践的发展而保持最新。

1900 年 8 月,在法国政府的号召下,第一届《国际死因分类》修订大会顺利举行。大会审议通过《〈国际死因分类〉修订决议》,修订后的《国际死因分类》包含 35 项大类、179 项子类目,囊括在一本书中,分为字母索引和表格列表。同时,每 10 年修订一次《国际死因分类》的提议亦获得了大会的一致通过,并提出由法国政府在 1910 年再次组织修订大会。此后,1909 年、1920 年、1929 年和 1938 年如期召开了《国际死因分类》修订大会。

1938 年 10 月,在法国巴黎举办的第五届《国际死因分类》修订大会上提出,为充分利用疾病发生与死亡数据,满足国际组织包括健康保险机构、医院、军方医疗服务组织、健康卫生行政管理机构和其他类似组织等不同的统计需求,不仅应制定疾病发生原因统计和死亡原因统计分类,还应制定统一的分类标准,建立与《国际死因刊表》

（*International Lists of Causes of Death*）相对应的《国际疾病刊表》（*International Lists of Diseases*），并建议由国际统计协会和国际联盟卫生组织共同组建交叉委员会负责草拟《国际疾病刊表》。

1946 年 6 月，在日内瓦召开的第一届世界卫生大会上，成立了世界卫生组织（World Health Organization，WHO），并委托 WHO 临时委员会组建专家委员会负责《国际死因分类》60 年修订的准备工作。专家委员会综合参考当时疾病发生及死亡原因分类的主流观点，审查并修改了美国制定的分类提案，该分类最终被命名为《国际疾病、损伤和死亡原因分类》（*International Classification of Diseases，Injuries，and Causes of Death*）。该分类制定后，交由各组织成员国审阅，征求意见和修改建议。随后依据反馈意见，对该分类进行了细化修订，以增强普适性及认可度。

1948 年 4 月，在法国巴黎举办了第六届《国际死因分类》修订大会，大会表决通过了 WHO 临时委员会提出的《国际疾病、损伤和死亡原因分类》，将分类系统扩展到两卷，包含发病率和死亡率条件。会议通过了可同时用于死因分类和疾病分类的综合性类目表，并明确提出使用"根本死亡原因""国际死亡医学证明书"的基本格式确定死因规则及注释的要求，使 ICD 成为对疾病、死因进行分类的国际性综合分类标准，同时，ICD 增加了精神疾病分类法，开启了国际健康和卫生数据统计发展史的新开端。此后，WHO 承担了每 10 年编写和修订 ICD 的责任。

1955 年，在法国巴黎举办的第七届 ICD 修订大会上，根据 WHO 专家委员会的建议，本次大会只对分类的某些关键内容、错误及不一致之处进行完善。

1965 年，在日内瓦举办第八届 ICD 修订大会，大会在第七届修订的基础上，更定了分类中的一些关键内容，但保留了分类的基本结构和疾病分类原则，即根据疾病病因学分类而不是根据疾病症状分类。

经过第七届和第八届修订后，ICD 版本的适用性得到大幅提升，在医院病历索引中的使用频率迅速提高。同时，一些国家在应用中根据本国医疗实际进行了适当改编，为 ICD 的推广应用提供了更多细节，例如美国医院协会"ICDA 中央办公室顾问委员会"出版《国际适应疾病分类》，以契合医院索引的需要。

1968 年，美国公共卫生服务局发布《国际疾病分类（已改编）第八版》（ICDA-8a），ICDA-8a 成为美国官方发病率和死亡率统计数据的基础。

1975 年，在日内瓦召开第九届 ICD 修订大会，大会决定保留原有 ICD 的基本结构，但新增了许多细则，即四位数亚目、某些五位数亚目。同时，为方便不需要四位数亚目、五位数亚目的国家和地区使用，大会特别研究确定了三位数亚目，以保障在增强 ICD 灵活性、适用性的同时，确保其内容的准确性。此外，ICD-9 增加了可选诊断说明分类方法，内容涉及潜在的全身性或一般性疾病，以及疾病会对某器官或部位造成的影响等内容，并就一些技术问题提出了建议，该系统被称为"星号和剑号系统"，该方法被认为具有前瞻性和突破性，因此，在 ICD-10 的修订中得以保留。

随着 ICD 应用的深入推广，WHO 意识到若要扩大 ICD 的适用区域和范围，必须对其架构进行深刻调整，使其成为一个稳定性、适应性兼顾的分类标准。但当时的 ICD

已经过多轮评估和审查,并实施较长时间,若要进行根本性的变动,需要做好充分的准备,还需征求各国、各医疗卫生组织的意见,工作量浩大。因此,在第九届 ICD 修订大会召开之前,WHO 就开始了第十次修订的准备工作。

1983 年,WHO 在日内瓦召开 ICD-10 准备会议,成立 WHO 疾病分类联合研究中心(WHO Collaborating Centers for Classification of Diseases),多次召集疾病分类合作中心主任及专家委员会会议,商定 ICD 第十次修订的主要内容,最终确定以结构调整作为工作重点,向成员国和地区办事处征求建议。因此,原定于 1985 年召开的第十次修订大会被推迟到 1989 年召开。

1989 年国际疾病分类第十次修订会议审议通过 ICD-10。修订后的 ICD-10 与 ICD-9 相比有诸多显著变化:

第一,正式名称从"国际疾病分类"改为"疾病和有关健康问题的国际统计分类",不过为保留其标识性,仍保持了"国际疾病分类 ICD-10"的称呼。这一改变不仅突出了 ICD 作为统计工具的功能,扩展了其使用范围,而且促进了国际层面上健康统计信息的交换与对比。

第二,结构上的变化也很明显,由原来的两卷本变更为三卷本,一卷是分类编码的详尽目录,二卷是使用手册,而三卷是便于查找的字母排序索引,使得用户对 ICD-10 的应用指南有了更深入的了解。

第三,内容方面也有所增强和扩展。新的编辑把内容扩展到 22 个章节,并对一些疾病分类进行了重新组织,例如,将原来的"神经系统和感觉器官的疾病"拆分为三个独立的章节,并将原先的补充分类如"损伤和中毒的外因"以及"影响健康状态和与保健机构接触的某些因素"调整为核心内容,同时增加了专为特定目的设计的编码章节。此外,为了帮助诊断,每个疾病都详细列出了诊断标准和鉴别诊断的要点,并对章节顺序做了优化。

第四,编码方式也首次进行了革新,从传统的数字编码转变为字母数字混合编码,这一改动并未增加编码位数,却显著扩充了编码的容量,从而为内容的合理分类及未来的编码更新留下了空间。

第五,ICD-10 的应用范围得到了进一步的考量,不仅仅局限于疾病、健康状况和死因的统计,在医院管理、科学研究以及医疗保险方面的应用也被充分考虑,反映了对管理应用需求的重视。

1990 年,WHO 召开第 43 届成员国会议,正式审议通过 ICD 的第十次修订版本,经过近十年的努力,终在 1992—1994 年先后完成出版《疾病和有关健康问题的国际统计分类》第十次修订本(ICD-10)三卷书,从 1994 年正式生效。1994 年,斯洛伐克、丹麦和捷克将 ICD-10 应用于疾病分类统计,是最早使用 ICD-10 的国家。同年,朝鲜、捷克和丹麦将 ICD-10 用于死亡原因统计。之后,WHO 其他成员国逐步开始使用 ICD-10,该版本也是目前国际社会最主要的应用版本。ICD-10 的推广应用使得与健康有关的知识和相关的应用范围急剧扩大。鉴于 ICD-10 分类体系的科学性和灵活性,WHO 建议 ICD-10 的使用不再以 10 年为修订期限,希望能使用 20 年或更长时间。

1999 年,WHO 成立了 ICD-10 更新顾问委员会(URC),将其作为唯一的权威机构,负责分类原文版的修订工作,包括广泛收集建议、识别并确定所修订内容的影响程度,对其他语种的编译工作则分别由各国的权威机构来完成。2005 年,WHO 在日内瓦正式出版了《国际疾病分类第十次修订本(ICD-10)》(第二版)三卷书,并在以后每年持续通过官方渠道发布对 ICD-10 有关内容的修订和使用建议。

2018 年 6 月,WHO 正式发布 ICD-11 实施版本。ICD-11 的修订首次引入本体的思想,首次新增了传统医学内容,还提出了新的编码方式"后组式编码",首次采用全数字化版本,使用对用户友好的格式加以呈现,并拥有多语言功能,可减少出错的机会。2019 年 5 月,世界卫生大会(World Health Assembly,WHA)的会员国达成协议,批准了《疾病和有关健康问题的国际统计分类》第十一次修订本,并于 2022 年 1 月 1 日正式启用。

历经百余年的发展,ICD 的演变历程凝聚了数代专家、学者的经验智慧,代表着人类对疾病、损伤和死亡认知深化的历史,ICD 也成为现代社会进行临床科学研究、统计医疗卫生服务情况、分配医疗卫生资源的重要工具。具体历程详见表 3.1。

表 3.1　ICD 的国际发展历程

迭代	版本号	年份	名　称	特　征
0	ICD-1	1893	Bertillon 死因分类	由国际统计协会起草,将疾病分为三种:第一种包括 44 个经过精简的类目;第二种包括 99 个类目;第三种包括 161 个类目
1		1900	Bertillon /国际死因列表	包含 35 项大类、179 项子类目。确定每 10 年修订一次的提议
2	ICD-2	1909	国际死因分类	
3	ICD-3	1920	国际死因分类	
4	ICD-4	1929	国际死因分类	由国际统计协会和国际联盟卫生组织联合起草
5	ICD-5	1938	国际死因分类	包含 200 个类目的详细列表、87 个类目的中度列表和 44 个类目的简化列表。添加并认可了死胎类目
6	ICD-6	1948	国际疾病、伤害和死因分类	国际健康和卫生数据统计发展史的新开端,除死亡原因外,还要识别疾病和伤害的分类
7	ICD-7	1955	国际疾病、伤害和死因分类	对分类的某些关键内容进行修改,并对错误及不一致之处进行完善

迭代	版本号	年份	名　　称	特　　征
8	ICD-8	1965	国际疾病、伤害和死因分类	对全部疾病都添加了描述性定义,对诊断名词做出了界定与解释,并且列出同义的其他诊断名词,确定包括、不包括
9	ICD-9	1975	国际疾病、伤害和死因分类	增加了许多细则,即四位数亚目、某些五位数亚目,对损伤和障碍以及医学程序的补充试验
10	ICD-10	1990	疾病和相关健康问题的国际统计分类	引入字母数字编码方案,术后病症;定期更新包括了新的疾病,损伤分类更细,条目较ICD-9扩充1.6倍
11	ICD-11	2018	疾病和相关健康问题的国际统计分类	引入了本体思想,从13个方面对实体进行描述,分类粒度为四位数类目(ED1E)、五位数亚目(ED1E. E)、六位数细目(ED1E. EE)

(二)我国疾病分类发展历程

相较于在国际上的发展,ICD 在我国的研究应用起步相对较晚。WHO 为推动在我国应用 ICD 开展疾病和死因统计工作,于 1980 年派遣有关官员和专家对我国几家医疗机构进行考察了解后,向我国原卫生部提出建议,即在北京协和医院设立 WHO 疾病分类合作中心,负责在中国推广应用 ICD。1981 年,经原卫生部批准,北京协和医院成立"WHO 疾病分类合作中心",任务是将 ICD-9 编译成中文,并承担相应的咨询、培训、应用和推广工作。随着推广应用与健康有关的其他国际分类工作逐步开展,按照WHO 的要求,该中心更名为"WHO 国际分类家族合作中心"(简称 WHO-FIC 中心),每 4 年为一个合作期。

1987 年,原卫生部下文要求医院采用 ICD-9 编制出院病人基本分类统计报告,由此,我国医疗机构、卫生统计中心等相继使用 ICD-9 进行疾病与死因统计。1990 年,原卫生部印发《关于医院使用统一的病案首页的通知》(卫医司字〔90〕第 15 号),正式提出使用 ICD-9 规范填报病案首页。为满足统计工作标准化需要并与国际接轨,1993年,国家技术监督局批准等效采用 ICD-9 编制的《疾病分类与代码》(GB/T 14396—1993),并于 1994 年 1 月 1 日正式实施,这标志着我国应用国际疾病分类的工作从此走上了标准化的轨道。

此后,ICD-9 在医院逐步得到推广,但应用领域和影响有限,除病案管理人员和统计人员外,其余人员熟知度较低。在专业应用方面,当时 ICD-9 主要用在死亡原因登记报告和病案首页填报,医院内部的应用仅限于选择性采用疾病分类标准制作病历的疾病分类检索卡片,便于查找病历。另一个重要应用是在等级医院评审中病种统计采用 ICD 编码,但其病种只有 100 种左右。

2001 年,原卫生部印发《关于修订下发住院病案首页的通知》(卫医发〔2001〕286 号),明确指出要采用 ICD-10 和 ICD-9-CM-3 填写住院病案首页。同年,国家标准化管理委员会发布了《疾病分类与代码》(GB/T 14396—2001)修订的标准,等效采用《疾病和有关健康问题的国际统计分类》(第 10 次修订版),并从 2002 年 6 月 1 日实施。

2002 年,原卫生部要求县及县以上的医疗机构也统一使用国际疾病分类,同年,ICD-10 被批准为新的国家疾病分类与代码标准,并于 2003 年 1 月 1 日起生效。2007 年,北京协和医院组织团队对 ICD-10 的更新内容进行翻译,并在 2008 年再版。

随着病案信息在医院管理等方面的应用逐步深入,各地区医院为方便内部使用,在国家标准版的基础上,根据临床诊疗实际,适当增加了系列诊断名称,在编码方面则在亚目的基础上扩充尾码。

经过一段时间的发展,在对区域病案信息进行统计时发现,同一诊断名称在不同医院所使用的编码各异,导致无法实现医院间医疗数据的有效利用。因此,2011 年,原卫生部信息中心联合北京协和医院 WHO 疾病分类合作中心共同编制了《疾病分类与代码(试行)》,即在 ICD-10 框架下将疾病编码由 4 位码扩展到 6 位码,覆盖了 2 万余种疾病分类目录,增强了编码的适用性,在经过多轮广泛征求相关单位和部门意见后,由原卫生部上报国家标准化管理委员会审核批准,并于 2012 年发布修订版。2011 年 11 月,原卫生部印发《关于修订住院病案首页的通知》(卫医政发〔2011〕84 号),要求疾病编码统一按照 ICD-10 编码执行。

2016 年 10 月,国家标准化管理委员会批准发布了《疾病分类与代码》(GB/T 14396—2016),将其作为国家标准,国内医疗健康及相应行业积极遵循这一标准,以规范我国疾病和相关医疗健康统计的口径,保障数据一致性,为促进医疗健康大数据挖掘应用奠定了基础。

近年来,随着我国医疗卫生体制改革和卫生管理信息化建设工作的推进,疾病分类工作逐渐受到重视,国家卫生健康委、国家医疗保障局相继出台系列政策,强化规范管理。

为有效推进医疗卫生体制改革,发挥医保基金的杠杆作用,2018 年国家医疗保障局成立后,迅速启动了医保支付方式改革,积极探索推广新型付费模式 DRG 和 DIP。其中,疾病诊断和手术操作分类是医保支付改革的重要基础。因此,为制定科学、合理的医保版分类与代码标准,国家医疗保障局组建专家团队,根据信息标准化工作总体安排,对国内各统筹地区疾病分类与代码使用情况、不同版本编码的规则进行深入归纳研究。在此基础上,按照 GB/T 14396—2016 的规则,遵循"科学性、适用性、公允性"的基本原则,融合当时各个版本的优点,起草了国家医保版疾病与手术操作分类编码。

国家卫生健康委组织 WHO 国际分类家族中国合作中心、中华医学会及有关医疗机构专家对 WHO 公布的《国际疾病分类第十一次修订本(ICD-11)》进行了编译,并在 2018 年 12 月 21 日印发《国际疾病分类第十一次修订本(ICD-11)中文版》,要求自

2019 年 3 月 1 日起,卫生健康行政部门在对医疗机构开展绩效考核、质量控制与评价等工作时,均应采用 ICD-11 中文版进行医疗数据统计分析。

2019 年 4 月,原国家卫生健康委办公厅、中医药局办公室联合印发《关于启动 2019 年全国三级公立医院绩效考核有关工作的通知》(国卫办医函〔2019〕371 号),要求各三级公立医院全面启用统一的疾病编码与手术操作编码,即《疾病分类代码国家临床版 2.0》《手术操作分类代码国家临床版 2.0》。2020 年,国家中医药管理局、国家卫生健康委员会联合颁布了《关于印发〈中医病证分类与代码〉和〈中医临床诊疗术语〉的通知》(国中医药医政发〔2020〕3 号),明确要求医疗机构中医病证诊断编码统一使用《中医病证分类与代码》《中医临床诊疗术语》。2022 年,国家卫生健康委组织开展 ICD-11 中文版应用试点工作。但受到各种因素制约,ICD-11 在我国尚未正式实施,目前仍采用 ICD-10 进行编码。

2019 年,国家医疗保障局颁布《关于印发医疗保障标准化工作指导意见的通知》(医保发〔2019〕39 号)和《关于印发医疗保障定点医疗机构等信息业务编码规则和方法的通知》(医保发〔2019〕55 号),要求全国各协议医疗机构统一使用国家医保版疾病分类编码、手术与操作编码 V1.0 版,该版本收录了 2048 个疾病类目、10172 个疾病亚目和 33392 个可以直接用于临床诊断的细目,具有包容性强、融合度高的特征,方便各地原有编码标准的对接和转换。

2021 年,为进一步推进国家医保支付方式改革,有效实施 DRG/DIP 付费,国家医疗保障局印发《关于修订国家医疗保障疾病诊断相关分组(CHS-DRG)分组方案的函》(医保医药函〔2021〕29 号),要求在医保结算工作中启用"医保诊断和手术操作分类与代码 2.0",将其作为医保信息业务编码。同年,国家医疗保障局与国家中医药管理局联合下发《关于做好医保版中医病证分类与代码更新工作的通知》(医保办函〔2021〕19 号),决定按照《中医病证分类与代码》(GB/T 15657—2021)对医保疾病诊断和手术操作分类与代码中的中医病证分类与代码进行更新,于 2022 年 1 月 1 日起开始使用。

自此,我国暂为卫健和医保两套版本的疾病与手术操作编码系统并行的格局。受认知发展规律及科学发展规律的客观影响,疾病分类标准的制定与完善注定无法一劳永逸,需要一代代的专业人员根据客观实际不断进行修订与调整。

二、手术操作分类与代码

(一)国际手术操作分类发展历程

早期发布的 ICD 主要是针对疾病分类,没有手术操作分类,但随着对医学及病案信息价值认识的深入,人们意识到需要有手术操作分类作为疾病分类的补充。手术操作分类的目的是根据既定的原则,将医师对同一手术的不同称谓进行标准化,翻译成标准的编码。手术操作分类是医院病案信息加工、检索、统计分析的主要工具之一,无论是在医疗服务、教学管理、临床研究、医院管理,还是在医疗支付、质量监测、绩效评价等方面都具有与疾病分类同等重要的作用。

1959年,美国率先启动手术操作分类研究。1971年,WHO成立国际工作组,由美国医学会召集会议,负责研究比较各国手术分类方案,编写《国际医疗操作分类》(*International Classification of Procedures in Medicine*,ICPM)。

根据1975年WHO修订会议和1976年世界卫生大会的建议,1978年,WHO出版了试行版的ICPM,它是ICD-9分类的一个补充类,也是整体分类系统中的重要组成部分。同年,美国国家卫生统计中心吸取各方建议,出版了国际疾病分类第九版的临床修订本,用"临床"这个术语是强调修订的意图,即作为发病率资料分类方面的有用工具。它共包含三卷:第一、二卷完全与ICD-9兼容,在第5位上对ICD-9进行了增补;第三卷则是对国际医疗操作分类(ICPM)的改编,即ICD-9-CM-3。因ICD-9-CM-3是在ICPM的基础上进行细分的,故得到了WHO的认可。修订后的编码系统更适用于临床数据报表的编制和资料的比较,更有助于对医疗服务的及时性、适当性等进行评价。目前,ICD-9-CM-3也是我国广泛应用的分类术语集,具体内容包括诊断、检验、预防、外科手术、其他治疗和辅助过程等。

1980年初期,WHO调研发现,ICPM没能像ICD-9一样得到国际社会的一致认同,决定不再对ICPM进行更新。后续20多年中,多个国家根据本国需要研发符合各自国情的手术操作分类系统,例如,德国开发了《医疗操作分类编码》,简称OPS;英国开发了《外科和手术与操作分类》(简称OPCS 4);澳大利亚、加拿大、法国等也开发了各自的分类系统,但往往互不兼容。

(二)我国手术操作分类发展历程

20世纪90年代,我国WHO疾病分类合作中心通过实践及综合研判认为ICD-9-CM-3适合国内手术操作临床方面的应用,建议在我国推广使用。经原卫生部批准后,我国开始引进美国版ICD-9-CM-3。1991年,我国WHO疾病分类合作中心将ICD-9-CM-3翻译成中文并出版《医院疾病及手术操作分类应用手册》,其中手术操作分类仅有类目,没有具体说明。

1993年,我国WHO疾病分类合作中心以英文版ICD-9-CM-3(1985年、1986年、1987年)为蓝本,编写出版了《国际疾病分类第九版临床修订本手术与操作》。

2001年11月20日,原卫生部印发《关于修订下发住院病案首页的通知》(卫医发〔2001〕286号),明确要求"住院病案首页填写要采用ICD-10和ICD-9-CM-3"。

2006年,北京协和医院病案科翻译了2005年版的ICD-9-CM-3。2008年,北京协和医院病案科刘爱民作为主编编译并出版了《国际疾病分类(第九版)·临床修订本手术与操作》(ICD-9-CM-3,2008版),该版本共17章。应用3年时间后,医疗机构普遍反映2008版的分类已无法满足临床应用,需要尽快更新。

2011年,原卫生部统计信息中心基于ICD-9-CM-3(2008年版)进行修订,发布了《国际疾病分类(第九版)·临床修订本手术与操作》(ICD-9-CM-3,2011版),该版本共18章。

因手术操作分类缺乏固定的维护机制,2011年版发布后一直未发布维护更新版本。2017 年,原国家卫生计生委员会卫生统计信息中心以北京、上海、广东的 ICD-9-CM-3 为蓝本,参考其他省市的 ICD-9-CM-3 字典库,发布 2017 年维护版。同年 12 月,中国卫生信息与健康医疗大数据学会(原中国卫生信息学会)批准发布了团体标准《手术、操作分类与代码》(T/CHIA 001—2017),原国家卫生计生委也将该标准作为《疾病分类与代码》(GB/T 14396—2016)的配套标准,于 2018 年 1 月 1 日起正式实施。

本着满足医学技术发展和临床实际需要的目的,2018 年国家卫生健康委卫生统计信息中心发布了《手术操作分类代码国家临床版 1.1》《疾病分类代码国家临床版 1.1》,要求使用疾病诊断相关分组(DRG)开展医院绩效评价的地区使用临床版 ICD-10 和临床版 ICD-9-CM-3。

2019 年,国家卫生健康委启动了全国三级公立医院绩效考核工作,要求全国三级公立医院(含三级公立中医医院)规范使用 2011 年修订版住院病案首页,全面启用《手术操作分类代码国家临床版 2.0》。

2020 年,为落实国务院办公厅《关于加强三级公立医院绩效考核工作的意见》(国办发〔2019〕4 号)、国家卫生健康委办公厅《关于加强二级公立医院绩效考核工作的通知》(国卫办医发〔2019〕23 号)等文件要求,国家卫生健康委办公厅发布《关于采集二级和三级公立医院 2019 年度绩效考核数据有关工作的通知》(国卫办医函〔2020〕438 号),要求医疗机构统一使用《手术操作分类代码国家临床版 3.0》,规范填写住院病案首页,确保数据一致性和准确性。

2022 年,国家卫生健康委医政医管局为加强医疗技术临床应用事中事后监管,完善国家限制类技术临床应用信息化管理,对《手术操作分类代码国家临床版 3.0》中相关手术/操作的国际疾病分类代码进行调整。

国家医疗保障局为顺应医保支付方式改革的政策要求,方便数据比较、分析,相继发布了《国家医保版疾病分类编码》《手术与操作编码 1.0 版》和《医保版疾病诊断和手术操作分类与代码 2.0 版》,统一编码结构。

疾病诊断术语相对稳定,而手术操作则不断更新迭代,因此,相对于疾病分类,手术操作分类对修订及时性的需求更为迫切。近些年,随着医学影像技术、内镜技术、介入操作、机器人手术等一系列新的手术操作的出现,不管是 ICD-10 还是 ICD-9-CM-3,由于国内缺乏稳定有效的维护机制,现行的 ICD 系统无法全面满足医疗技术发展与临床实际需求,如单向式胸腔镜肺叶切除术、单孔腹腔镜技术等无法体现。因此,部分省市、医院在国家发布的标准版基础上,根据自身应用需要增加了位数,进行了细目扩展。但各省市、医院扩展的规则不统一,造成了全国疾病和手术操作编码的不统一,这在一定程度上影响了 ICD 系统的稳定性,进而影响住院病案首页的质量,导致 DRG/DIP 分组器不能准确识别。

虽然各地区的疾病和手术操作编码扩展规则不统一,但不可否认 ICD 作为国际公认的分类体系术语集,目前仍为我国最有效的手术操作统计基准。

三、我国疾病与手术操作分类基本特征及应用

(一)ICD-10 基本特征及应用

疾病和有关健康问题的《国际疾病分类》(第十次修订本第二版,简称 ICD-10),是由 22 章组成的分类体系术语集,类亚目数量约 1.4 万,各地扩展数量最多可达 3.4 万。全书共有三卷,第一卷为类目表,第二卷为指导手册,第三卷为索引。编码形式主要是英文和数字结合(A00.0～Z99.9),编码的第一位是字母,每个字母代表一个特定的章节,其中字母 D 和 H 除外,字母 D 同时用于第 2 章(肿瘤)和第 3 章(血液及造血器官疾病和涉及免疫机能的某些疾患);字母 H 同时用于第 7 章(眼和附器疾病)及第 8 章(耳和乳突疾病)。第 20 章的编码第一个位置有 4 个字母 V、W、X、Y。第 22 章(用于特殊目的的编码)为未使用的"U"编码,WHO 建议 U00～U49 用于新发现疾病或病因不明疾病,U50～U99 用于特殊的临床研究。

除按解剖系统分类的各章外,其余皆为特殊组合章,分为强烈优先分类章、一般优先分类章、最后分类章、附加编码章。强烈优先分类章是第 15 章(妊娠、分娩和产褥期)、第 16 章(起源于围生期的某些情况);一般优先分类章是第 1 章(某些传染病和寄生虫病)、第 2 章(肿瘤)、第 5 章(精神和行为障碍)、第 17 章(先天畸形、变形和染色体异常)、第 19 章(损伤、中毒和外因的某些其他后果);最后分类章是第 18 章(症状、体征和临床与实验室异常所见,不可归类于他处者)、第 21 章(影响健康状态和与保健机构接触的因素);附加编码章是第 20 章(疾病和死亡的外因)。

疾病分类轴心是分类时所采用疾病的某种特征。ICD-10 依据疾病的 4 个主要特征,即病因、解剖部位、病理和临床表现(症状、体征、分期、分型、性别、年龄、急慢性、并发症、发病时间等)进行分类。每一特性构成了一个分类标准,形成一个分类轴心,因此 ICD 是一个多轴心(混合轴心)的分类系统。

按照编码的层级可分为三类,即类目、亚目和细目。类目指三位数编码,包括一个字母和两个数字;亚目指四位数编码,包括一个字母、三个数字和一个小数点;细目指五位数编码,包括一个字母、四位数字和一个小数点。细目是选择性使用的编码,它提供一个与四位数分类轴心所不同的轴心分类,其特异性更强。

ICD-10 主要应用于卫生领域的统计分类,向卫生行政部门上报患者的诊疗信息,医疗、教学、科研、质量管理,疫情、死因、肿瘤及慢性疾病统计,制作成医学专业字典和工具,用于查阅和学习,作为垂直领域的语料库,医疗保险结算中的按疾病诊断相关分组(DRG)、病种分值付费(DIP)等。

(二)ICD-9-CM-3 基本特征及应用

目前我国广泛使用的《国际疾病分类(第九版)·临床修订本手术与操作》(ICD-9-

CM-3,2011 修订版),包括两个部分:类目表、汉语拼音索引。类目标题大约 90% 为治疗性手术,10% 为检查和治疗性操作。类目表共有 18 章,除第 2 章、第 5 章和第 18 章外,其余章均为外科手术,均按照解剖系统分类,按编码的大小顺序排列。汉语拼音索引是由黑体印刷的"主导词",按英文字母顺序排列,是类目表不可或缺的重要补充资料。

手术操作编码的编排方式沿用 ICD-9 的编码方式,采取纯数字编码(00～99),如下:

第 1 位　第 2 位　．　第 3 位　第 4 位

数字　＋　数字　＋小数点＋　数字　＋　数字

0　　　0　　．　　0　　　0

按照编码的层级可分为三类,即类目、亚目和细目。类目是指两位数编码,如 06 甲状腺和甲状旁腺的手术;亚目是指三位数编码,如 06.0 甲状腺区切开术;细目是指四位数编码,如 06.01 甲状腺区抽吸经皮或针刺甲状腺区引流术。除少数没有细目条目者可编码至亚目外,其余的应编码至细目。

手术操作分类是医院病案信息加工、检索、汇总、统计的主要工具之一。无论是在医疗、研究、教学和管理方面,还是在医疗付款方面,手术操作分类与疾病分类具有同等重要的作用。

第二节　主要诊断和主要手术操作选择原则

一、主要诊断选择原则

(一)定义

世界卫生组织发布的 ICD-10 第二卷中对主要诊断的定义为:在医疗事件结束时所诊断的、造成病人需要治疗或调查的主要原因。如果这样的情况不止一种,则选择使用资源消耗最大的那一种情况。在此基础上,原国家卫生计生委和国家医疗保障局分别制定了《住院病案首页数据填写质量规范(暂行)》和《医疗保障基金结算清单填写规范(试行)》。前者对主要诊断的定义为:一般是患者住院的理由,原则上应选择本次住院对患者健康危害最大、消耗医疗资源最多、住院时间最长的疾病诊断。而后者对主要诊断的定义为:经医疗机构诊治确定的导致患者本次住院就医主要原因的疾病(或健康状况),一般应该是消耗医疗资源最多、对患者健康危害最大、影响住院时间最长。

由此可见,当仅有一种造成患者住院的疾病或健康状况时,ICD-10、《住院病案首页数据填写质量规范(暂行)》和《医疗保障基金结算清单填写规范(试行)》三者选择主要诊断的方式一致。但是,当有多种造成患者住院的疾病或健康状况时,三者选择主要诊断则存在些许差异:ICD-10 和《医疗保障基金结算清单填写规范(试行)》优先考虑将消耗医疗资源最多的疾病作为主要诊断,而《住院病案首页数据填写质量规范(暂行)》则优先将对患者健康危害最大的疾病作为主要诊断。

（二）选择原则

1. 美国

美国ICD-10-CM(2024)编码指南中对主要诊断选择原则进行了阐述,但同时也指出ICD-10-CM中的编码规则、类目表和字母索引优先于以下原则。

(1)当第18章中的症状、体征和不明确的情况已有相关明确诊断时,症状、体征和不明确的情况不得作为主要诊断。

(2)当有两种或两种以上相互关联的疾病都可能符合主要诊断的定义时,除非入院情况、提供的治疗、类目表或字母索引另有指示,否则可以选择任何一种疾病作为主要诊断。

(3)当两种或两种以上的疾病同时符合主要诊断标准,并且字母索引、类目表或其他编码指南没有提供指导时,可选择任何一种疾病作为主要诊断。

(4)如果多个怀疑诊断(两个或两个以上)都可能存在,且不能确定哪个诊断是主要的,可以选择其中任意一个作为主要诊断。

(5)由于不可预见的原因导致诊疗计划未实施,仍选择拟诊疗的疾病作为主要诊断。

(6)当入院是为了治疗手术或其他治疗引起的并发症时,选择并发症作为主要诊断。

(7)如果出院时的主要诊断被限定为"可能""疑似""可疑""有可能"或"仍有待排除"或其他表示不确定性的术语,选择该怀疑诊断作为主要诊断,编码时按照确定的诊断进行编码。

(8)因留观入院:①当患者因某个疾病被医疗留观,且随后因同一疾病在同一医院住院,选择导致医疗留观的疾病为主要诊断;②当患者因监测门诊手术后出现的状况(或并发症)被留观,且随后在同一医院接受住院治疗,应根据统一出院数据集(uniform hospital discharge data set,UHDDS)对主要诊断的定义选择主要诊断;研究后确定的主要导致患者入院接受治疗的情况。

(9)当患者在门诊接受手术,随后在同一医院住院治疗时,按照以下原则选择主要诊断:①如果住院的原因是手术并发症,则选择并发症作为主要诊断;②如果没有并发症或其他情况被记录为住院的原因,则将门诊手术的疾病作为主要诊断;③如果住院的原因是与手术无关的另一种情况,则将该情况作为主要诊断。

(10)因康复入院:①当患者住院的目的是康复,则选择需要康复治疗的问题作为主要诊断。如患者入院针对脑出血导致的面瘫进行康复治疗,则选择面瘫作为主要诊断;②如果患者入院进行康复治疗的原发疾病已经不存在,选择相应的后续治疗作为主要诊断。如患有严重退行性髋关节骨性关节炎的患者接受了髋关节置换术,入院是为了康复,则选择美国ICD-10-CM扩展分类Z47.1关节置换术后的后续治疗作为主要诊断。

2. 中国

为提高住院病案首页数据质量,为付费方式改革、医院等级评审、专科评价等提供客观、准确、高质量的数据,2016年原国家卫生计生委印发了《住院病案首页数据填写质量规范(暂行)》。该文件阐述了主要诊断的定义和选择原则,是我国首个国家层面制定的有关如何选择主要诊断的文件,对统一各个医院选择主要诊断的思想具有重要意义。随着医保支付方式改革的深入,2020 年国家医疗保障局研究制定了《医疗保障基金结算清单填写规范(试行)》,旨在从源头上打破各统筹地区间的"信息孤岛"现象,提高医保结算清单数据质量,促进医保结算管理行为规范。该规范在世界卫生组织发布的 ICD-10 第二卷中对主要诊断的定义和选择原则的基础上,在《住院病案首页数据填写质量规范(暂行)》的基础上,对主要诊断选择要求进行了更加详细的说明。

虽然《住院病案首页数据填写质量规范(暂行)》和《医疗保障基金结算清单填写规范(试行)》在选择主要诊断时存在些许差别,前者更加强调对患者的健康危害,而后者更加强调患者实际发生的医疗资源消耗,但都对实际工作具有重要指导意义,是我国现阶段在选择主要诊断时参考的主要标准。由于两者的部分主要诊断选择原则与美国 ICD-10-CM(2024)编码指南中的选择原则内容一致,因此下面只介绍两者特有的主要诊断选择原则。

(1)病因诊断能包括疾病的临床表现,则选择病因诊断作为主要诊断。

(2)以手术治疗为住院目的的,则选择与手术治疗相一致的疾病作为主要诊断。

(3)因某种症状、体征或检查结果异常入院,出院时诊断仍不明确,则以该症状、体征或异常的检查结果作为主要诊断。

(4)疾病在发生发展过程中出现不同危害程度的临床表现,且本次住院以某种临床表现为诊治目的,则选择该临床表现作为主要诊断。疾病的临终状态原则上不能作为主要诊断。

(5)住院过程中出现比入院诊断更为严重的并发症或疾病时,按以下原则选择主要诊断:①急诊手术术后或择期手术前出现的并发症,应根据主要诊断选择总原则选择主要诊断;②择期手术后出现的并发症,选择原发病作为主要诊断,并发症应作为其他诊断;③非手术治疗或出现与手术无直接相关性的疾病,按主要诊断选择总原则选择主要诊断。

(6)肿瘤类疾病按以下原则选择主要诊断:①本次住院针对肿瘤进行手术切除(包括原发部位或继发部位)或进行确诊或明确肿瘤诊断(如恶性程度、肿瘤范围),选择原发(或继发)部位的恶性肿瘤作为主要诊断;②本次住院专门对恶性肿瘤进行化疗、放疗、免疫治疗时,选择恶性肿瘤化疗、放疗、免疫治疗为主要诊断;③本次住院针对肿瘤并发症或肿瘤以外的疾病进行治疗的,选择并发症或该疾病为主要诊断;④当妊娠者患有恶性肿瘤,选择妊娠、分娩及产褥期并发恶性肿瘤(O99.8)作为主要诊断,ICD-10 第 2 章中的适当编码作为其他诊断,用来明确肿瘤的类型。

(7)产科的主要诊断应当选择产科的主要并发症或合并症。没有并发症或合并症的,主要诊断应当由妊娠、分娩情况构成,包括宫内妊娠周数、胎数(G)、产次(P)、胎方位、胎儿和分娩情况等。

(8)多部位损伤,以对健康危害最大的损伤或主要治疗的损伤作为主要诊断。

（9）多部位烧伤，以烧伤程度最严重部位的诊断为主要诊断。在同等程度烧伤时，以面积最大部位的诊断为主要诊断。

（10）以治疗中毒为主要目的，选择中毒为主要诊断，临床表现为其他诊断。

（11）原则上"入院病情"为"4"的诊断不应作为主要诊断。

（12）由于各种原因导致原诊疗计划未执行时：①未做诊疗情况下出院的，仍选择拟诊疗的疾病为主要诊断，并将影响患者原计划未执行的原因写入其他诊断；②当针对某种导致原诊疗计划未执行的疾病（或情况）做了相应的诊疗时，选择该疾病（或情况）作为主要诊断，拟诊疗的疾病作为其他诊断。

（三）常见错误及案例

1. 误以非主要治疗的疾病作为主要诊断

应以本次主要治疗的疾病或健康状况作为主要诊断，如果临床医生以非主要治疗的疾病或健康状况作为主要诊断时，则需要重新选择主要诊断。

【例】　患者因斜视2年，行走不稳1年，频发四肢抽搐及呕吐入神经外科。头部CT提示：幕上脑室系统扩张、积水，颅内散在斑片状及片状稍低密度影。入院后全麻下行右侧侧脑室钻孔引流术。术后予以对症治疗，转入双向转诊医院继续治疗。

错误主要诊断：右侧颞叶占位。

其他诊断：脑积水、癫痫、肝功能异常等。

主要诊断选择分析：本次住院期间的右侧侧脑室钻孔引流术是针对脑积水的治疗，未主要治疗右侧颞叶占位，因此建议以脑积水作为主要诊断。

建议主要诊断：脑积水。

2. 误以多个不能编码在一起的疾病作为主要诊断

如果以几个不能编码在一起的疾病被记录为主要诊断，并且通过病历可以判断其中一个疾病为本次主要治疗的疾病，应选择该疾病作为主要诊断；否则，选择排列在第一个的疾病作为主要诊断。

【例】　患者因反复发热1＋月入老年科，入院给予抗感染、止咳化痰、营养支持等对症治疗。肾脏内科会诊考虑：ANCA相关性血管炎肾损害。建议给予甲强龙。患者目前无发热，嘱出院。

错误主要诊断：ANCA相关性肾炎、肾性贫血、继发性甲状腺旁腺亢进。

其他诊断：肺部感染、电解质代谢紊乱（低钠、低氯）、低蛋白血症等。

主要诊断选择分析：患者入院后确诊了ANCA相关性肾炎并进行了治疗，且ANCA相关性肾炎、肾性贫血、继发性甲状腺旁腺亢进3个诊断没有合并编码，因此建议以ANCA相关性肾炎作为主要诊断。

建议主要诊断：ANCA相关性肾炎。

3. 误以其他疾病所表现出来的症状、体征作为主要诊断

如果以某症状、体征（常分类于ICD-10中的第18章）作为主要诊断，而该症状、体征

是其他疾病的临床表现,且本次也主要围绕该疾病进行治疗,则应重新选择该疾病作为主要诊断。

【例】 患者因无明显诱因小便失禁 7＋年入小儿外科。完善术前准备,行经尿道膀胱镜检查术、膀胱颈成形术、膀胱颈悬吊术。术后诊断:女性隐匿性尿道上裂。术后给予对症治疗,现患者生命体征平稳,嘱出院。

错误主要诊断:尿失禁。

其他诊断:女性隐匿性尿道上裂。

主要诊断选择分析:尿失禁是隐匿性尿道上裂所表现出来的症状、体征,且本次住院主要针对尿道上裂进行手术治疗,因此应以尿道上裂作为主要诊断。

建议主要诊断:女性隐匿性尿道上裂。

4. 误以模糊的、不明确的诊断作为主要诊断

如果以一个模糊的、不明确的诊断填写为主要诊断,但通过病历可以判断该诊断有更明确的信息,则重新选择明确的诊断作为主要诊断。

【例】 患者因交替性鼻阻 30＋年入耳鼻喉科,入院后鼻窦 CT 显示:全组鼻旁窦内软组织密度影充填,考虑鼻窦炎。完善术前准备,于全麻下行鼻内镜下鼻窦开放,术中发现:双侧上颌窦、筛窦、蝶窦、额窦内见大量脓性分泌物,周围黏膜肿胀。

错误主要诊断:慢性鼻窦炎。

主要诊断选择分析:鼻窦左右成对,共四对,包括额窦、上颌窦、蝶窦和筛窦。在诊断鼻窦炎时,若能明确具体的感染部位则建议诊断到具体的鼻窦,如慢性上颌窦炎、慢性上颌窦额窦炎、慢性全组鼻窦炎等。在本例中,鼻窦 CT 和手术发现均支持全组鼻窦炎。

建议主要诊断:慢性全组鼻窦炎。

5. 误以不能包括疾病的临床表现的病因诊断作为主要诊断

若病因可以包括疾病的临床表现,则以病因作为主要诊断;但若病因不能包括疾病的临床表现,则应以临床表现作为主要诊断。

【例】 患者因"发现双眼突出 3 年余"入院,眼科查体与 MRI 检查考虑眶内炎性假瘤可能,IgG4 相关性疾病。完善术前检查,全麻下行"左眼眶内肿物切除"。

错误主要诊断:IgG4 相关性疾病。

主要诊断选择分析:IgG4 相关性疾病是一类进行性自身免疫病,可导致多种脏器受累,也可只累及一种脏器,如唾液腺、泪腺、胰腺、胆道等。所累及的脏器不同,临床表现也不同。该例中,IgG4 相关性疾病是眼眶内肿物的病因,但是不能表示 IgG4 相关性疾病肯定会累及眼眶,即 IgG4 相关性疾病不能包括临床表现,因此本例建议以"眼眶内肿物"作为主要诊断。

建议主要诊断:眼眶内肿物。

6. 误以"××术后""××治疗后""××状态"等为主要诊断

临床医生常以"××术后""××治疗后""××状态"等作为主要诊断,但是该类诊断

只能表明患者所处的状态,不能反映患者本次入院主要治疗的疾病,因此不建议以该类诊断作为主要诊断。

【例】 患者因发现左大腿黑色素痣5年入皮肤科,入院后完善术前检查,全麻下行左大腿黑色素痣切除术,术后予以对症处理。现患者生命体征平稳,嘱出院。

错误主要诊断:左侧大腿黑色素痣部分切除术后。

建议主要诊断:左侧大腿黑色素痣。

7. 误以"高坠伤""车祸伤"等损伤的外因作为主要诊断

"高坠伤""车祸伤"等该类诊断只能表明导致患者损伤的外因,不能说明患者本次入院主要治疗的疾病,因此不建议以该类诊断作为主要诊断。

【例】 患者因从8楼摔落后鼻出血、全身多处疼痛12＋小时入骨科,入院后全身CT:右侧骶骨翼及右侧髂骨骨折,累及右侧骶髂关节面;颅底及颌面部多发骨折。予补液、营养支持及对症支持治疗,骨盆骨折予支具固定。现患者生命体征平稳,骨盆骨折支具固定妥善,嘱转口腔医院继续治疗。

错误主要诊断:高处坠落伤。

其他诊断:右侧髂骨骨折、双肺肺挫伤、左侧第一跖骨骨折、中度贫血等。

主要诊断选择分析:"高处坠落伤"不能反映患者本次主要治疗的疾病或损伤。该病例患者入院后主要对髂骨骨折进行了支具固定治疗,因此建议以髂骨骨折作为主要诊断。

建议主要诊断:右侧髂骨骨折。

8. 误以肿瘤作为主要诊断

肿瘤患者,若本次入院仅行化疗、免疫、靶向、放疗等治疗,临床医生常误以肿瘤作为主要诊断,应以具体的治疗方式作为主要诊断。本次入院对肿瘤进行确诊或者手术治疗时,才以肿瘤作为主要诊断。

【例】 患者因发现右肺结节2＋年,右肺下叶切除术后1＋年入肿瘤科,既往病理诊断:浸润性非黏液性腺癌(实体型＋腺泡型＋微乳头型)。排除抗肿瘤禁忌,行第2周期化疗。现患者本周期治疗结束,嘱出院。

错误主要诊断:右肺下叶浸润性腺癌术后(pT2N0M0 IB)复发。

主要诊断选择分析:患者本次入院行周期性化疗,未对肺癌进行确诊或手术治疗,建议以化疗作为主要诊断。

建议主要诊断:右肺下叶浸润性腺癌(pT2N0M0 IB)术后化疗。

二、主要手术和操作选择原则

(一)定义

主要手术和操作是指患者本次住院期间,针对临床医师为患者做出主要诊断的病症所施行的手术或操作,一般是风险最大、难度最大、花费最多的手术和操作。

（二）选择原则

当有多个手术时，主要手术应选择与主要诊断相对应的手术，一般是技术难度最大、过程最复杂、风险最高的手术。

在手术与操作之间，主要手术一般选择与主要诊断相关的手术作为主要手术。

当有多个操作时，一般选择与主要诊断相对应的治疗性操作作为主要操作。

选择主要手术操作时，只重规则，不考虑与出院科别的关系。当主要手术操作与主要疾病不相关时，在医疗付款中可能会被认为不影响医疗费用，即不给予更多的赔偿。

（三）案例分析

患者因"脑膜瘤术后 2＋年，左眼肿胀 1＋年"入神经外科。入院后诊断为颅眶沟通性占位：脑膜瘤。积极完善术前准备，在全麻下行"开颅左侧跨前中颅底及眼眶占位切除术"，术后 NICU 监护。监测病情提示持续高钙血症，予以降血钙及请甲状腺外科会诊后，考虑诊断"原发性甲状旁腺功能亢进，右下甲状旁腺瘤？"，有手术指征，于全麻下行"颈部探查＋右下甲状旁腺瘤切除＋甲状腺右叶及峡部切除"，术后予以对症支持治疗，复测血钙正常，现患者术后恢复良好，转双向转诊医院继续治疗。

主要诊断：颅眶沟通性占位：脑膜瘤术后残留。

其他诊断：原发性甲状旁腺功能亢进症；右下甲状旁腺瘤（待石蜡）；肺部感染；多结节性甲状腺肿；高钙血症等。

手术和操作一：开颅左侧跨前中颅底及眼眶占位切除，脑脊液漏修补术，经颅视神经管减压。

手术和操作二：右下甲状旁腺瘤切除＋甲状腺右叶及峡部切除＋术后喉返神经探查监测术。

术后病理：①左侧前中颅底：脑膜瘤（WHO 1 级）。②右下甲状旁腺：不典型甲状旁腺腺瘤；甲状腺右叶及峡部：甲状腺乳头状癌（经典型，最大径 0.5 cm）。

主要手术选择分析：患者本次住院做了脑膜瘤、甲状腺乳头状癌和甲状旁腺腺瘤两台手术，但是脑膜瘤手术的手术风险、难度和花费明显高于甲状腺和甲状旁腺手术，且脑膜瘤手术也与主要诊断相对应，因此主要手术应选择脑膜瘤手术。

> **知识拓展**
>
> PPS 制度实施后，决定住院病人补偿标准的因素不再是治疗病人所花费的成本，而是病人归属的病例组合，故此，DRG"蠕变"（DRG-creep）在研究报道中不断被提及。DRG"蠕变"可以定义为：为了提高报销率，蓄意和系统地转变医院报告的病例组合。类似的概念还有高编码或者编码升级，它们是指在缺乏临床证据的情况下，使用错误编码去获取更高的补偿。

第三节　DRG 分组变量数据质量控制

高质量 DRG 分组变量填报能够确保 DRG 分组结果客观、真实、可靠,据此建立起的住院病人医疗服务补偿基准,才能充分保障病人、医疗服务提供方及医疗服务购买方的利益。而达成 DRG 分组变量高质量填报,需要医生、编码人员、医院管理者、相关专业协会、医疗保障局以及卫生健康部门等协同开展工作,从上报数据规范建立、诊疗数据标准制定、编码指南发布、教育培训开展、上报质量审核等多维度建立数据质量控制体系。

一、上报数据规范

只有明确定义 DRG 相关分组变量名称、内涵、数据类型及值域等,实现填报数据标准化,才能确保数据填报质量。因此,各国 DRG 分组在收集数据前,均会完成相关分组变量填报规范的制定。

在国家医疗保障局颁发《医疗保障基金结算清单》之前,我国采用病案首页数据作为 DRG 分组数据来源,数据填报规范遵循 2011 年《住院病案首页部分项目填写说明》和 2016 年《住院病案首页数据填写质量规范(暂行)》。2019 年国家开展 DRG 付费试点工作后,国家医疗保障局推出了《医疗保障基金结算清单填写规范(试行)》,以此作为 CHS-DRG 分组数据来源,目前遵循 2021 年修订版规范。无论是病案首页还是医保结算清单,均对标国标《信息技术　元数据注册系统(MDR)》(GB/T 18391)中所提供的方法,明晰收集变量的名称、定义、填报值域、数据类型及数据属性,完成数据字典的标准化建设。

澳大利亚 AR-DRG 和美国 MS-DRG 同样提前定义 DRG 相关分组变量填报规范,并在开始下一年度数据采集前发布。以 AR-DRG 为例,由澳大利亚独立健康和老年照护价格局(Independent Health and Aged Care Pricing Authority,IHACPA)负责数据收集,AR-DRG 分组数据来源于国家住院病人医疗照护最小数据集(admitted patient care national minimum data set,APC NMDS),IHACPA 每年均会在其官网上发布 APC 数据集规范。表 3.2 摘选了 IHACPA 公布的 2022—2023 年度急诊住院状态、预计住院时间及干预编码三个字段的填写规范。以干预编码为例,其项目编码是 45;元数据在线(metadata online register,METeOR)登记号为 270399;遵守国家健康数据字典(National Health Data Dictionary,NHDD)中元数据定义,编码执行 ACHI 第 12 版,填报格式为 NNNNN-NN,包括连字符在内共计 8 个字符,如更换腹膜透析导管编码为 13109-01;编码最多填报 50 个,不足 50 个以空格填充;如填报错误,系统提示代码为 E045。

表 3.2　澳大利亚 APC 数据集填写规范示例

Item No	Data item	Type & size	No of fields	Valid values / Notes	Data Quality Checks	Error Code
32	Urgency of admission METeOR：686084	N(1)	1	Use NHDD/METeOR definition. 1-urgency status assigned - emergency 2-urgency status assigned - elective 3-urgency status not assigned 9-not known/not reported	Fatal errorif not 1, 2, 3 or 9 Warningif value is 9	F032 W032
37	Intended length of hospital stay METeOR：270399	N(1)	1	Use NHDD/METeOR definition 1-Intended same-day 2-Intended overnight Supplementary value(s)： 9-Not reported/ unknown	Critical error if value not 1, 2 or 9 Warning if value is 9	E037 W037
45	Intervention code array METeOR：746669	A(8)	50	Use NHDD/METeOR definition. Coded using ACHI (12th edition). NNNNN-NN Order codes according to Australian Coding Standards (ACS) 12th Edition. 　Please note that the code is to be reported using the full 8-character ACHI codes, including the hyphen '-' format character. The maximum number of interventions that can be reported is 50. (Blank fill if less than 50 intervention codes).	Critical error if not blank and not a valid ACHI code	E045

（引自：https：//www. ihacpa. gov. au/health-care/data/data-specifications）

二、诊疗数据标准

前面针对 DRG 分组变量协助分组组数统计,已经辨明影响分组结果最为广泛的变量是病人主要诊断、其他诊断及手术操作信息。因此,建立诊疗数据标准,实现数据填报标准化,既是上报数据规范的重中之重,也是成功实施 DRG 的基石。通常临床诊疗信息的填写多为自然语言,而 DRG 分组过程必须依赖经过转换的能供计算机读取的格式化语言,即诊疗数据编码。为确保诊疗数据编码符合 DRG 分组目的并跟进临床对疾病最新认识,成功实施 DRG 付费的国家均会建立并定期更新诊疗数据标准。表 3.3 列出了澳大利亚、美国及我国与各自 DRG 配套的疾病诊断及手术操作分类标准。

表 3.3　与 DRG 配套三国诊断分类与手术操作分类标准比较

标准		MS-DRG	AR-DRG	CHS-DRG
引用 DRG 版本		39.1	10.0	1.1
诊断标准	数据标准	WHO ICD-10	WHO ICD-10	WHO ICD-10
	版本编码	ICD-10-CM 2022	ICD-10-AM 11th	医保版 2.0
	编码数量	72750	15304	33304
	WHO 更新	保持一致	保持一致	保持一致
	修订间隔	每年	每三年	未公布
	上报编码	疾病分类	疾病分类	疾病名
	标准内容	类目、索引及字典表	类目、索引及字典表	字典表
手术操作标准	数据标准	PCS	ACHI	ICD-9-CM3
	版本编码	PCS 2022	ACHI 11th	医保版 2.0
	编码数量	78227	3814	13686
	修订间隔	每年	每三年	未公布
	上报编码	手术操作分类	干预分类	手术操作项目
	标准内容	类目、索引及字典表	类目、索引及字典表	字典表

注:PCS:procedure coding system,程序编码系统。

ACHI:Australian Classification of Health Interventions。

由表 3.3 可见,现阶段三国疾病诊断分类标准均源自 WHO 的 ICD-10 的卷一和卷三。卷一为类目表,主要是与疾病、疾病组和健康相关问题相对应的字母数字列表;卷三主要为字母索引,是一个按字母顺序排列的疾病和病症列表,以及在类目表中对应的代码,它包含的诊断术语比类目表更多,体现医生和其他临床工作人员描述疾病的多样性。

以此为基础,美国和澳大利亚等均根据自身管理及临床实际需要,在 WHO 分类基础上基于提前设定的分类轴心细化分类,推出各自修订版;我国同样推出医保版 2.0,但为方便基层使用,扩充方式是在 WHO 分类的基础上直接到具体疾病名称。由于命名方式无法穷举以及缺乏清晰分类逻辑约束的特性，一些疾病分类的扩展略显无序且不够精当。表 3.4 列出了基于 WHO 的 D18.0（血管瘤）美国 ICD-10-CM 和澳大利亚 ICD-10-AM 的分类扩展。

表 3.4　ICD-10-CM 及 ICD-10-AM 扩展 D18.0 血管瘤的相关分类

美国 ICD-10-CM		澳大利亚 ICD-10-AM	
分类代码	分类名称	分类代码	分类名称
D18.00	未特指部位血管瘤	D18.00	未特指部位血管瘤
D18.01	皮肤和皮下组织血管瘤	D18.01	皮肤和皮下组织血管瘤
D18.02	颅内结构血管瘤	D18.02	颅内结构血管瘤
D18.03	腹内结构血管瘤	D18.03	肝胆胰系统血管瘤
D18.09	其他部位血管瘤	D18.04	消化系统血管瘤
		D18.05	耳、鼻、口、咽喉血管瘤
		D18.06	眼和附器结构血管瘤
		D18.08	其他部位血管瘤

由表 3.4 可见，美国 ICD-10-CM 和澳大利亚 ICD-10-AM 均按血管瘤发生解剖部位扩充分类，分层颗粒均匀，逻辑清晰完备，且正好与 DRG 的 MDC 大类匹配。

在 D18.0 下，我国 ICD-10 医保版 2.0 直接向下扩充出 94 个血管瘤相关具体疾病。因缺少分类逻辑的约束，稍显冗余且分层颗粒不均，如消化系统相关的血管瘤，既有肠血管瘤，又列出小肠和结肠血管瘤，逻辑也不够完备，如：虽然增加上消化道血管瘤，却未扩展消化道和下消化道血管瘤；同时因未与 MDC 分类直接挂钩，管理意图体现不够清晰直观。

与三国疾病分类均源自 WHO 的 ICD-10 不同，关于手术操作分类，美国的 PCS 和澳大利亚的 ACHI 均是两国自行研发。目前，我国 CHS-DRG 应用的手术操作分类 ICD-9-CM-3 源自美国，但 CMS 已于 2015 年 10 月正式停用基于 ICD-9-CM-3 的 DRG 分组，启用 PCS，因此我国 ICD-9-CM-3 后续需自行扩展及维护。另外，与我国的 ICD-10 相同，我国的手术操作上报编码直接扩展到手术操作名称，上报的编码是具体手术操作项目，而非分类。

三、编码指南

为配合和补充诊疗数据标准的通则和指引，WHO 在公布 ICD-10 修订版时，同期发布卷二使用手册，这些指南应视作诊疗数据标准的配套文件，诊疗数据标准中定义的通则和指引优先于指南提供的规则。例如，WHO 发布的编码规则指出，疾病分类归入特殊章节优先于局部身体解剖系统章节。据此，流感和其他呼吸道感染应该归入 ICD-10 优先分类章节第一章——某些传染病和寄生虫病,但 ICD-10 疾病分类标准的卷一中,第一章不包括内容明确指出流感和其他呼吸道感染,不应归入第一章,而是应该归入第十章——呼吸系统疾病,因标准与指南冲突时应遵循标准的要求,最终将其归入呼吸系统疾病。

基于同样的思想,在施行 DRG 付费的国家,编码指南大多作为诊疗数据标准的配套文件同期发布:

与澳大利亚 AR-DRG 更新同步,ICD-10-AM/ACHI/ACS 每 3 年更新一次,例如,自 2022 年 7 月 1 日,在启用 AR-DRG11.0 的同时,澳大利亚 IHACPA 正式启用 ICD-10-AM/ACHI/ACS 第 12 版。其中,澳大利亚编码标准(Australian coding standards,ACS)正是为保证 ICD-10-AM 和 ACHI 的编码同质性、准确性而撰写的指南。该指南主要包括澳大利亚多年发布的编码规则及常见问题解答汇总、既往失效和被替代的编码规则及其常见问题解答汇总。3 年运行期间,IHACPA 还会不断发布勘误表,用以修订使用过程中发现的问题。

美国与澳大利亚一样,为与每年发布一版 MS-DRG 相配套,同期由疾病预防控制中心(Centers for Disease Control and Prevention,CDC)和 CMS 分别为该年度 ICD-10-CM 和 PCS 的编码和报告提供指南,以确保诊疗信息数据填报质量。CMS 指出撰写指南的目的在于帮助医院和编码人员识别需要报告的诊断。与澳大利亚 ACS 针对编码问题给出解答不同,美国编码指南偏向系统地提供编码指导,如 ICD-10-CM 编码指南从编码通则、针对所有章节的共用指南和特定章节指南,主要诊断选择原则,附加诊断报告原则,门诊诊断编码和报告指南,入院病情报告指南等五个部分全面阐明编码规则。

我国 CHS-DRG 刚开始推行,目前仅在《医疗保障基金结算清单》和《住院病案首页数据填写质量规范(暂行)》中有简单的编码规则阐述,未与 DRG 版本更新及诊疗数据标准更新相配套。

四、教育培训

美国编码指南在系统提供编码规则的同时,反复强调医疗记录一致、完整的重要性,充分彰显临床医生在这一过程的重要性;而诊疗信息从自然语言转换到标准化编码的过程大多由编码人员完成,这一过程要求编码人员必须依靠医学知识、编码指南以及自身判断来完成。因此,临床医生和编码人员均需要充分理解编码规则和分类内涵,积极对标 DRG 分组对于诊疗信息填报的要求,为此主管部门、行业协会等群策群力,开展针对性的教育培训必不可少。

推行 DRG 的国家均重视编码人员及临床医生相关教育培训,尤其是开展多种渠道的诊疗信息标准及编码的教育培训。

(一)基于政府网络的培训

推行 DRG 国家的政府主管部门常常基于网络开展教育培训。

美国 CMS 在老年医疗保险学习网页(medicare learning network,MLN)上有专门的教育培训栏目,从这里可以获取有关 DRG 分组变量上报规范、ICD-10-CM 及 PCS 等常规填报知识。

澳大利亚 IHACPA 同样在学习教育栏下有 18 个交互式的在线模块,涵盖 ICD-10-AM/ACHI/ACS 第十二版的关键变化,还有一个简介模块,指导用户操作,详见表 3.5。此外,还设有在线分类交流平台,收集有关编码标准、指南和实践中的问题,并提供官方解答。我国一些地区也建立了编码问题在线交流平台。

表 3.5 澳大利亚 IHACPA 在线教育培训模块

Introduction	Mental and behavioural disorders	Musculoskeletal system
Fundamental principles and conventions	Nervous system	Spinal interventions
Clinical documentation and general abstraction guidelines	Eye,nose,mouth and throat	Pregnancy,childbirth and the puerperium,and paediatrics
ACS 0002 additional diagnoses	Circulatory system	Socioeconomic and psychosocial circumstances
Coronavirus disease 2019	Respiratory system	Other ICD-10-AM
Sepsis,infectious diseases and resistance to antimicrobial drugs	Digestive system	Other ACHI
Neoplasm,morphology and related interventions		

(二)资格认证和道德准则

美国健康信息管理协会(American Health Information Management Association,AHIMA)负责编码人员专业资格认证,资格认证除对从业经历有要求外,还要求编码人员必须接受专业的教育培训并通过国家认证考试;另外,AHIMA 还负责制定编码人员道德准则,涉嫌违反准则的行为将接受同行审查。澳大利亚也有类似的专业协会负责编码人员资格认证和道德准则建设。我国有关编码人员的教育培训多由行业协会以举办培训班的形式开展。

(三)临床医生宣教

美国每年的 MS-DRG 指南均会反复强调临床医生在 DRG 分组中的职责,要求医生在书写医疗记录时做到:全面完整,不仅应该包括所有诊断、手术、并发症和合并症,以及异常检测结果,还应包括任何可疑的疾病以及为调查或评估这些疾病所做的工作;医疗记录中应包括所有口述及签名,并且清晰、有据可查;最后,医生应及时响应编码人员的问询,并按照流程要求将回复记录在案,以确保其符合监管要求。

五、质量审核

据 Lee 等 2010 年报道,我国台湾地区编码错误率为 52%,并且文中提及据 Lai 等报道,实行 PPS 制度十多年后的 1998 年,美国编码错误率仍高达 20.8%;另外,随着按 DRG 付费的实施,医院为追求更高的补偿,编码"高编"或者 DRG"蠕变"现象常被研究者提及。编码的高错误率及医院的逐利行为,促使各国尤其重视编码质量的审核。

(一)同行编码审核

在按 DRG 付费的国家,多由政府主管部门或行业协会定期组织专家进行编码的抽查复核。另外,澳大利亚国家卫生和老龄部开展编码基准审计,鼓励医院自愿参与医院间编码准确性基准比较,该方式既可以评估医院所有 DRG 组分组概况,还可以有针对性地进行单项审计。例如,针对某些诊断不明确的 DRG 组(如胸痛)的审计,比较不同医疗机构高 CC 水平(如 3 级和 4 级)患者构成差异。

(二)基于系统的编码审核

诊疗信息的编码工作量大,以四川省为例,2022 年住院病人高达 1877.4 万人次,仅凭借有限人力难以兼顾覆盖监管的广度和质量,故亟须基于信息系统支持的质量审核。建立 DRG 分组变量填报规则知识库,尤其是建立诊疗信息规则知识库,可以利用系统程序进行编码质量的高效、全面审核。如美国老年医疗保险借助编码审核器(medicare code editor,MCE),计算医院编码综合错误率。MCE 原共计 20 个监测维度,如今 16 个仍然有效,包括无效的诊断和手术操作编码、损伤中毒外部原因作为主要诊断、其他诊断与主要诊断重复、年龄与疾病矛盾、性别与疾病矛盾、以疾病的临床表现作为主要诊断、可疑入院等。另外,美国及澳大利亚等国均强制医院使用内置有检查功能的 DRG 分组软件,在上报环节提前拦截部分填报错误。

(三)全流程质量控制

病案首页或医保结算清单是病人住院过程的高度浓缩,一般要求在病人出院 24 小时内完成填报,在该环节实施的质量控制往往滞后,一些关键信息的缺失或误填,难以追溯修正。如医保结算清单中入院时年龄小于 29 天的新生儿要求填写天龄、出生体重和入院体重,如果在住院期间未能及时询问,在患儿出院后很难正确填报。因此,通过针对首页或医保结算清单填报各类问题的专题分析,归纳总结产生错漏的原因,形成质量管控管理规则知识库,并将其嵌入产生相关信息的关键环节,从病人住院病历书写开始时完成数据变量的自动抓取、比对及智能审核,在其产生、填写及上报全过程实现关键信息的实时质控,全面提高首页或医保结算清单的填报质量。

六、智能决策系统开发

疾病分类及编码具有专业性强、难度大、工作量大的特点,除通过预置规则审核编码质量外,现今研究的热点在于:如何利用机器学习、人工智能等先进的信息化手段开发出面向 DRG 分组的计算机辅助编码程序或者说智能编码程序。该程序应具备将临床医疗记录的自然语言自动转换为编码的技术,能准确提炼临床有效信息,契合编码及 DRG 分组规则,从而在合理合规的前提下,减轻编码人员工作负荷、提高工作效率、减少医保扣款并最大限度地还原呈现病人接受诊疗的全过程,为医院争取合理的补偿。

思考题

1. 简述医疗记录和编码在以 DRG 为基准的 PPS 制度下的作用。

2. 如何看待通过修改完善医疗文书和编码提升医院 CMI 值?

3. 可以通过何种方式监测和保障医疗记录和编码的合理性?

第四章　DRG 实施的信息化建设基础及功能应用

学习目标	1. 掌握 DRG 付费背景下医院信息化建设基础、数据治理。
	2. 熟悉 DRG 系统各模块的功能。
	3. 了解人工智能对 DRG 的促进作用。

第一节　DRG 支付下医院信息化基础

一、政策背景及意义

医疗保障基金是人民群众的"看病钱""救命钱",基金的使用安全涉及广大群众的切身利益,关系医疗保障制度的健康持续发展。考虑到医疗保障基金使用主体多、链条长、风险点多、监管难度大,欺诈骗保问题持续高发频发,监管形势比较严峻,亟须构建标准化、智能化的信息系统以支撑医保基金规范化使用。

为进一步落实国家标准化战略,推动医疗保障信息化标准化融合发展,国家医疗保障局相继印发系列文件,2019 年 6 月,国家医疗保障局《关于印发医疗保障标准化工作指导意见的通知》(医保发〔2019〕39 号),要求建立标准化工作机制,形成标准化体系,到 2020年逐步实现疾病诊断和手术操作等 15 项信息业务编码标准的落地使用。2019 年 9 月,国家医疗保障局《关于印发医疗保障定点医疗机构等信息业务编码规则和方法的通知》(医保发〔2019〕55 号),制定了医疗保障定点医院等 10 项信息业务编码规则和方法,明确了医疗保障基金结算清单样式。2019 年 10 月,国家医疗保障局《关于印发疾病诊断相关分组(DRG)付费国家试点技术规范和分组方案的通知》(医保办发〔2019〕36 号),正式公布《国家医疗保障 DRG 分组与付费技术规范》和《国家医疗保障 DRG(CHS-DRG)分组方案》两个技术标准。2020 年 11 月,国家医疗保障局印发《关于贯彻执行 15 项医疗保障信息业务编码标准的通知》(医保办发〔2020〕51 号),要求各地做好医保疾病诊断和手术操作、医疗服务项目、药品和医用耗材等 15 项医疗保障信息业务编码标准贯彻执行工作,并明确提出了 4 项推进信息业务编码标准贯彻执行的工作任务,实现全国医疗保障信息业务一码通。这些医疗保障标准化体系的建设和技术规范的出台,为 DRG 付费的信息化建设奠定了基础。

DRG 付费改革涉及医疗、医保和患者三方,是一项纷繁复杂的系统工程,需要医疗、医保、护理、病案、财务、信息等多部门配合,形成高度融合的精细化管理体系。同时,要求医院对病例进行精细分类,并基于分类结果实施科学计费。这一目标的实现,离不开强大的智能化信息系统作为支撑。借助智能化的 DRG 信息系统,一方面可以获取准确、实时的医疗数据,辅助性提示、监测、预警医疗资源消耗情况,为相关联部门 DRG 管理工作提供良好的数据支撑,提高医保基金使用效率;另一方面可进行历史数据分析,实现医院、科室、主诊医师诊疗组、医师等多层次数据挖掘,为优化诊疗路径、医疗流程,提高医疗服务质量、运营效率和收益水平等提供数据支撑。

借助信息系统实现医疗数据的准确性、完整性是医院开展 DRG 工作的基础。目前,我国医院信息化建设已取得巨大进展,但相较于 DRG 支付改革要求仍存在一些不足和困难。

具体而言,医院 DRG 信息系统建设仍然面临以下难点:

(1)无法在临床阶段进行成本控制。由于编码存在滞后性等因素,现有流程无法提示实时预分组信息,不便于临床成本控制。

(2)无法适应病案编码原则下医保支付的新要求。医院实际在用的疾病诊断分类与代码、手术操作分类与代码(临床版)与医保结算用的医保疾病诊断分类与代码、医保手术操作分类与代码版本不一致,需要转换才能符合医保数据要求。同时,结算清单分组规则与病案首页编码原则不完全吻合,致使病案首页难以满足医保审计和费用结算的需要。

(3)缺少预置的病案质量控制提示。在电子病历填写阶段,缺少相应的医保结算控制规则提示,可能导致结算清单无法通过后续医保审核。

(4)缺乏病案编码辅助功能。当下,医院编码人员数量普遍不足、编码水平不一,需要借助信息系统提高编码质量和工作效率,但在现有流程中,病案编码步骤缺乏医保质量控制和预分组功能。

(5)不能实现多部门间的实时协作和事后质控,存在"数据孤岛现象",导致各部门无法利用 DRG 数据进行全面的分析和质量控制。

为克服上述问题,加强医院信息化建设、提升病案首页数据质量、统一医疗分类及编码标准、引入先进的 DRG 信息系统非常关键,这样不仅可以提高临床成本管控能力,满足医保审核和结算要求,还可以帮助病案编码工作,并实现跨部门数据共享与协作,进而进行全面的事后分析与质量控制。

二、信息化需求与系统功能设计

(一)信息化需求

DRG 信息系统旨在实现多项功能联动,以支持医疗机构在医保患者管理、成本控制、数据归档和数据分析等方面的需求。

(1)在医保患者 DRG 预分组功能方面,该系统帮助医疗人员正确填写疾病诊断和手术操作信息,通过与医保经办机构反馈的分组结果保持至少 95% 的匹配率,确保分组准确性。系统将根据医保政策调整自动优化,并支持对医保经办机构反馈的分组结构进行批量处理,匹配相应字段,并提供数据查询与报表统计功能。

(2)在成本管理功能方面,系统提供详细的费用明细和结构数据,便于医疗机构进行成本收集和核算。这些数据也将用于绩效评估,帮助机构更有效地控制成本。

(3)在上传时限系统功能方面,该功能有助于提醒医疗人员及时完成病历和相关清单的归档工作,确保所有必要的文档都得到及时处理。

(4)在医保DRG分组结果数据查询和统计分析功能方面,系统将提供多维度统计分析,包括但不限于科室、主诊医师诊疗组、医生等维度的病例分组明细,以及关键指标如CMI值、时间消耗指数、费用消耗指数等,并支持报表的导出。

(5)在病案质量控制方面,系统提供辅助编码功能,不仅满足医保结算清单和病案首页填报规则,还提供诊疗信息填报一致性校验,以确保信息的真实性和准确性,这一功能将起到医保结算清单质控和病案质控的双重作用。

(二)系统设计与功能

医院DRG信息系统的综合设计旨在通过高效流程和详尽的数据管理,提高医保管理的精度和效率。方案可以划分为覆盖医保DRG管理整个过程的三个主要阶段及五个核心应用模块。

1.三个主要阶段

(1)病案填写阶段。在此阶段,病人的诊断和治疗信息被详细记录。

(2)医保结算清单上传阶段。该阶段涉及将病案信息上传至医保系统以便结算。

(3)DRG结算支付阶段。最终阶段,根据DRG的分类进行医保的结算及支付。

2.五个核心应用模块

(1)流程控制应用模块。这一模块支持临床医生管理医保患者的初步信息、进行DRG预分组及费用预警,以提高流程效率。

(2)病案质量控制应用模块。在病历编码环节,此模块提供预分组和常规质控,辅助编码过程,旨在提高病例的正确分组率。

(3)医保质量控制应用模块。此应用在医保结算清单的上传过程中提供(3)质量控制,确保事前和事中的数据准确性。

(4)医保反馈应用模块。针对医保中心下发的预分组结果,若存在疑问,系统允许用户反馈以做进一步的澄清或修正。

(5)医保监测应用模块。系统实时监控科室和医疗小组的DRG相关指标,如CMI值、权重、时间消耗指数和费用消耗指数等,以评估和管理医疗服务的效率和成本。

3.DRG信息化运营系统需具备的功能

(1)通过DRG数据治理服务的建模处理,将临床医生使用的疾病诊断和手术操作诊断转换为医保所要求的ICD-10和ICD-9-CM3代码,从而降低人工纠错率,提高医保回款效率。

(2)根据地方医保局返回的数据,利用模拟分组器进行实时反馈,实现临床治疗过程中的"事前提醒"和"事前控制",减少事后补救,降低医院的实际损失。

（3）实现病种入组率、次均住院费用、平均住院天数等关键指标的自动分析,并下载所有 DRG 病例的关联指标数据,如出院人数、CMI 值、DRG 组数、费用消耗指数、时间消耗指数、平均住院天数、死亡率、医保总盈亏、例均盈亏、药占比、耗占比等,同时提供结算功能,以协助医保部门进行有效的申诉工作,减少因为申诉不及时而导致的损失。

（4）信息系统为管理层提供决策支持,包括医院运营实时监控、预警系统以及资源优化配置,以提升工作效率和医院整体经济效益,还包括可视化展示各种数据,如医生的 DRG 组数、CMI 值、盈利和亏损病组情况、盈亏金额以及以报表形式展示的病例入组情况、医疗服务能力、科室费用、病组盈亏及费用构成、科室病组费用、ADRG 分布等统计分析数据。

三、建设原则

（一）总体规划、分步实施、结合实际、优化资源利用

医院信息系统建设是一项复杂的工程,是一个涉及医院方方面面、复杂且相互关联的子项目的集合。为了充分体现数字化医院的综合效益,避免独立孤岛建设,应坚持总体规划、分步实施的原则。同时,总体规划也要切合中国的实际情况,并最大化利用医院现有信息系统的建设成果,以保护现有投资成果。

（二）集成整合、标准规范、灵活架构、面向未来

系统构建应遵循融合协调的理念,各子系统的软件开发需遵循规定标准,并参照国内外标准化成果,促进医学信息标准的应用。在此基础上建立一个灵活的信息化平台,使医院信息系统建立在一个标准化、有结构的框架内,为医院打造一个灵活且面向未来的架构体系。

（三）系统稳定可用性高、数据安全可靠性强

信息系统是医院管理和运营的支柱。在系统设计上,要求系统必须确保稳定性和高可用性。在系统管理上,必须建立多层次的安全体系,确保系统和数据的安全与可靠。

（四）标准化、统一设计、安全可靠原则

所有提供的软硬件产品和相关工具及运行环境应遵守国际通用标准和行业规范。基于国际、国家、行业和企业相关标准,建立一个符合医院当前及未来发展的标准规范体系,实现信息共享和系统整合。从医院的实际需要出发,制定完整的系统构建和实施方案,实行统一规划、设计和分阶段实施。

采用的软件开发技术和方法应该充分满足医院的安全性需求,并建立适应的安全管理保障机制。选用成熟、可靠的主流技术产品,不仅要确保技术和产品的先进性,也要考虑实用性和高可靠性,同时提供优质的售后服务和支持。

(五)兼容性与可扩展性原则

从医院当前和未来发展的视角出发,坚持开放性原则,确保软硬件系统的兼容性和可扩展性。应用系统的开发应充分体现结构化、模块化的设计,采用前沿的设计和开发工具,同时注重易管理和维护的原则。开发的系统应便于使用和维护,并提供在线帮助;应用界面应清晰、直观、简便易学;提供灵活的配置选项,以满足多样化应用需求并便于一般管理人员使用。

第二节　DRG支付下医院数据治理

一、医院数据治理

医院数据治理可以实现医疗数据的整合和共享,满足数据的所有相关方的信息诉求,为医院高质量发展起到重要的支撑作用。在DRG付费方面,医院数据治理主要包含科室主数据模型、患者基本信息模型、电子病历病人诊断情况模型等,具体详见表4.1。

表4.1　医院数据治理模型

主数据模型	结算信息模型	电子病例及病案首页模型
科室主数据模型	患者基本信息模型	电子病历病人基本信息模型
医生主数据模型	患者诊断信息模型	电子病历病人诊断情况模型
疾病编码主数据模型	患者手术信息模型	电子病历病人手术情况模型
手术编码主数据模型	患者医疗项目信息模型	电子病历病人费用情况模型
	患者项目类型统计模型	病案首页病人基本信息模型
	患者执行科室医疗项目信息模型	病案首页病人诊断情况模型
	出院带药模型	病案首页出院记录表模型
	资源消耗时长模型	过敏药物主数据模型
	患者消耗项目信息模型	患者会诊信息模型
	费用科室消耗项目信息模型	

在创建过程中,信息系统应该具备自动化构建和监控模型的功能,以实现对数据处理任务的有效管理。具体要求如下:

(1)系统必须能够从医院的各项业务系统中提取数据,并通过实时数据同步工具,建立符合标准的数据仓库结构,以确保数据的一致性和准确性。

(2)系统应当兼容多种数据源类型,包括但不限于Excel、Hadoop、Hive等各类关系型数据库,确保能够无缝整合各种格式和结构的数据。

（3）系统应提供手动配置任务的功能,允许用户对数据处理任务进行启动、停止和重试操作。同时,系统应支持对特定业务数据任务的频率进行集中管理配置,并能够在单例模式和集群模式下均保持稳定运行。

（4）系统需设有独立的操作性数据存储 ODS（operational data store）库管理功能,该 ODS 库作为数据仓库体系中的中介层,用于整合来自多源系统的实时操作数据。此外,需要在 ODS 库中提供有效的信息展示,涵盖每个数据源的详细情况,如包含的表格名称、所使用的存储空间、数据量、依赖状态、检验过程与结果、数据清洗状态及查询功能等。

（5）针对 ODS 库,系统必须提供直观的数据可视化界面,用于标注和监控任务的执行状态,以便用户能够快速了解当前数据处理的进展。

（6）系统还应支持对 ODS 库的校验功能,支持多种校验策略,包括行数校验、内容校验、异常检测等,以满足不同业务场景的需求。用户应能够手动配置这些校验策略,并且能够实时查看校验结果,确保数据的质量和完整性。

二、数据建模阶段

数据建模过程中,需要重点加强主数据集的管理工作,这包括遵守国家标准、卫生行业的规范、医院内部的规定以及数据中心的标准。系统应能够配置并定义从不同数据源来的字典表,并与主数据元素相对应,以便执行精准的数据映射。此外,系统需提供手动编辑主数据内容的功能,并确保任何更改都能够迅速通过消息推送机制通知到相关的数据接收端。

针对患者的主数据管理,系统应依照 IHE（integrating the healthcare enterprise）的规范来支持医疗信息系统集成,这涉及算法配置的管理能力,包括设定调整算法的因素和自动合并数据的比例阈值。同时,还需对数据模型进行统一分类管理,这涉及数据模型的构建方法、更新策略、创建时间以及状态。

系统还应具备对数据集模型进行图谱管理的能力,以便能够通过图谱直观地展示数据流程和任务执行的状态,并且为图谱上的每个节点提供详细的信息说明,以增加管理的透明度和可操作性。

三、数据驱动阶段

（1）分组器设计:依据历史数据分组结果,并结合区域性的 ADRG 分类、患有的并发症以及医疗费用等因素,通过机器学习算法,创建适用于医院环境的实时分组器。

（2）在院病例实时分组:实现电子病历的疾病诊断编码和手术操作编码自动转化为分组器所需的编码,并结合当前病历中的费用项目、年龄、性别等信息来进行实时的模拟分组。

（3）事中费用提醒:根据患者所处的不同阶段（术前、术中、术后）,以及不同的维度（如平均住院时间、次均费用、药品、耗材、麻醉费等）,对比目标分组数据和实时病例数据,允许医生在保证医疗流程规范的前提下,有计划地控制费用,并通过手机短信、系统消息等多种方式提供费用预警和跟踪。

（4）HIS 工作站患者信息管理：在医院信息系统（HIS）的工作站中，医生可以在患者信息卡界面直接查看费用预警信息，同时在开具手术申请单时，能够获取患者预计的分组信息以及对应费用，以便在手术中合理使用耗材；在开具出院药物时，系统也能提醒医生当前费用是否超出了平均费用，以减少不必要的额外开支。

（5）入组调整优化：如果医生发现主要诊断或手术操作编码与实际情况不匹配，可以重新选择，系统将基于新的选择进行分组预测；若现有信息不足以支持分组，医生可直接指定目标分组以作为过程控制的基准。

（6）有针对性地查房：根据系统设置的预警条件，搜集并统计属于红色和黄色预警状态的病历，依据科室和医疗团队分类，以指导院长、管理部门和科室负责人进行有针对性的查房。系统应包括预警设置、在院监测、首页接入、HIS 工作站和电子病历接入等功能。

第三节　DRG 支付系统功能模块介绍

本节将详细介绍已有的、相对成熟的 DRG 管理系统，可供医院做院内系统建设、数据分析信息支持时参考，其中，研究分析涉及的统计指标可根据当地医保政策做个性化设计。

一、DRG 整体功能模块

（一）预测分组及结算清单

（1）电子病历首页填写：医生在电子病历系统中，一旦完成电子病历首页填写，系统立即基于当前填写的首页内容，对该份病历进行预测分组。

（2）医保 DRG 分组结果查看：医生可通过 DRG 系统查看预测分组结果，包括分组名称、预计超支结余等信息。其中，预计超支结余根据预测分组得到的 DRG 点数和院内自行设置的点值（如该统筹区最近半年月度每点费用最低值）进行计算。

（3）医保结算清单修正：通过内置结算清单规则库生成医保结算清单，自动对医保结算清单数据进行完整性、逻辑性、合理性检测，检测结果显示在结算清单页面的右侧区域，可供人工调整页面内容时参考。

（4）医保结算清单抽查：系统提供 DRG 未入组病历、死亡病历、抢救病历、指定科室、指定医师、指定诊断与手术操作等筛选条件，快速挑选出需要抽查的病案、清单等，结合电子病历进行查阅。

（5）医保结算清单上报：提供多平台多格式的医保结算清单数据导出功能，保证上报数据完整、准确。

（6）医保结算清单规则知识库：提供强大的校验规则知识库。

（7）DRG 数据统计分析：需包含医保结算清单自检、抽查、上报、问题修正跟踪、分组差异分析、校验规则管理等功能。

(二)医院整体情况分析

DRG 信息系统的主页面全面展示了医院的关键数据概况,涵盖了核心的 DRG 指标、总体的财务超支与结余状况、不同倍率的分布、医疗费用构成以及医院病组的组成与资源利用状况等。

筛选时间选择器,可以体现医院整体不同时间段 DRG 指标数据,并显示不同类型同比结果。具体指标包括:全院出院病例数、总结余、总点数、总权重、病组数、入组率、N 天再入院率、人次人头比,且显示同比值;CMI 值、时间消耗指数、费用消耗指数,且显示同比变化量。在进行数据分析时,若本月医保结算清单下发,则导入结算清单中的数据,否则数据来源为系统预测的数据;N 天再入院分析则可根据当地医保政策要求自定义 N 天再入院的天数,详见图 4.1。

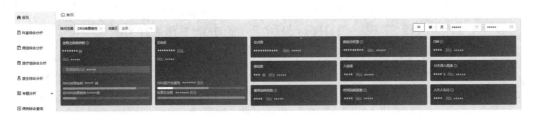

图 4.1 全院 DRG 整体情况

(三)医院数据细化分析

1. 超支结余分析

按照 DRG 付费规则,每个 DRG 组都有对应的费用标准,在支付标准既定的规则下,超支部分费用将由医院承担。因此,超支结余情况对医院的发展至关重要,需要医院进行细化分析。

在 DRG 信息系统中,超支结余分布/趋势模块展示了超支/结余科室占比、超支/结余排名 Top5 的科室、科室超支/结余金额及占比,点击科室选项可详细查看科室具体情况。同时,可切换查看金额和点数趋势,金额趋势图展示了超支/结余和拨付比的走势,点数趋势图展示了总点数和拨付比的走势。见图 4.2 至图 4.4。

2. 病例类型分析

病例依据入组病例总费用和本 DRG 组次均费用的倍率关系可分为高倍率病例、低倍率病例和正常病例。以浙江省杭州市为例,高倍率病例是指能入组,但是住院总费用高于本 DRG 组次均费用 1.5~3 倍及以上的病例,高倍率病例分档设置规则详见表 4.2。低倍率病例是指能入组,但住院总费用低于本 DRG 组次均费用 0.4 倍及以下的病例,正常病例为除高倍率病例、低倍率病例以外的病例。

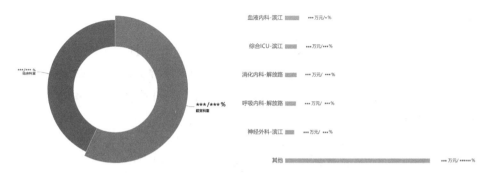

图 4.2　超支/结余科室分布图

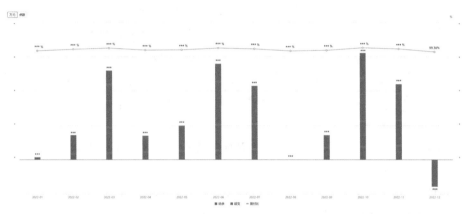

图 4.3　超支/结余金额趋势图

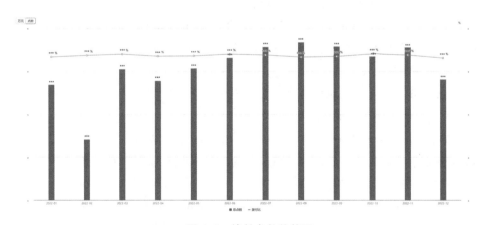

图 4.4　拨付点数趋势图

表 4.2　浙江省杭州市高倍率病例设置

DRG 组	住院总费用÷该 DRG 组次均费用
基准点数≤100 点	≥3 倍的病例
100 点＜基准点数≤300 点	≥2 倍的病例
基准点数＞300 点	≥1.5 倍的病例

目前,在实践中确定每个 DRG 组的定价标准后,就如何进行预算基金分配(PPS),存在费率法与点数法两种付费方式。这两种方法都是医保对住院入组病例进行预算基金科学支付的有效方式,但两者在基本概念、引导方向和医保管理侧重点等方面存在一定差异。

DRG 费率法是指参照各 DRG 组权重标准,根据预测的住院总费用和 DRG 总权重计算出分级费率,将年度医保住院统筹基金进行分配的方式,其计算逻辑为:

(1)在完成 DRG 分组后,首先根据各 DRG 组例均住院费用与统筹地区所有病例的例均住院费用之比计算并调整得出各 DRG 组权重。计算公式为:

某病组权重＝本病组次均住院费用÷统筹地区所有病例的次均住院费用

(2)以调整后的 DRG 组权重为基础,根据历史数据测算各级别医院预计 DRG 出院病人数和总权重,并根据医保年度预算基金额度和预期支付比例推算出年度医保病人总费用,再以总权重为系数将年度病人总费用分配到每一权重上,即计算出各级别医院的基础费率。

(3)根据各 DRG 组的权重和所属级别医院的基础费率即可计算出各个医院某 DRG 组的付费标准。

DRG 点数法是参照各 DRG 组权重标准,运用工分制原理,建立不同疾病组医疗费用与权重之间的相对比价关系,换算出每个 DRG 组的点数,并以病组点数来分配区域内医保基金的付费方式。其计算逻辑为:

(1)在完成 DRG 分组后,首先用过去两年或三年的各 DRG 组例均住院费用除以统筹地区所有病例的例均住院费用,再乘以 100 或 1000,得出各 DRG 组的基准点数。计算公式为:

某病组基准点数＝该病组次均住院费用÷统筹地区所有病例的次均住院费用
×100 或 1000

(2)用过去两年或三年各级别医院例均住院费用除以统筹地区所有医院的住院例均费用得到成本调整系数,各 DRG 组的基准点数乘以成本调整系数即得到各级别医院各 DRG 组的病例点数;

(3)用医保月度预算除以所有医院月度实际入组病例的总点数,确定每个月的浮动点值,将其作为月度预付依据,用医保年终决算除以所有医院年度实际入组病例的总点数,确定最终的清算点值,病例点数乘以点值即为各个医院某 DRG 组的付费标准。

由此可见,基准点数实质上是由病组权重转换而来的。点数法下每个病组的基准点数是费率法下各病组权重的 100 或 1000 倍,含义相近。

高倍率病例、低倍率病例分布/趋势模块展示了总病例数、各病例类型的病例数量和占比,同时展示了高倍率病例占比和低倍率病例占比的趋势,可显示详细的病例数和比例。见图4.5和图4.6。

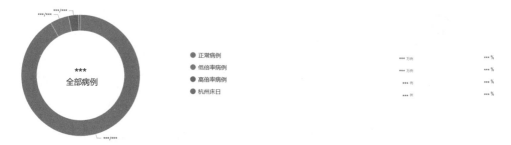

图 4.5 病例类型分布图

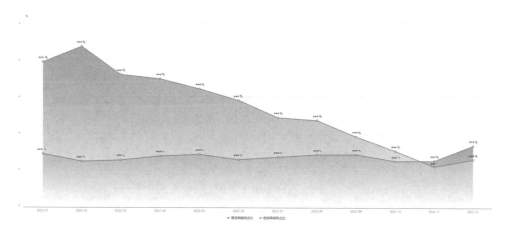

图 4.6 病例类型趋势图

3.费用构成分析

DRG 付费是一种实行统筹地区总额预算的按病种打包支付的方式,相比于按项目付费,药品和耗材成为医院的成本,DRG 对医院提出了更高的精细化管理要求,促使医院主动加强成本管理来控制不合理的成本。其中,高值耗材、抗菌药物成为院内主要管控方向,费用结构逐步向体现医务劳动价值的治疗费倾斜。借助 DRG 信息系统,对不同类型的病例数据进行筛选,在费用构成分析模块可展示医疗总费用、费用明细和占比等情况,其中,医院管理者往往重点关注费用构成图(见图4.7)和费用趋势图(见图4.8),以掌握医院重点关注的指标(药占比、耗占比、检查检验占比、医疗服务占比)结果及变动情况。

(四)资源使用效率分析

资源使用效率主要分析四项指标,即 CMI 值、RW、次均费用和平均住院日。

1.CMI 值

根据所需分析时间段,展示该时间段内每月 CMI 值走势即 CMI 趋势图,CMI 值越高表示医院收治疾病的难度系数越高,见图4.9。

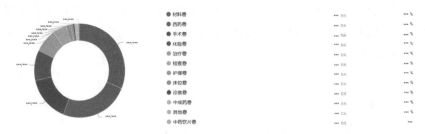

图 4.7　费用构成图

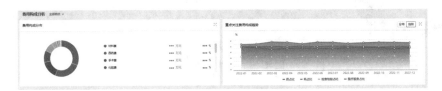

图 4.8　费用趋势图

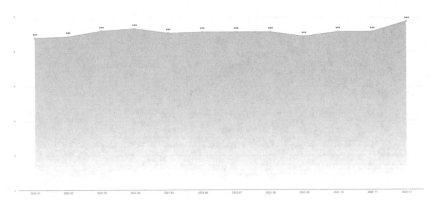

图 4.9　CMI 值趋势图

2. RW

　　根据疾病的严重程度、诊疗难度和消耗的医疗资源情况给予的权值,其数值越大,反映该病组的资源消耗越高。分析 RW 值的病例数及例数占比可得出医疗机构病例结构变化趋势,反映医疗机构诊疗工作的变化情况。RW 区间病组分布图展示了各 RW 区间段(最高支持 6 组区间段)内病组/病例的整体情况,包括区间段内的病组/病例数和总结余。RW 区间段在图表右上角的"RW 区间设置"里支持自由拖动设置,见图 4.10。

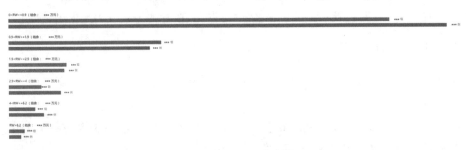

图 4.10　RW 分布图

3.次均费用

可根据时间区间显示每月次均费用趋势,同时显示次均费用同比值,并显示变化量。在医保 DRG 支付方式下,次均费用过高、过低都有可能造成医保回款率低,只有规范诊疗,将费用控制在合理区间内,才有利于医院的长远发展,见图 4.11(a)。

4.平均住院日

可根据时间区间显示每月平均住院天数趋势,同时显示时间区间的平均住院日同比值,并显示变化量,平均住院日越短表示医院周转率越快,床位利用率越高,见图 4.11(b)。

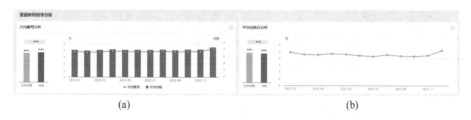

(a)   (b)

图 4.11　次均费用和平均住院日趋势图

二、DRG 科室分析功能模块

科室分析可分为科室内分析、科室间分析两个模块,可分别按年度、季度、月度逐级分析。通过科室 DRG 运行数据分析,可详细了解科室净盈亏金额、亏损较大主诊医师诊疗组/病组分布情况、药品耗材占比变动情况等,深挖亏损原因,为科室主任管理决策提供数据支持。

(一)科室对比分析

根据所需分析的病例范围和时间范围进行筛选,界面会显示全院所有科室全部数据,然后可根据分析需要从超支结余、费用构成、出院带药、不合理入院四个角度查看下级数据,分别可查看全部科室、超支科室、结余科室的数据,所有数据按条件筛选好后均可以表格形式下载,见图 4.12。

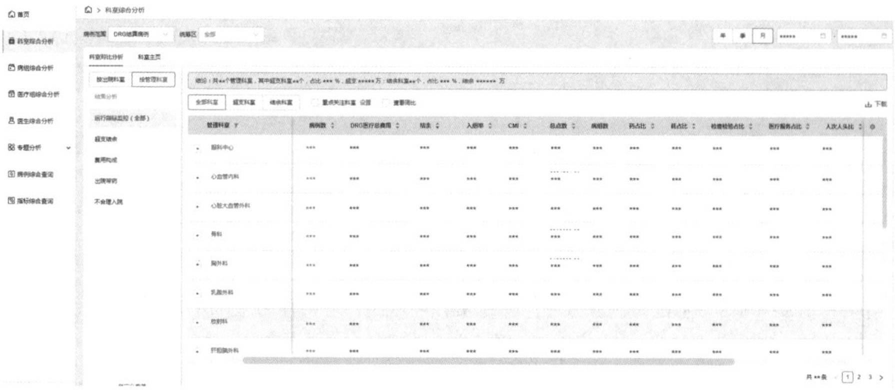

图 4.12　科室对比分析图

(二)单科科室分析

该模块首先展示研究科室的总体情况,包括总病例数、病组数、CMI 值、总权重、人次人头比、N 天再入院率等数据,然后从超支结余、费用构成、病组构成、资源效率、病历质量五大角度分析科室的 DRG 运行具体概况。

(1)超支结余分析角度:可查看科室的超支结余金额,反映科室的盈亏情况,从病组、病例的超支结余分布和趋势分析,从高、低倍率病例分布了解科室的病例分布情况,见图 4.13。

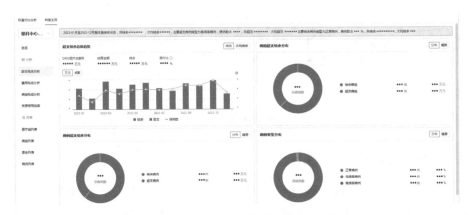

图 4.13 科室超支结余分析图

(2)费用构成分析角度:以环形图的形式展示费用的分布情况,对于药占比、耗占比、检查检验占比、医疗服务占比重点关注,单独以趋势图形式展示,见图 4.14。

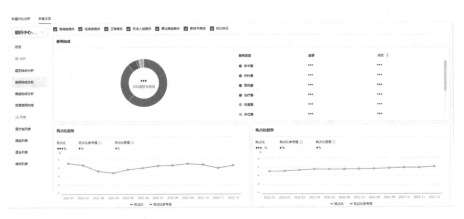

图 4.14 科室费用构成分析图

(3)病组构成分析:利用波士顿矩阵图分别从 RW+次均结余(默认)、时间消耗指数+费用消耗指数两个组合维度分析病组的构成情况,结合分析结论,给出策略意见,见图 4.15。

(4)资源使用效率:支持从平均住院日趋势、次均费用趋势两个维度分别分析科室的资源使用情况,见图 4.16。

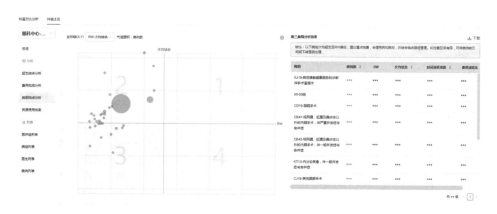

图 4.15　科室病组构成分析图

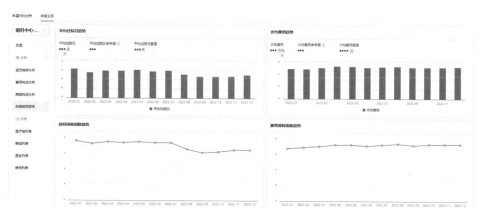

图 4.16　科室资源使用效率分析图

（5）病历质量分析：从影响分组的编码前后分组不一致病例、点数差、结余差分别分析科室的病例质量。

（三）按病组分析

病组分析可分为病组对比分析和单一病组分析两个模块。病组对比分析模块展示了超支结余、费用构成、RW 区间分布、运营目标监控等角度的分析情况，并可分别选择查看全部病组、超支病组、结余病组情况，以及查看同比和重点关注病组数据，如图 4.17 所示。单一病组分析从总病例数、RW、总权重等数据展示病组总体情况，以及从超支结余、费用构成、资源使用效率等模块分析病组的 DRG 运行总览概况，如图 4.18 至图 4.21 所示。

对于费用超标的 DRG 病组，可根据"三级筛查、逐级定位"的原则，定位到相对影响较大的科室、主诊医师诊疗组和医生，找到超标主要原因（哪个药品使用过量引起超标、哪个耗材使用过量引起超标、哪个手术模式引起费用超标等），为下一步控费准备好数据基础。

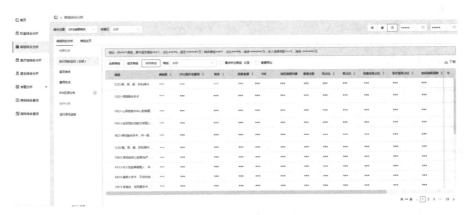

图 4.17　病组对比分析图

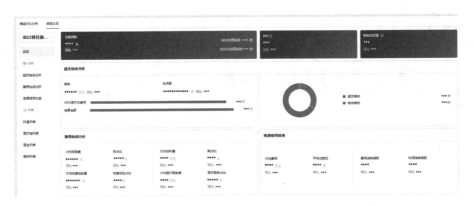

图 4.18　单一病组总览

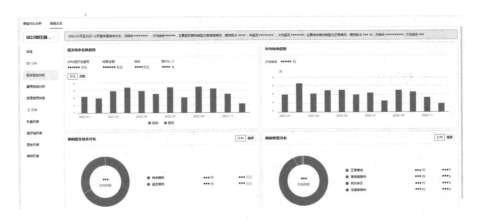

图 4.19　单一病组超支结余

(四)按主诊医师诊疗组和医生分析

主诊医师诊疗组/医生分析模块可以查看超支主诊医师诊疗组/医生和结余主诊医师诊疗组/医生的具体情况,每个主诊医师诊疗组的费用构成、病组构成、资源使用效率情

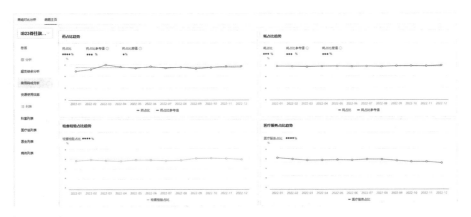

图 4.20　单一病组费用构成

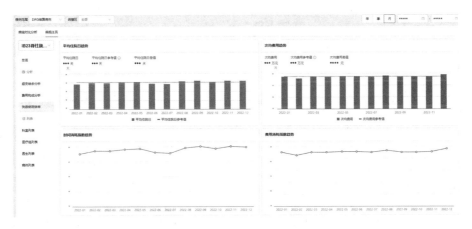

图 4.21　单一病组资源使用效率

况,以及每个医生所有病例情况,方便对超支主诊医师诊疗组/医生的超支原因进行分析,并进行提醒和点对点沟通。如图 4.22 至图 4.24 所示。

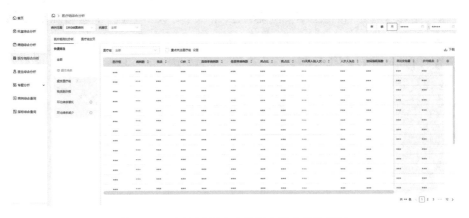

图 4.22　主诊医师诊疗组超支结余总体情况

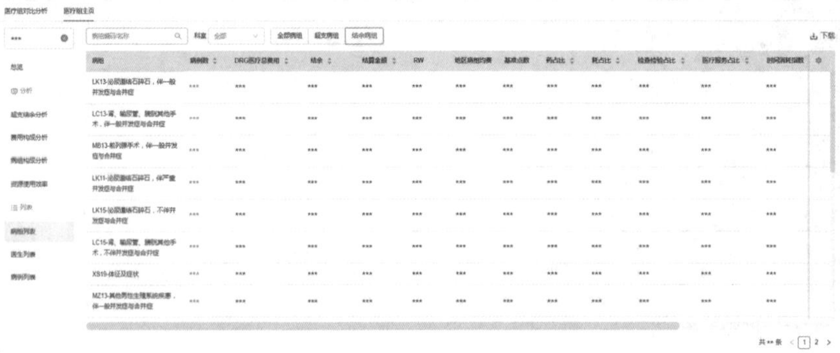

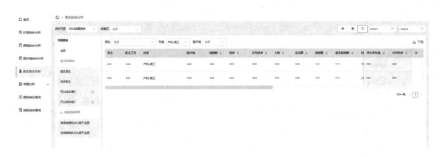

图 4.23　主诊医师诊疗组具体病例情况

图 4.24　医生病例情况分析

（五）事中监测

事中监测包含在院病例监测、提交前病例监测、已提交病例监测，提供病例入院到出院全流程的即时费用预警、病历质控问题预警、不合理入院预警，分析提供首页编码前后的分组对比回溯以及编码问题协同机制，赋能医生运行费用控制、规范病案书写质量。

为提高事中监测病例查看的目的性和准确性，可根据病例范围、医保类型、参保类型、科室、病区、主诊医师诊疗组、医生、住院大于 X 天、N 天再入院、中途出院结算、疑似年度结转、未查看病例等字段进行筛选，也可根据姓名、住院号、患者 ID、床位号等进行搜索，监测查看指定病例，见图 4.25。

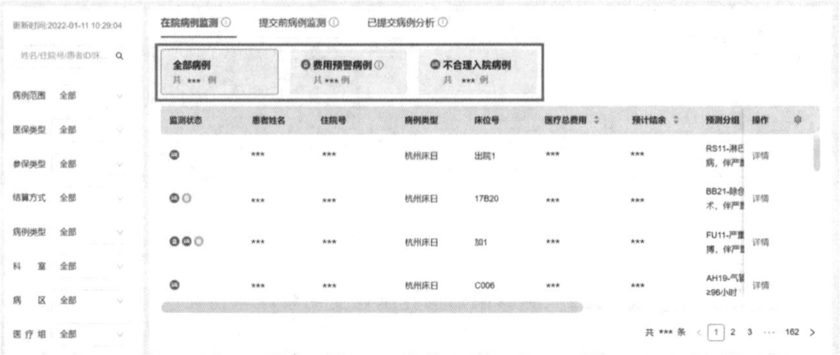

图 4.25　事中监测

(六)学科发展分析

为进一步了解院内学科发展状况,掌握科室/病组的 DRG 运行结果以制订针对性发展策略,信息系统构建了相应分析评价模块,主要包含学科覆盖度、科室评价、病组评价等。

1. 学科覆盖度

学科覆盖度从病组覆盖度和病例覆盖度两个数据维度进行分析。

(1)病组覆盖度:包含 26 个 MDC 雷达图和数据列表。如图 4.26 所示,MDC 雷达图展示了本年全部病组、上一年全部病组、本年稳定病组、上一年稳定病组等的覆盖度;右侧数据列表展示 26 个 MDC 的病例数、病组数、病例覆盖度和病组覆盖度。

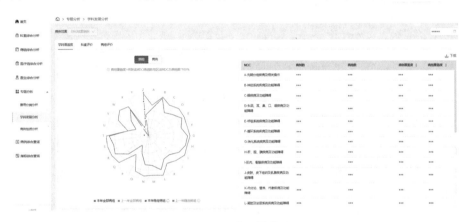

图 4.26 病组覆盖度

(2)病例覆盖度:包含 26 个 MDC 条形图和数据列表。如图 4.27 所示,MDC 条形图展示每个 MDC 病例数的覆盖度,病例数占比由高到低进行排序;右侧数据列表展示 26 个诊断大类的病例数、病组数、病例覆盖度和病组覆盖度。

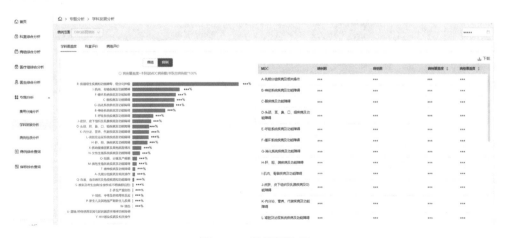

图 4.27 病例覆盖度

2. 科室评价

科室评价就是通过波士顿矩阵图，从 CMI-次均结余、时间消耗指数-费用消耗指数两个组合维度分别分析医院的资源情况和控费情况，并给出改进策略和建议，如图 4.28 所示。

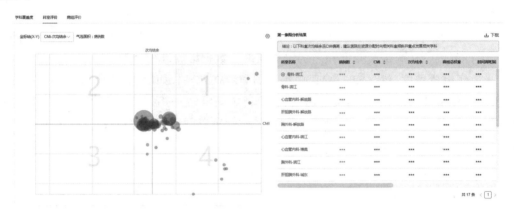

图 4.28　科室评价

3. 病组评价

病组评价就是通过波士顿矩阵图，分别从 RW-次均结余、时间消耗指数-费用消耗指数两个组合维度，支持病组范围选择，分析医院的资源使用情况和控费情况，并提出改进策略和建议，如图 4.29 所示。

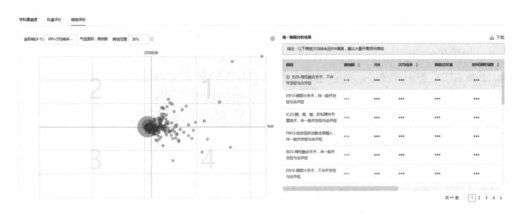

图 4.29　病组评价

三、报表分析

报表分析模块包含病例综合查询模块和指标综合查询模块两个模块。

病例综合查询模块可通过限定时间段、科室、主诊医师诊疗组等条件，查询下载详细的病例入组情况，帮助科室医生和医保管理人员细化分析亏损和盈余的原因，从而更好地实现 DRG 精细化管理，如图 4.30 所示。

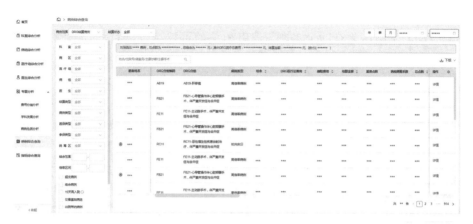

图 4.30　病例综合查询

指标综合查询模块可帮助医院管理人员完成周期性、多样性的 DRG 汇报报表制作，生成周期性考核指标。指标可归类选择，并且覆盖全面，包含了 CMI 值、RW 值、时间消耗指数、费用消耗指数、次均费用、次均结余等关键考核指标，如图 4.31 所示。

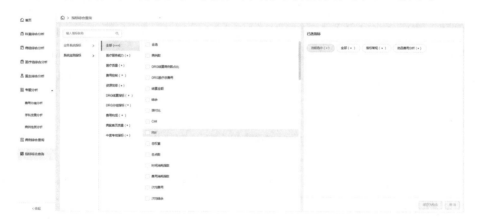

图 4.31　指标综合查询

第四节　人工智能辅助

一、人工智能背景

人工智能（artificial intelligence，AI）是随着计算机技术不断发展诞生出来的新技术，它使用计算机程序对人类的一些智能行为开展模拟，学习和记忆人们的生活习惯和思考方式，将其转化为信息数据进行储存。目前，人工智能技术主要应用范围不再局限于数据处理，越来越多的开发，正趋向于使人类生活便捷化的方向。

近年来，人工智能的蓬勃发展对医疗领域的技术创新产生了深刻影响，使个人健康监测、辅助诊断、手术操作、药物研发、慢性病治疗和传染病防控等领域实现了许多前所未有的突破,为医生和患者提供了更加精确、高效、个性化的医疗服务。同时,人工智能在医疗卫生领域应用的不断深化有助于实现与健康相关的可持续发展目标,并让公民更好地享有健康权。

二、DRG 与人工智能

医保结算清单填写的正确性是保证 DRG 入组准确的基础条件。目前,许多医院医保结算清单数据存在质量不高、编码准确率较低、病案管理粗糙等问题。

通过人工智能技术,建立基于人工智能的临床辅助决策系统,无缝衔接于电子病历系统中,可以实现电子病历实时、动态质控,达到质控关口前移,及时纠正病案缺陷,强化病案首页智能质控,实现医保结算清单自动编码,大幅度提高医保结算清单数据质量及编码工作效率,使得医保和病案管理人员从繁杂的人力劳动中解放出来,将更多的精力用在 DRG 精细化、科学化内涵管理之中。

利用先进的人工智能技术,可进一步优化 DRG 结算清单管理,避免主要诊断、次要诊断、主要手术和次要手术的漏填、错填。例如,进一步开发智能化结算清单自动编码,根据费用自动判别主要诊断和主要手术等。

此外,人工智能通过学习和记忆医院历史病例的电子病历文书、处方、检查化验数据、费用结构等,可进一步实现复杂数据质量评估的功能,比如诊断的合理性和必要性、DRG 入组的合理性和准确性,从而帮助医保管理人员在审核、修正和反馈上进一步精细化管理。

人工智能的优点主要有:

(1)提高效率:人工智能可以快速、准确地处理大量数据,提高医保 DRG 审核和管理的效率。

(2)降低成本:通过自动化和智能化的方式,人工智能可以降低医保审核和管理的人力、物力和财力成本。

(3)提高准确性:人工智能可以通过算法和模型,提高医保审核和管理的准确性,减少人为因素导致的错误。

而缺点主要有:

(1)数据隐私和安全问题:人工智能需要处理大量的个人数据,包括患者的个人信息和医疗记录等,需要采取有效的措施来保护数据隐私和安全。

(2)技术依赖问题:人工智能的应用需要依赖先进的技术和算法,如果技术出现问题或故障,可能会对医保 DRG 的管理造成影响。

(3)人员培训问题:人工智能的应用需要相关人员进行培训和学习,以适应新的技术和工作方式,这可能需要一定的时间和成本。

三、人工智能展望

人工智能作为新兴信息技术,可以有效地提高计算机处理过程的效率和质量。人工智能技术应用到医保 DRG 管理当中可以有效地提高结算清单的正确性、入组准确率以及费用监测的实时性。而 DRG 的实施通过有效分配医院资源,缩短了平均住院时间,减少了平均住院费用。两者的最终目的都是助力医院的高质量发展和减轻患者负担。

人工智能极大程度上减少了管理成本、优化了管理效率,因此,在未来,随着人工智能技术的不断发展,以及在 DRG 支付方式领域的不断实践和应用,势必会推动医保行业信息化管理的持续发展、促进医院的精细化管理及高质量发展、提升人们的就医幸福感。

思考题

1. 医院医保 DRG 信息化运营系统具体含有哪些系统功能?

2. 人工智能将会对 DRG 带来哪些影响?

第五章　DRG 应用背景下医院管理变革

学习目标

1.掌握 DRG 支付实施后医院组织结构、运营管理变革的主要内容。

2.熟悉 DRG 支付实施后医院医疗管理、绩效管理变革的主要内容。

3.了解 DRG 支付实施后医院战略管理变革的主要内容。

深化医保支付制度改革和促进公立医院高质量发展,是党中央、国务院提出的新时期医药卫生体制改革发展的目标要求,是富有显著时代特征的重大命题,是医保、医疗、医药等各相关主体共同的历史使命和责任担当。医保与医疗改革举措之间的一致性、协同性是保障群众获得高质量、有效率、能负担的医药服务的关键。公立医院绩效考核和 DRG 支付改革对医院内部管理水平提出了更高的要求,驱动医院进行相应管理变革,这将影响医院的发展战略、组织结构、运营管理、绩效管理等方面。本章将以 DRG 支付改革前后的变化为切入点对上述医院管理变革进行系统、深入的分析和探讨。

第一节　医院战略管理变革

对于医院管理而言,战略管理居于首要地位,是医院最基础也是最重要的管理手段。医院战略管理是对医院长期性、全局性发展的目标、途径、手段的方案制定,是管理者在对医院外部环境和内部发展科学评估的基础上,对医院发展方向和运营管理做出的愿景规划,其目的不是维持现状,而是规划和创造医院的未来。医院战略管理主要包含四个方面:一是明确医院的愿景使命;二是建立医院的战略目标体系;三是制订阶段发展规划;四是制定可行性策略和措施。

医院的战略管理是引导医院高质量发展、践行医改目标的重要举措。在社会需求和市场竞争态势不断变化的环境下,医院需要对自身发展的内外部环境深刻剖析,解读国家医改关键政策,把握医改的发展方向。DRG 支付方式改革从成本、绩效、运营等多方面给公立医院提出了新要求,给医院发展带来了挑战和机遇。如何在 DRG 支付方式改革背景下推进医院战略管理变革是现阶段公立医院管理的关键问题之一。

一、DRG 支付实施前医院战略管理现状

在 DRG 支付方式改革实施前,我国一些医院的战略目标偏向于扩大床位规模,在运营管理方面以营收最大化作为关注重点,医院业务收入依赖于床位规模和更多的诊疗服务项目。在这种战略目标引导下,部分医院在管理目标制订时更关注门诊量、住院量、手术量等医疗服务能力指标,对患者的治疗效果、质量安全、就医体验和满意度方面关注不够;在学科、专科建设方面对吸引更多患者就诊、增加总收入进行规划和布局,没有明确的战略定位和差异化发展策略,最终导致医院发展内涵不足。

二、DRG 支付实施后医院战略管理变革

DRG 支付方式改革的主要目的是引导医院转变当前的粗放式、规模扩张式运营机制,更加注重内涵式发展、精细化管理,体现医疗服务的技术价值,并以医保战略购买为杠杆,促使医院从功能定位、运营管理、医疗服务模式等各方面进行战略管理变革。

(一)调整医院战略方向

在医院战略定位调整过程中,医院需要审视自身的资源优势和市场需求,并根据支付改革的要求进行战略定位的重新调整。医院的发展定位应与战略目标相一致,并围绕提供高质量的医疗服务、满足患者需求和实现可持续发展展开。另外,医院还应在定位过程中与各利益相关方进行充分沟通和协商,以确保医院的定位能够得到广泛认可和支持。

1. 价值医疗导向的定位

在按项目付费阶段,医院的定位主要以床位规模、医疗技术、医疗设备和服务项目的丰富程度作为发展规划的重点。DRG 支付改革将推动医院从以业务收入为导向转变为以医疗价值为导向。医院的定位要更加注重提供高质量的医疗技术,并通过提供卓越的医疗服务来提高患者的获得感和满意度。

2. 高质量医疗服务的定位

DRG 支付改革要求医院通过优化临床路径、减少重复和不必要的医疗服务,实现医疗质量和效率的提高,减轻患者的费用负担。医院的战略定位需要重点关注提供高质量、安全、有效的医疗服务,提高临床路径管理水平和医疗资源利用效率,同时,加强医疗质量和服务水平等指标的监测评估,不断提升医疗品质、提高服务水平。

3. 患者需求导向的定位

在 DRG 支付改革下,医院需要更加关注患者的需求和体验,将患者放在医疗服务的中心。医院的战略定位需要明确目标受众,以患者为导向,提供便捷、高效、价格合理的医疗服务。医院可以通过加强患者参与和沟通、优化就诊流程、提供个性化和综合性的医疗服务等方式,满足患者多样化的医疗需求。

4. 综合健康服务的定位

DRG 支付改革要求医院提高服务综合性,即促使医院提供涵盖预防、筛查、诊断、治

疗、康复等全生命周期的健康服务。医院需要根据自己在健康服务新体系中的定位,在提供基本医疗服务的基础上,开展以人为本的整合型健康服务。

(二)调整目标制定

DRG 支付改革将促使医院制定目标时更加注重提高医疗服务质量和效率。医院战略管理需要制定相应的具体目标,如减少患者平均住院时间、降低手术并发症率、提高门诊病人的就诊效率等,并实施相应的管理举措,形成监测指标体系,进行综合评估。

1.制定战略目标

医院需根据自身定位确定短、中、长期战略目标,不同时间周期目标会有差异,需要配合医院长期目标分时间节点进行战略任务分解。战略目标内容包括加强重点学(专)科建设、提高医疗质量和安全管理水平、降低运营成本、提高服务效率和效益、提高患者满意度和改善患者体验、提高医院声誉等方面。医院战略目标应与医院的使命、愿景和价值观相一致。

2.确定关键绩效指标

根据战略目标,医院可以重新评估和改进现有的绩效指标,以确保其与 DRG 支付改革以及高质量发展的目标和策略相一致。绩效指标可以针对关键方面,如医疗服务能力、病组结构、费用控制、医疗效率、医疗质量和安全、治疗效果以及患者体验等,根据不同阶段设定相应的目标值。

3.建立评价体系并持续改进

根据管理层次设定评价周期,应用数据分析和指标报告来检测和评估管理目标的达成情况,根据绩效评价结果进行持续的改进和调整。如果管理目标未能达到预期,医院需要识别存在的问题和管理瓶颈,并采取相应的措施来改进绩效和实现目标。

(三)提高医院现代化管理水平

1.加强人力资源管理

DRG 支付改革可能会导致医院的组织架构调整,一方面,医院需要重新评估各部门和岗位的职责,根据政策要求调整团队成员配置,增加相应的病案编码和统计人员等;另一方面,需要根据岗位要求加强人才梯队的建设,结合医保支付改革需要的管理能力加大对员工相关知识和技能培训的力度。

2.优化诊疗服务流程

DRG 支付改革要求医院优化服务流程,提高整体效率和质量。医院的战略管理需要关注如何更好地管理和优化临床路径,设计和优化患者的诊疗流程,减少重复和不必要的医疗服务。医院可以应用信息化智能系统提升管理效能,定期对医疗流程和服务流程进行评估和改进,根据患者反馈和医院内部的数据分析,发现问题(含瓶颈类情形)并及时解决,提高服务流程的效率和连贯性。同时,流程优化需要不断进行迭代和升级。

3.重构绩效薪酬体系

DRG 支付改革后,医院的战略管理需要重新建立激励机制,需要调整绩效评估体系,建立和衡量绩效考核关键指标,鼓励医生和其他医护人员提供高质量、高效率的医疗服务。医院的绩效评估将不仅仅以经济指标来衡量,而是综合质量、效率和患者满意度等多维度指标为依据,以提高医院的综合绩效表现。

DRG支付改革对医院战略管理的影响是全面而深远的。医院需要调整定位和目标,优化服务流程,调整绩效评估体系和激励机制,以适应新的支付模式,并提供更高效、更高质量的医疗服务。这将对医院发展的可持续性产生积极影响。

第二节　医院组织结构变革

医院的组织结构和工作职能是由医疗服务活动的性质、任务目标决定的。科室是医院实现其功能任务的最基本、最重要的分支机构,因此,医院在设置每个科室时都有其明确的职能、任务和目标,科室中每个工作岗位也有具体的工作职能。任何科室的职能、任务分工,都由其在医院中所承担的医疗服务、学科建设、技术支撑、后勤保障工作的性质和任务决定,并由此决定科室的设置规模及人员、病床、仪器设备、工作用房等的配置。

在提供基本医疗服务的关键角色关系中,医院作为医疗服务的提供者,其提供的医疗服务以及在医疗活动中消耗的资源主要由被保险人(即参保人)和医疗保险机构两个渠道补偿,负责相关业务的部门一般是医疗保障办公室,即医保办。在按项目付费模式下,医院医保办和医保经办机构的交互业务遵循“医院花多少,医保给多少”,主要内容是算账。在医保支付方式改革浪潮中,医院和医疗保险机构的交互业务工作量爆发性增长,难度也大大增加,使得原组织架构下的医保办在应对DRG业务时明显力不从心。

本节内容主要由两部分构成:DRG支付改革前医院的常见组织架构和DRG支付改革后医院遇到的挑战,以及为适应新的支付制度,医院组织架构发生的调整和变化。

一、DRG支付实施前医院组织结构情况

医院科室设置的主要依据是原国家卫生计生委发布的《医院基本标准(试行)》文件要求,它根据医院的级别、专科类别给出了临床科室和医技科室的设置标准。以三级综合医院为例,三级综合医院在科室设置时,临床科室至少设有急诊科、内科、外科、妇产科、儿科、中医科、耳鼻喉科、口腔科、眼科、皮肤科、麻醉科、康复科、预防保健科;医技科室则至少设有药剂科、检验科、放射科、手术室、病理科、输血科、核医学科、理疗科(可与康复科合设)、消毒供应室、病案室、营养部和相应的临床功能检查室。

在满足基本标准基础上,医院在实践中常按照服务性质的不同,将医院内部科室分为更细致的四大类:临床服务类、医疗技术类、医疗辅助类、行政后勤类。

(1)临床服务类科室,即临床科室,指直接为病人提供医疗技术服务,并能体现最终医疗结果、完整反映医疗成本的科室,包括门诊、住院等科室。

(2)医疗技术类科室,即医技科室,指为临床科室及病人提供医疗技术服务的科室,包括医学检验、病理、医学影像、手术室、麻醉、药剂、功能检查、医技实验室等科室。

（3）医疗辅助类科室，即医辅科室，指服务于临床科室和医技科室，为其提供消毒、动力、生产、加工等辅助服务的科室，包括消毒供应、挂号、收费、病案、教研室、公共实验平台、洗涤中心、水电气氧管理组等科室。

（4）行政后勤类科室，指除临床服务类、医疗技术类和医疗辅助类科室外，从事行政后勤服务工作的科室，包括党办、院办、医务部门、人事部门、财务部门、科研部门、后勤部门等。

以上部门设置方式下，各部门各司其职，目标明确，但在处理跨部门业务时存在一些明显短板，例如信息传递不畅、下属参与程度低、自主性差等。从 DRG 支付改革的整个业务流程来看，此项工作至少临床科室、病案科（或病案室）、医保办、信息中心等部门，在基于 DRG 的深度运营管理中，更是运营办、医务处、财务处等多个科室，对科室联动配合的要求较高，传统的组织架构和分工无法充分满足 DRG 支付改革的实施，这是医院在改革时面临的第一个挑战。

二、DRG 支付实施后医院组织结构变革

DRG 支付改革涉及部门多，要求医院各部门深度联动、通力合作，对联动形式、频率和效率都有很高的要求，许多医院为打破部门之间的管理壁垒，将多部门协调管理机制应用到 DRG 支付改革中，在组织结构上成立 DRG 专项领导小组以开展跨部门工作。

（一）DRG 工作组组织结构

为应对 DRG 付费改革带来的挑战，医院一般在组织结构上采取两种方式进行应对。一是成立 DRG 运营管理的 MDT（multidisciplinary team，多学科团队），充当医院 DRG 工作的领导和协调机构。这类小组大多是通过各类协作保持组织形态，是一种相对灵活的组织架构方式。二是直接修改组织架构，单独划分出 DRG 管理办公室，由院长直接领导，担当各项 DRG 工作的组织者。

在 MDT 小组模式下，DRG 专项领导小组负责对 DRG 支付管理相关的重要问题进行研究，全面统筹组织，对重大事项进行决策和领导。小组通常由医院党委书记和院长担任 DRG 专项小组组长和副组长，医保办、医务处、病案科等科室负责人作为小组成员，在 DRG 运营管理中负责不同的任务。

如图 5.1 所示，某医院实施 DRG 付费改革后，医院组建 DRG 领导小组，以院长为组长，在 DRG 领导小组中下设 3 个工作组，分别为医疗管理组、信息网络组以及临床科室 DRG 组。其中：医疗管理组由医务处、医保办、护理部、病案科等组成；信息网络组保障医院数据与医保局的联通，由医院计算机网络中心、互联网办公室和信息处组成；临床科室 DRG 组则由临床医务人员兼任，负责向本科室传递 DRG 支付政策内容，就 DRG 相关业务联络其他行政科室等，由科主任、护士长和 DRG 联络员组成。

各部门在 DRG 工作组中的具体职责如表 5.1 所示。

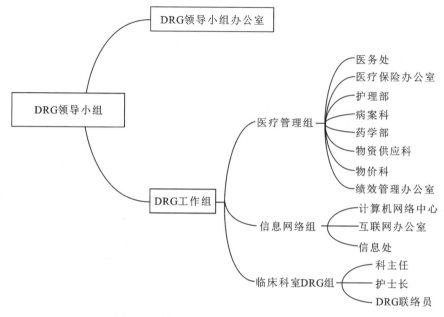

图 5.1　某医院 DRG 领导小组组织结构图

表 5.1　DRG 工作组任务分工

医院科室	DRG 工作组任务分工
医保部门	(一)院级层面 1.每月提供全院临床科室医保支付分析报告,对重点科室,重点病组,高、低倍率病历进行实时监控。 2.完成全院医保 DRG 支付季度分析报告。 3.解读医保政策、争取政策支持,协助制定医院医保控费工作方案。 (二)科室层面 1.正确理解医疗保险政策,做好医疗保险有关政策培训,指导医生合理检查、合理治疗、合理用药。 2.定期对 DRG 数据调整反馈进行质量控制,检查病案首页、出院结算单,对检查中发现的问题及时通报有关科室,协助推进病案首页的规范填写。 3.每月反馈医保结算清单,督促医生分析病历扣款原因,与病案室协作调整诊断、分组、汇总问题并反馈医保局。 4.通过预分组系统实时监控高、低倍率病例情况,定期提醒临床医生。 5.每月病历上传医保系统前组织 1 次临床科室集体反馈,主要针对高、低倍率病历。 6.每月监控科室盈亏情况,对亏损重点科室,要求科室完成自查分析及整改报告。

医院科室	DRG 工作组任务分工
病案部门	1. 培训临床科室病案首页填写,解读 DRG 口径手术分级,核查填写规范及准确性,监控异常编码问题。 2. 协助医办在每月医保结算病历上传前,集中处理临床反馈的诊断编码、分组问题,并汇总临床存在的问题,进行反馈。 3. 病案室负责全院运行病历抽查工作和出院病历的终末质量控制工作,负责临床首页规范填写、病案首页及编码质量的把关,每月 15 日前完成上月住院病例的病案录入工作。 4. 认真做好环节病历的质量控制工作,检查运行病历一般项目及完成及时性的监控、抽查,做好记录,并及时通知医师进行修正。 5. 按照"住院病历质量考核评分"标准,登记缺陷和错误后,通知科室到病案室修改。将审修好的病历按规定放在病案室归档。
病案部门	6. 病案室将登记的缺陷和错误按时进行汇总、统计、分析、评价,并及时书面上报医务科。关注编码、分组器升级问题,对科室病例入组调整问题进行监控、汇总。 7. 根据省平台数据,完成 DRG 季度分析报告,汇总每季度临床科室重点病术种完成量及排名情况。
医务部门	(一)DRG 绩效管理工作 1. 拟定医院响应医保 DRG 支付改革的工作计划,根据有关政策,结合医院实际,组织全院临床科室医疗人员认真贯彻执行,设定各个临床科室 DRG 重点指标年度目标。 2. 每月监控全院各个临床科室 DRG 重点指标,包括 CMI 值、RW、外科能力及重点病术种情况,分析各个科室运营情况,反馈科室 DRG 管理小组,落实封闭管理。 3. 制定 DRG 绩效考核方案。 (二)DRG 医保支付工作 1. 成立临床科室 DRG 管理组,在各个科室建设 DRG 管理团队,负责监管工作。 2. 组织临床科室主任、DRG 管理团队的医保支付培训工作。 3. 监控全院各个科室 DRG 盈亏,病组,高、低倍率病历情况,分析重点科室药物、耗材使用情况,组织 DRG 支付推进工作小组会议,汇总问题,集中分析和反馈至临床科室。 4. 组织专家对特殊病历进行讨论。 5. 结合临床路径,助推 DRG 控费工作。 6. 组织专家核查病历异常编码问题。 7. 协助医保办审核每月亏损重点科室的自查分析报告。

医院科室	DRG 工作组任务分工
信息部门	1. 负责医院信息化建设,全面负责各个信息系统的网络化性能的调试、维护与安全管理。根据需要采集或者配合解决相关信息需求问题。 2. 每月 15 日向医保部门上传上个月患者住院病例的病案数据。 3. 负责制订医院信息化培训计划等工作。
质管部门	1. 根据国家卫生部门及上级行政部门的相关要求,组织相关部门制定关于医保 DRG 支付改革的医院质量与安全管理制度、方案、工作目标和发展规划。 2. 跟踪、收集、汇总医院各部门报送的质量相关指标数据,建立医院质量管理数据库;定期总结、分析、评价、反馈医院质量信息,促进医院质量管理工作的持续改进。 3. 定期组织专家核查病历质量,对病历内容及首页填写进行抽查,重点关注异常编码问题。 4. 组织医院各科室病历书写相关的培训,推广质量改进工具和方法的应用,提高全员质量管理意识。
财务部门	1. 负责 DRG 病组费用结构化分析,编制年度和季度的业务收支预算,合理地组织业务收入,全面掌握和调配资金。 2. 每月监控 DRG 病人结算数据,分析费用构成,对药品及耗材占比增量情况实时监控,协助医保办完成月度、季度分析报告。 3. 每月成本核算,测算科室疑难病诊治能力与收支结余关系,为优化各科室病床结构提供数据基础。 4. 贯彻执行国家有关方针、政策、法律、法令,遵守财经纪律,认真做好财务监督和经济活动分析;根据医院发展的需要,制定和调整 DRG 相关的奖励性绩效的分配方案。 5. 协助医院医保办认真做好 DRG 相关医保政策的宣传解释工作。
药学部门	1. 参与临床路径及 DRG 病例合理用药质量控制工作,具体负责药品采购、保管、分发、调剂、制剂、质量监测,以及临床用药管理和药学服务等有关药事管理工作。 2. 建立临床药师制度,开展临床药学服务。 3. 编辑本院药品信息通讯,指导临床合理用药。

医院科室	DRG 工作组任务分工
采购中心、设备处	1. 负责医院物资的采购、供应、保管及审核验收工作;每月监控临床科室耗材使用情况,特别是高值耗材使用排名靠前及异常增量情况,及时反馈,必要时根据情况限制部分耗材使用数量;努力做到计划采购、集中采购,在确保质量前提下,降低采购成本。 2. 及时同临床一线和相关科室进行沟通,确保行政与临床业务工作的正常开展。

在院内 DRG 运营管理中运用 MDT 模式(见图 5.2),不仅能增加管理队伍的专业性、多元性,也能开阔医院医保工作的边界,提高政策执行效率,推动公立医院高质量发展。

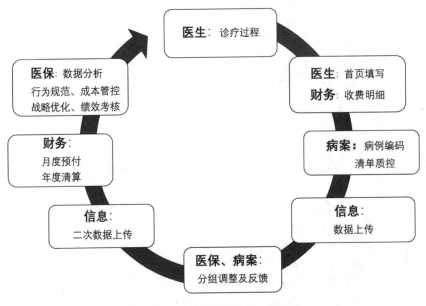

图 5.2 DRG 管理的 MDT 模式

(二)DRG 付费协作流程

医保结算清单质量高低直接影响到医保基金付费和医疗机构获取补偿的准确性。目前,患者从出院到医院结算清单上传到医保局,有几种工作模式,需要 DRG 小组内各成员默契配合。

1. 模式一

DRG 付费协作流程模式一如图 5.3 所示。

临床科室:患者在院期间临床医生可随时查看患者 DRG 模拟入组情况,避免"大处方"和不必要的检查。患者出院后医院要求医生 48 小时/72 小时内填写完善病案首页,

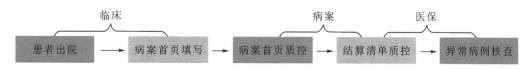

图 5.3　DRG 付费协作流程模式一

通过电子病历提交病案首页。

病案部门:医生提交病案首页后,病案科首先根据卫生健康部门的病案首页填写规则进行质控,并与医生沟通优化。对于部分根据结算清单的填写规则需要改动的病例,经病案科和医保办协商,由病案科与临床沟通修改,如果临床医生不同意修改,则视为"疑难病案",每月召开例会讨论。

医保部门:在医生提交病案首页后,医保办即可同时查看病案首页进行核查。主要核查内容有:根据医保结算清单规则是否需要修改(由于医保办没有配备编码人员,因此医保办可以提出意见,但主要由病案部门与临床科室沟通);病例是否有违规操作,如分解住院、分解收费等。

2.模式二

DRG 付费协作流程模式二如图 5.4 所示。

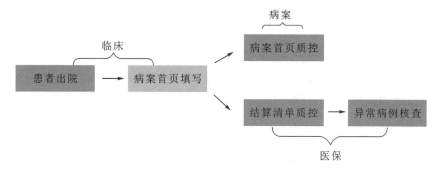

图 5.4　DRG 付费协作流程模式二

临床科室:患者在院期间临床医生可随时查看患者 DRG 模拟入组情况。患者出院后医院要求医生 48 小时/72 小时内填写完善病案首页,通过电子病历提交病案首页。

病案部门:医生提交病案首页后,病案科根据卫生健康部门的病案首页填写规则进行质控,不改变工作流程。

医保部门:医生提交病案首页后,医保办根据医保结算清单填写规则同步对病案首页进行质控,并生成单独的结算清单,对于有问题的病例与临床科室沟通修改(这种模式下医保办配备了专业编码人员,因此不需要与病案科沟通)。

3.模式三

DRG 付费协作流程模式三如图 5.5 所示。

临床科室:患者在院期间临床医生可随时查看患者 DRG 模拟入组情况。患者出院后医院要求医生在提交医保结算清单数据前 5～7 天完成上月出院患者的病案首页填写和完善工作。

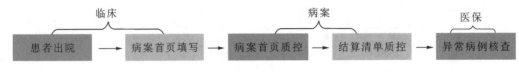

图 5.5　DRG 付费协作流程模式三

病案部门:病案科在临床医生完成病案首页后,根据卫生健康部门的病案首页填写规则进行质控,对于部分病例,根据医保结算清单的填写规则需要改动的,由病案科与临床科室沟通修改。

医保部门:医保办对病案科质控完成的病例进行上传前的最终审核,主要核查病例的超支结余情况,挑出需要特病单议的病例,核查是否有违规操作,如分解住院、分解收费等。

这三种模式的主要区别在于病案部门和医保部门对结算清单质控的分工。模式一是由病案部门和医保部门共同协商负责结算清单的质控;模式二是医保办根据医保结算清单填写规则生成单独的结算清单,这种情况需要配备专业编码人员;模式三由病案科与临床科室沟通修改医保结算清单。

(三)DRG 项目组工作模式

1. 组织全院政策培训

DRG 付费为我国新推行的一项医保支付方式改革政策,很多医院工作人员并不清楚 DRG 支付的原理,难以顺畅开展相关工作,因此,让各科室认识、认同、适应 DRG 支付政策,是改革落地的基础。基于 DRG 支付的岗位管理,医院需要组织从全院到科室到关键岗位、由面到点的各类培训。

例如,某医院针对 DRG 支付改革开展了一系列培训:

(1)院领导培训:深化向上管理,医保管理参与医院经济管理委员会、运营管理委员会、医疗质量管理委员会,不断深化对分管院领导以及医院负责人的政策沟通与汇报,从院领导的高度树立全院重视医保管理的基本思路。

(2)中层干部培训:通过专项医保培训会议、中层干部会议、季度考核汇报反馈会议、各专科医保协调沟通会等形式,进行政策与医保运营情况分析,使临床科室主任及相关职能科室负责人能够做到心中有数,知行合一。

(3)医保助理培训:每位医保助理需每年进行医保相关管理科室轮科(包括医科、质控部、物价办等)并对临床科室医保数据分析,有针对性地制定医保控费措施。

(4)全员培训:由医保助理组织临床科室全体人员进行政策解读、控费措施落实管理等培训;由医保办组织质控部、物价办、绩效办等职能科室到临床科室进行运营管理分析及培训。

2. DRG 付费沟通联络

部分医院在临床科室中遴选出一名年轻好学、熟悉电脑操作的医生作为 DRG 专管员,要求其职责的固定性与连续性,负责与医保办或病案科沟通本科室所有 DRG 相关的工作,如组织本科室 DRG 相关内容学习、日常联络、数据反馈和政策信息传达等工作,帮助本科室快速熟悉和知晓 DRG 工作内容,协同分析本科室 DRG 效益管理情况。与此同时,建立 DRG 联络员微信群,用于 DRG 专管员和医保工作人员双向沟通。

3.DRG 主题讨论会议

DRG 工作小组建立定期主题会议的工作模式,联动医疗、护理、病案、医保、计财、信息、设备等行政部门,复盘医院 DRG 付费工作,包括内容有:一是汇报各临床科室上传病案首页质量和 DRG 入组情况;二是讨论 DRG 支付流程问题,各部门共商优化或解决方案;三是从 DRG 数据反映出的问题挖掘医院日常业务的改善方向,如药品、耗材、设备的管理等,充分利用 DRG 管理工具助力医院高质量发展。

例如,某医院举办行政、临床"共话 DRG"活动,充分调动临床科室积极性,促进全院全员参与,具体内容如下:

(1)行政管理联席会:建立"每日一反馈、每月一会议、每季一主题"的工作模式,联动医疗、护理、病案、医保、计财、信息、设备等行政部门,聚焦 DRG 支付关键环节、重点问题、重要因素等,做到一事一议,凡议必解决。每月最后一周,各行政管理部门集中召开例会,汇报工作进展,反馈工作难点,讨论解决方案。每季度明确一个改进主题,与医院日常管理深度融合,做到持续整改,如合理用耗点评、合理用药听证等。

(2)科主任细说 DRG:定期召开"科主任细说 DRG"专题会议,选取盈余多或亏损多的典型科室,主任在 DRG 专题会议上介绍科室如何适应 DRG 支付政策,运行中遇到的重难点、注意事项及存在问题,以及后续的完善举措等。

(3)管理员致研 DRG:医保办、病案科对临床科室 DRG 管理员进行多轮培训,从 DRG 基础知识到数据运用,从出院诊断填写到病案首页质控,要求科室 DRG 管理员熟悉 DRG 知识,熟悉掌握并充分运用院内 DRG 管理系统,学会本科室数据分析,每月向科室 DRG 管理小组汇报科室 DRG 运行情况,培养一批掌握 DRG 支付方式改革政策要点、专业能力强的临床核心人员。

(4)护理"案说护理质量":护理部开展"案说护理质量"改进活动,紧紧围绕 DRG 支付改革,从不同角度进行质量改进,如护理不良事件控制、流程优化、成本管理、效率提高等,让护士在 DRG 支付改革中发挥应有的作用。

第三节　医院运营管理变革

医院运营管理是以全面预算管理和业务流程管理为核心,以全成本管理和绩效管理为工具,对医院内部运营各环节开展设计、计划、组织、实施、控制和评价等管理活动的总称,是对医院人、财、物、技术等核心资源进行科学配置、精细管理和有效利用的一系列管理手段和方法,是维系医院长远健康发展的关键环节和重要手段。医院运营管理必须围绕战略管理,在战略指导下,运用战术方法对投入的生产要素、生产资源开展控制、转化、增值等活动,将医疗核心业务以医疗服务的形式提供给患者,最终输出是战略发展目标的实现。

一、DRG 支付实施前医院运营管理现状

DRG 支付改革前,医保支付实行总额预算框架下的按项目付费制度,医院收入高低与开展项目多少直接挂钩。在医院整体层面,为保证规模效益,往往采取相对粗放的经营模式,在临床科室和医师层面,绩效考核多采取与收入或者工作量挂钩的核算模式,鼓励多劳多得,因此容易产生诱导需求、过度医疗等问题,造成医保资金和医疗资源的浪费,同时也增加了患者负担。

在科室管理层面,医院管理基本实行院科两级管理,各个岗位的工作职责固定,但功能定位及职责界限不清晰,尚未形成系统的、整体的运营管理组织框架。职能部门间沟通协调性不足、工作效率相对较低。部分医院尚未设立单独的运营管理部门,在实际运营管理过程中会计核算的占比较大,忽视了其他的运营管理职责,对医院发展战略的促进有限。

在人员构成方面,医院管理者大多由具有医学背景的人员担任,其在医疗质量提升、诊疗服务标准化和学科建设方面往往有较为丰富的经验,但由于其专业特点,时常会出现重业务轻管理的现象。

在信息化建设层面,医院信息系统建设进度相对滞后,信息化建设缺乏统一规划,存在重复建设现象,不同信息系统间关联性薄弱,数据统计口径多、方法杂,导致数据收集利用的效率低、质量差,难以实现科学化管理。

二、DRG 支付实施后医院运营管理变革

医疗、医保相关政策文件的驱动和 DRG 支付的导向,会激励医院从热衷于"收入增长"模式转向"降低成本"模式,各医院不得不从内部运营管理和外部品牌经营等多角度共同着手,以保证自身收入、保持自身生命力。有研究表明,在 DRG 支付改革的推行下,医院出现了住院患者平均住院日降低、次均药品和材料费用下降、时间消耗指数和费用消耗指数下降的情况。大多数公立医院面对 DRG 支付时开始重新规划医院定位,将发展重心转移到内部运营管理上,加强医疗成本的精细化管理,为患者提供更加优质的医疗服务,提升医院的核心竞争力。下面内容将主要介绍 DRG 支付改革下医院运营改变的内涵以及具体的运营措施。其中,绩效管理将在第五节详细论述。

(一)业财融合,加强医院精细化运营管理分析

在传统的按项目付费模式下,医院更多关注医疗行为,对医院的管理和分析限于医院和科室两个层级。DRG 支付方式改革要求细化分析层次,根据院内实际情况细化至病组或医生个人维度的分析。DRG 关键指标分析成为掌握医院、科室运营情况的重要抓手,可以让医院算好"账",把精细化管理落到实处。但不少医院缺乏有效的数据分析系统和分析团队,面对海量数据无从下手。如何系统性地进行数据分析,精准定位院内问题并解决,是每个医保管理者的必修课。本书以科室为例进行宏观、中观、微观三个层面的结构化分析。

1. 宏观——分析科室整体情况

医疗服务能力:通过科室病例数、DRG 组数、CMI 值、手术占比、四级手术占比、日间

手术占比、疑难病例占比等指标,分析科室医疗服务的广度及难度。

医疗服务效率:通过科室平均住院日、时间/费用消耗指数、床位使用率等,分析对比科室医疗服务效率情况。

费用构成分析:通过药耗占比、医疗服务收入占比等反映科室收入结构,分析科室医疗服务价格合理性。

医保结算及质量:通过高倍率病例占比、低倍率病例占比、15天再入院率、非计划重返手术室发生率、人头人次比等指标数据,分析科室是否存在不合理医疗行为,如降低诊疗质量、分解住院等。科室病例入组率低的情况下,反查病案/结算清单质量是否存在问题。

将患者的费用压力转换为医院的成本压力,这种转变迫使医院平衡医疗质量和成本控制,意味着"降成本、谋发展"成为医院的必由之路,公立医院的成本管理将随之从传统核算模式向管理赋能模式转型。督促医院将成本管理提升到战略层次,将成本管理纳入医院长期发展规划中,以成本为基础分析医院的发展方向、学科规划、医技创新、人才培养等。进行精细化的科室、项目、DRG病组、主诊医师诊疗组、诊次、床日等成本核算,可以为医院预算管理、DRG成本控制、资源配置、绩效考核等提供科学有力的决策支持。

2.中观——分析科室病组结构

针对内外科收治病种分布,分析确认当前科室收治病例是否符合科室功能定位;从并发症或合并症(CC)维度分析收治患者是否符合其重点专科定位;通过费用结构、服务效率指标分析,筛选出科室的优势病组、潜力病组、支撑病组及薄弱病组,并针对不同类型病组做单独病例深入挖掘。

例如,某试点医院对DRG融合下的学科管理现状进行分析,形成四象限图(见图5.6)。处于第一象限的学科就是医院在当前支付改革下的优势专科,可以进行亚专科的发展并适当增加床位;第二象限的学科可以适当发展;第三象限的学科(难度不高、有超支)需要控制,适度减少床位,并通过提高诊疗技术提升专科水平;第四象限的学科(难度高、有超支)需要针对其超支进行精准管控(药、耗的管控)。

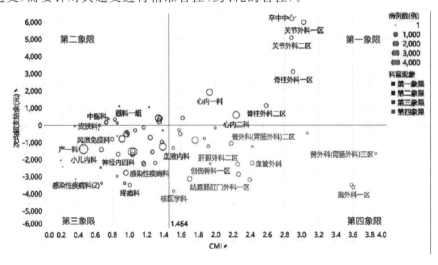

图5.6　某医院学科CMI-超支结余四象限图

　　另外,根据超支结余和病种 RW 值(以 2 为原点)可进行深度分析,按照病种所处的象限提供具体管理措施,详见图 5.7。可应用"二八定律"针对筛选出来的重要病种采取相关费用控制措施。对于处于第一象限中的病种,保持其当前费用水平即可。对于第二象限中的基层病种,可根据政策进行适度费用控制。对于第三象限中的病种,需提高效率、降低费用水平,针对其中呈超支状态的基层病种(支付政策中将诊疗技术成熟、无并发症和合并症的多发病、常见病设为基层病种),应先进行病案质控确保入组准确,同时根据自身发展阶段通过日间诊疗或其他方式提高医疗效率,调整费用结构,减少资源消耗,也可有选择性地进行分级诊疗。第四象限中的病种是医院要高度关注的病种,可能属于开展的新技术新业务或疑难危重症案例,可以和医保局进行沟通协商,如果是临床管理问题,在确保医疗质量前提下采取临床路径等管理手段,从而达到效率提高、费用控制、技术发展的效果。

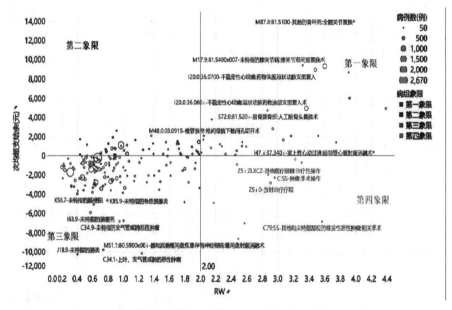

图 5.7　某医院病组权重-超支结余四象限图

3. 微观——分析具体病例存在问题

　　深入分析具体病例诊疗过程,如药品和高值耗材使用是否合理,判断病组超支的主要费用项目,科室可进行精细化费用控制;分析异常病例,如高倍率、低倍率异常专题分析;由病案首页/医保结算清单填写的诊断、手术导致的未入组、歧义组等专题分析。

　　病案首页/医保结算清单质量不容忽略,还需关注科室入组异常情况,辨别具体是由医生填写规范性不足、DRG 分组不够细还是其他原因导致的,从而进行针对性的优化提升。病案首页/医保结算清单的书写者需要熟练掌握 ICD 分类体系和 DRG 分组基本原理,掌握各分组器逻辑差异,独立完成病例编码和分组判断,能根据病例数据和分组个案数据,独立计算 DRG 各项关键指标。

　　病历全流程质控如图 5.8 所示。

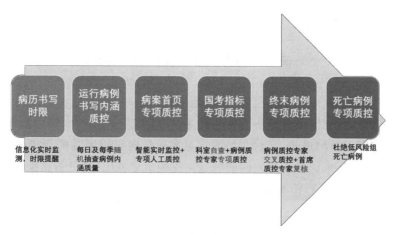

图 5.8　病历全流程质控

（二）加强成本管理，提高经营水平

1.成本核算厘清真实收入支出

DRG 支付方式下，医院只有将成本控制在医保的支付标准内才能有盈余，因此，医院必须建立 DRG 病种成本核算体系，这是医院开展成本管理的基础。此外，DRG 支付是医保局对医院的主要支付方式，为实现病种成本与医疗总收入的匹配，医院在传统的自上而下、自下而上、成本收入比法之外，需要探索出以 DRG 为基础的成本核算方式。

目前，部分医院对 DRG 的成本核算进行了探索。2019 年，某市三甲医院利用院内数据开展了基于 DRG 的病种成本核算，结果表明，在医院 561 个病种组中，大部分病种的医疗费用低于实际成本，仅有 212 个病种组能够产生收益，占所有病种组的 37.8%，亏损病种组达到 349 个，占所有病种组的 62.2%。

如图 5.9 所示，某地对 2020—2022 年 DRG 基准点数（DRG 点数法付费）调整趋势进行分析，发现 2020—2021 年病组组数和基准点数同时发生变化，其中病组组数增加 8 组；2021—2022 年病组基准点数合计下降幅度达到 11.79%，病组基准点数合计减少 2 万多点；地区住院患者平均费用变动不大。

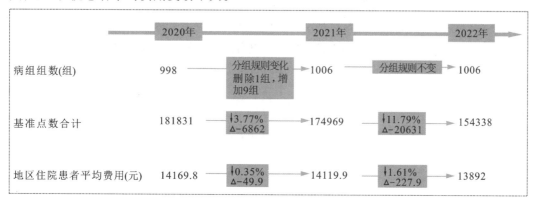

图 5.9　某医院 DRG 付费后病组组数、基准点数、患者平均费用变化情况

2. 成本管理延伸到区域内对比

我国基本医疗保险制度建立之初,医保完全按项目付费方式支付给医院。随着参保人数不断增加,保障水平不断提高,医保基金压力逐步增大,倒逼医保支付方式转向复合多元化。

对医院而言,开展区域内不同医院 DRG 数据比对分析,可激励科室之间或医院之间进行公开良性竞争,找到区域内学科发展的标杆,可以加强交流合作,明确发展措施,配置相应资源,取长补短,共同进步。例如,某医院对本地区同级别医院的例均财务分类费用数据进行比较后发现,本院材料费和西药费是超支的主要原因,该分析结果为医院在成本管控中找到了方向,如图 5.10 所示。

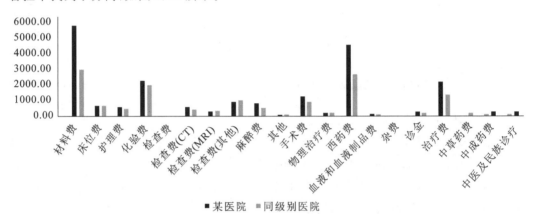

图 5.10　某医院与同级别医院(历史)例均财务分类费用对比图

3. 成本分析辅助优化临床路径

在按项目付费模式下,科室无论采用何种方法对患者进行诊疗,其成本均能通过医疗服务价格得以弥补。因此,科室缺乏建设和规范临床路径的动力。在 DRG 支付模式下,诊疗一个病例获得的医保支付是一定的,科室成本能否得到弥补,关键在于 DRG 成本能否按预先确定的付费标准进行有效控制。分析每个 DRG 组的成本构成,可以建立基于资源消耗的临床路径标准细化方案体系。

某医院对 HC35 病组(胆囊切除术,伴一般或不伴并发症或合并症)开展了 DRG 成本测算,发现该病组内病例成本差异较大。针对病例成本明细表中各成本项,医务、临床、药学、医工、财务等部门通过协同分析,制订了符合临床实践的临床路径标准化细化方案。最后,医院将达成共识的方案纳入医院医疗质量质控系统,用于日常医疗行为和医疗质量的监测,见表 5.2。

表 5.2　某医院 HC35 病组优化后临床路径成本明细表

成本项	优化前成本/元	优化后成本/元
药品成本	9981.88	6685.19
卫生材料成本	6603.67	6168.58

续表

成本项	优化前成本/元	优化后成本/元
化验成本	639.14	559.18
检查成本	2080.54	1421.02
手术麻醉成本	7549.24	6395.02
治疗护理等成本	3207.22	3715.77
合计	30061.69	24944.76

（三）主动进行费用控制，重点管控药品和耗材费用

1. 实行标杆管理

按项目付费模式下，医院可以通过"多劳多得"获得医保基金，医院之间竞争压力相对较小；而在 DRG 支付改革的政策推动下，医保基金采取总额预算制，该模式将支付方式转变为"优劳优得"，加剧了医院之间的竞争，医院不仅要通过提高医疗质量及效率、提高服务水平等手段吸引更多的患者就诊，还需在管理过程中掌握自身在同区域、同级别医院的相对位置，以便采取高效举措，力争在竞争中占据优势。

在进行标杆管理时，重要的一步是要做好"立标"，形成标杆体系。一般而言，DRG 支付政策结算初期，每家医院的实际情况不同，不能盲目与其他医院进行对比，应优先选取院内优秀科室作为标杆。

一是依据 DRG 入组规则、支付政策等，选取具有代表性和规范性的优质病例，科学计算每个病组的 DRG 支付标准。二是通过标杆值找差距。事前阶段，根据院内数据、标杆数据确定本阶段目标值；事中阶段，实时展示当前情况与目标值差距，精准定位超支病种，分析病组超支的主要原因，为临床管理提供参考及异常提醒；事后阶段，阶段性分析院内与院际的差异，复盘当前目标达成情况，定期评估并及时调整策略，做好精准控费。

具体措施：可以重点关注同一病组不同科室的时间消耗指数和费用消耗指数，分析其住院病人的例均费用、药品费、材料费和平均住院日等指标，并与院内标杆值对比，通过分析原因找到改进方案；分析同一病组不同治疗方式，做好临床路径管理，控制不合理诊疗费用。

医院要持续良性发展，需重点建设技术处于更新、有良好发展前景的专科，打造医院在区域内的独特竞争力，并发挥引领作用，以在 DRG 付费改革背景下赢得先机。

2. 控制药品耗材费用

控制药品费和耗材费一直是新医改关注的重点。DRG 支付实施前，尽管药品和耗材均已执行了零加成政策，但临床科室控药控耗的意识不强，同时，临床诊疗行为已形成路径依赖。DRG 支付实施后，医院收治病例的支付标准固定，每一个病组中的药品和耗材都是成本，如过多使用药品和耗材容易导致医疗费用超过支付标准，从而导致结算亏损。由此将激发医疗机构主动控费动力，进一步规范医疗服务，聚焦患者的临床实际需要，进

行合理诊治。具体可供选择的举措如下：

(1)遴选高性价比药品入院。随着药品从"收入中心"转为"成本中心",医院药事委员会在遴选药品入院时除了考虑临床需求、药品品种的合理性,也更加关注药品的药物经济学证据、药品临床综合评价结果等,基于此种考虑,可在医院的药事委员会中纳入医保工作人员,充分考虑药品入院对医保支付的影响,降低因药品性价比低带来的医保超支风险。

(2)联动集采和国谈药落地政策。在临床中鼓励使用国家集采药品是政策要求,也是DRG 支付改革下医院控制药品费用的重要手段;随着医保药品目录变为一年一调整,一些创新药品通过国家谈判的方式快速进入医保目录。但是,许多地区并未将医生"双通道"处方的费用计入患者住院总费用,导致 DRG 支付实施后,医院涉及"双通道"药物治疗的病组低倍率病例占比异常高,病组费用严重失真,甚至影响到地区相关病组的支付标准调整。

(3)强化科室联动,实施细化管理。控制药品费用是 DRG 支付改革下医院的重要管理目标,而医保部门在药品合理使用方面缺乏专业经验,因此,部分医院积极开展药学联动,在药剂师进行专项处方点评时增加医保目录限制范围相关内容,同时寻找更具性价比的药品替代,详细操作如表 5.3 所示。

表 5.3　药剂科针对医保用药替代使用点评表

住院号	DRG 组	主要诊断	药剂科点评内容
22002××	GU15 消化道溃疡伴穿孔,不伴并发症或合并症	十二指肠溃疡伴出血(主要诊断);急性失血性贫血;食管隆起性病变	①门冬氨酸钾注射液 1.712g qd ivgtt 1/28-2/4 48.74 元/支×14 支=682.36 元 常规充电解质,可选择基药氯化钾注射液(1.2元/10 毫升)。 ②复方醋酸钠林格注射液 500mL qd ivgtt 1/28-2/4 158.09 元/瓶×7 瓶=1106.63 元 常规补液可选择价格较为便宜的基药林格液品种(4.28 元/500 毫升)

一项在 5 个 DRG 试点城市调查了 200 名医院工作人员的研究结果表明,DRG 支付实施后,医院开始通过各种途径减少药品费用,例如限制高值药品和耗材的使用、减少药物使用天数、采用仿制药替代原研药等。

3.耗材管理措施

随着医学技术的不断进步,医疗手段呈现多样化,作为医疗服务物质基础的医用耗材的种类和消耗量也在不断增加。因此,对医用耗材进行规范化、模块化的管理极为重要。

　　目前,为规范医保医用耗材管理,推动建立科学高效的医保支付机制,保障参保人权益,国内多地医保管理部门逐步出台"可收费医用耗材目录",但目录所涵盖的耗材范围有限,而医疗技术不断革新,导致一些新医用耗材暂时没有收费依据。此外,大多数低值耗材随医疗服务项目收费,本身为不可收费耗材,极易诱导"靠收费""串换收费""重复收费"等行为。因此,在医院加强DRG病组成本核算和成本控制的背景下,医院亟须加强对这些无法收费医用耗材的管理。可供参考举措如下:

　　(1)准入中提前介入收费。风险前移,加强源头管控。加强院内收费规范,在耗材遴选入院和相关医疗新技术准入之时,医院价格管理部门及时介入,结合耗材用途和技术内涵告知临床科室和相关部门该耗材是否可收费;双管齐下,加强对不可收费耗材的管理。一方面,在准入新技术时同步推进服务项目、医用耗材的可收费申报工作,用扎实的成本测算数据和院内医疗技术评估(Min-HTA)结果推进医用耗材的可收费审批;另一方面,做好不可收费耗材的成本分摊管理,针对产品的特性,"一物一议"地提出成本计入方案,达成与临床使用科室、绩效管理部门的共识,避免"要求与执行不一"的"错收费、漏收费、重复收费"。例如,广东省某医院针对院内缝线、止血纱费用远超同级医院同DRG组平均耗材费用的情况,制定了止血材料和防粘连材料的使用审批制度,控制这类不可收费材料的不规范使用。

　　(2)采购中积极集采议价。部分医院借鉴国家医疗保障局带量采购的招标模式,对院内使用耗材组织多公司议价,集中采购,从而降低医院运营成本。山西省某医院对30个常用外科耗材组织多公司议价,实施议价降价,最高降价幅度达77%,预计全年节约金额1000多万元。某医院对使用量大的非计费耗材通过医院集中采购谈判降价,最终确立了以在用的检验科、病理科试剂、血糖试纸等其他常用低值耗材为主体的谈判对象,在2020年7月至2020年9月共3个月期间,开展了9批次谈判工作,累计降价1344.1万元。

　　(3)使用中寻找优选替代。医院在梳理本院使用耗材时,可以针对重点使用耗材,结合医学工程部门和临床科室的意见,寻找有质量保障同时价格更低的替代产品,进一步降低医院成本管控压力。例如,某医院骨科的钢板用量大、金额高,经医院讨论后,决定使用统一优质的国产钢板替代进口钢板,降低了DRG超支风险。

(四)智能化数字化运营管理

　　在DRG支付改革之前,医院的运营管理系统主要关注患者的治疗过程、医疗费用和相关财务管理的核算。医院通常使用传统的业务管理系统,包括财务管理系统、物资管理系统和人力资源管理系统等。这些系统主要用于支持医院的日常运营,包括预约挂号、病患就诊、医疗记录、费用管理等。DRG支付改革后,将对医院的信息系统和大数据管理提出更高的要求。

1.信息与业务系统协同建设

　　DRG支付是针对患者住院期间的健康状态、诊疗方式及转归等情况,依据相关的编码和记录信息,基于DRG模型算法进行计算、归类、分组,并采用特设支付流程完成支付。DRG支付对有关数据和记录的产生、收集、质控、存储、传输、上报等信息处理过程有一定技术要求,对临床、医务、医保、运营、财务、病案、信息等工作流程和管理有综合协同要求,满足这些要求的共同前提是具备有效的信息技术支持,因此,亟须有针对性地加强医院信息化建设,扩展、补充、完善信息系统功能,提高数据治理水平。

2.临床管理信息化和智能化要求

DRG 支付条件下的临床路径管理系统需要支持病种成本控制功能,增加诊疗方案、药品耗材及住院时间等资源的分析、计划、监控、管理功能,强化路径的病种选择、分组和诊疗方案学习能力;诊疗规划管理主要围绕病种选择展开,涉及疑难病例与高收益病例的收治比例制定,系统必须具有基于 DRG 分组模型的分析能力和大数据分析能力,确保科室能够平衡管理收益性和病例复杂性,合理制定病种收治规划,满足医疗、科研和学科建设要求;过程管理要求系统支持在患者住院诊疗期间持续对诊断和入组情况做出预测分析,获得预期的 DRG 结算收益,辅助制定和修正诊疗方案,调配医疗资源。临床决策支持系统建设在 DRG 支付实施中非常重要,且需优先强化其诊疗成本分析功能。

3.精细化运营管理系统

DRG 支付改革的核心在于通过统一支付标准来促进医疗服务收费的合理性,减少医保基金的浪费。因此,信息系统需要对 DRG 支付规则进行准确理解和设计,以确保医院在 DRG 支付模式下的合理收益和费用控制。医院需要对患者信息和费用进行更加准确、全面的管理和监控。医院的运营管理系统需要具备强大的数据分析和决策支持能力,通过对各病组医疗服务费用数据进行持续分析和监控,发现各 DRG 病组用药费用高、床位占用时间长、手术材料消耗大等问题,并采取相应的措施进行改进。因此,医院的运营管理要建立以 DRG 运营管理为主的医院资源管理系统(hospital resource planning,HRP),向前端整合以医院信息系统为核心的业务管理系统,向后端整合以财务管理为核心的经济管理系统,实现运营管理、业务管理、经济管理的一体化建设,构成完整的医疗服务体系。对数据进行有效的提取、分析、判断,将其转换为医院运营管理所需要的支持手段,提升医院运营管理的智慧化程度;构建经营预测模型,实时预测分析,将其作为医院经营决策的科学依据。

DRG 下医院管理模式设计如图 5.11 所示。

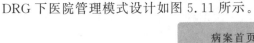

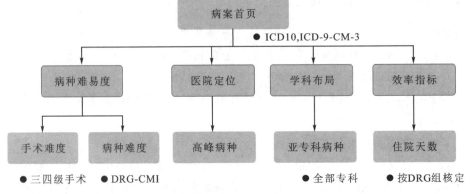

图 5.11　DRG 下医院管理模式设计——绩效精细化

第四节　医院医疗管理变革

医院医疗管理是指医院医疗系统通过组织、计划、协调和控制,使医院维持正常运营,并达到最佳医疗效果为目的的活动,其主要内容包括对门诊、急诊、住院、医技科室和康复的管理。目前,我国医保支付方式改革已进入"深水区",DRG 支付由试点走向统筹地区、医院、医保基金和病组分组全面推进的阶段,医院需要深刻了解付费改革对医院医疗管理的影响,并为全国医院开展 DRG 支付改革提供经验借鉴,助力医改工作深化推进。

一、DRG 支付实施前医院医疗管理情况

在 DRG 支付方式实施前,我国普遍采取按诊疗项目付费,即把医疗服务划分为各种服务项目,对每个服务项目进行定价,根据为患者提供的服务项目,参考对应的价格进行医疗费用核算。医保支付方式在按项目付费基础上实施总额预算控制,根据患者不同的医保属性采取相应的报销措施。

基于此种背景,我国医院主要存在以下几个方面的医疗管理问题。第一,传统医疗管理模式下,医院通常采用"以疾病为中心"的医疗服务模式,"以患者为中心"的跨院或跨区域医疗协作不完善,患者诊疗方案标准化和规范化程度不足,医疗协作模式与标准化诊疗方案适配度有待提升。第二,医疗技术作为医疗服务的核心,医院会投入大量治疗技术和器械设备等资源进行高强度的医疗服务,但在技术及设备规范化使用方面需进一步加强。第三,医院追求规模效益的同时,不可避免地会伴随过度医疗,存在较多的不合理收费现象,例如药占比、耗占比以及化验检查费用等偏高,使得诊疗费用上升,导致患者因自付费用比例增加而满意度下降。

二、DRG 支付实施后医院医疗管理变革

我国医院在公立医院绩效考核、医保支付制度改革和高质量发展要求的形势下,将医疗改革的焦点主要聚焦在医疗服务和医务管理等方面。需要重点考虑以下几个方面。

(一)学科建设和规划能力

学科发展是医院发展的基础,学科规划是实现医院战略目标的重要保障,DRG 支付下的医院学科管理主要体现在以下几方面:

1. 全面分析专科运营情况

医院应该对现有专科情况进行全面分析,结合医保支付现状了解各个学科的发展优势和短板,并对人力、设备、技术等医疗资源配置进行评估;分析各临床学科的发展潜力和市场需求,根据医院功能定位明确学科未来的发展方向和定位。某医院构建了 CMI 值-医保病例次均超支结余金额维度的波士顿矩阵,以了解科室实际运营情况,详见图 5.12。

横轴为 CMI 值,以全院 CMI 值为原点,纵轴为医保病例次均超支结余金额,圆圈大小显示病例数多少。

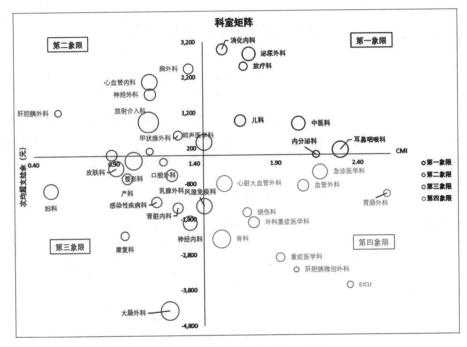

图 5.12　某医院各临床专科的运营情况

第一象限为战略性科室,针对这类科室要加强亚专科发展,适当给予政策倾斜,增加床位、人才、设备等资源配置。

第二象限为优势科室,有结余,但 CMI 值不高,这类科室要在政策发展过程中做好费用控制并确保医疗质量安全,条件成熟的情况下可以转日间或者门诊诊疗。

第三象限是问题科室,需进一步分析是政策性因素还是专科本身发展不足所致,并做好科室病组具体分析,根据医院功能定位合理处理其中的基础病组(同城同病同价病组),同时做好医疗效率和费用结构管理,符合分级诊疗的病组可进行转诊。

第四象限为特色科室,应具体分析该专科相关病组,哪些为新技术病组,需要进行政策谈判,哪些需要根据医院学科发展规划理性判定其医保超支状况。

在 DRG 支付中,不是所有科室或者病组都应该结余,提质、规范、控费、增效才是医院追求的目标。

2. 科学制定发展计划和目标

基于 DRG 支付模式和医院专科情况分析,结合各临床专科的财务成本、医疗效率及质量相关情况,综合制定各专科未来发展计划和目标。学科发展计划应包括学科建设的规模、布局和发展重点等内容。目标应具体、可衡量和可落实,包括人员培养、科学研究、医疗技术发展及学科影响力的提升等方面。

3. 合理进行人员配置和培养

医院可以根据学科发展目标,优化人员配置,提高学科团队能力和素质。通过招聘、培训和交流等方式,引育并举,吸引高水平医疗人才,使得人才结构与学科发展需求相匹配。

4.加强医疗技术创新能力

医院可以加大对创新性医疗技术的研发投入和转化应用,推动学科技术持续创新和发展。加强科研团队建设,鼓励医生和管理人员积极参与科研项目,并提供相应的政策和资源支持。同时,加强与国内外学术机构和科技企业的合作,推动学科技术的引进和转化。

(二)优化医疗资源配置

在综合考虑学科功能定位及发展规划的基础上,医院需要根据整体战略目标考虑以床位为主的资源配置,降低运营成本,提高管理效率。例如,对北京市属医院系统整体住院服务绩效进行综合评价研究,研究发现,在实施 DRG 付费改革后,医疗服务效率得到了提高,主要措施有加大政府投入、优化服务组织、实施绩效管理等。同时,提高效率对缩短住院时间有了更高的要求,也使得日间诊疗得到了更好的发展。Louis Daniel(1999)对意大利地区医院住院数据的研究发现,实施 DRG 付费改革后的医院相较于普通医院,日间医院住院率提高,患者人次数增加了 7 倍。

1.优化床位分配

医院可以利用大数据、人工智能等技术,对医院、科室、主诊医师诊疗组、病组等不同维度与床位相关的 DRG 指标进行分析,了解各层面实际运营现状,评估开放床位的效益和价值,分析医保超支或者结余的原因,找到并解决运营痛点和难点,以帮助医院根据疾病种类、治疗复杂程度等因素,优化病房设计和管理,合理配置床位资源,确保病房床位高效利用,减少床位浪费。

2.提高诊疗效率

医院可以通过实施日间手术、日间放化疗等举措,提升服务效能,提高床位周转率;通过加强手术室、影像及检验等科室的联动管理,提高科室之间的协作配合和流程优化,有效缩短患者手术前占床时间和确诊时间,提高医疗服务效率。

3.发展特色专科

医院可以根据自身条件和优势,结合功能定位和发展方向,打造特色专科,提高核心竞争力。例如,引进知名专家、整合技术和资源,打造区域特色专科,提升医院的影响力和竞争力。

4.提升患者体验感和满意度

医院可以推行预约就诊制度,减少患者排队等待时间,提高就诊效率。引进智能化预约系统,实现科学的资源分配和时间管理,优化医疗服务流程,提高服务体验。加强与社区卫生服务中心的合作,开展分级诊疗,引导患者合理就医。通过分流和转诊,减轻医院的压力,从而提供合理高效的医疗服务。

(三)提高医疗服务质量

利用 DRG 工具能够识别出低收入、高成本和高风险的患者,从而采取措施提高医疗服务质量。在德国,DRG 应用已经成为全国医疗服务监管的重要组成部分,德国政府通过 DRG 管理制度实现对医院医疗服务质量和效率的监管,从而大幅度地提高了医疗服务水平。2019 年 10 月,我国国家医保局印发的 CHS-DRG 技术规范对于监管考核指标体系中的医疗质量部分做了重点强调,设置了入出院诊断符合率、30 日重返率和平均住院日指标,并对医保结算清单质量、诊断升级和服务不足提出了明确监管要求,这和国际先行区域对实施 DRG 支付改革后带来非预期行为进行预防和监管的做法相似。可供参考的举措如下:

1. 提高病案首页数据质量

病案首页数据关系到卫生统计分析、病种分析、科研数据检索、医院等级评审、临床路径管理、单病种管理、疾病诊断相关分组(DRG)、按病种分值付费(DIP)、医院服务质量评价、医疗保险付费、医院绩效考核等方面的工作,是非常重要的原始数据,其填写质量直接关系着 DRG 平台数据提取的质量,是当前质控科工作的重中之重。因此,应加强对医师和病案编码人员的培训,提高病案首页数据质量。

2. 加强医疗质量和安全管理

建立完善的质量管理体系,包括制定标准化的临床路径和治疗指南,明确医疗过程的操作规范和质量要求。同时,加强对医务人员的培训,提高医疗技能和规范操作水平;加强患者安全管理,建立患者安全管理体系,包括检测和防控医疗风险,提高设备和药品管理的安全性和可靠性,加强耐药菌感染控制等方面的内容。同时,加强医疗安全培训,提高医务人员的安全意识和应急处理能力。

3. 信息化技术强化医疗安全

通过信息化技术,建立电子病历、药物助手、患者身份识别等系统,提高医疗信息的准确性和完整性,避免因纸质记录和传递产生的错误。通过信息系统集成医院各部门的信息和业务流程,实现医院内外信息共享和协同工作,提高整体管理效率,应用医疗质量管理系统帮助医院实现医疗流程的规范化和标准化管理,确保提高医疗服务质量。

4. 加强监测和评估

各地医保局在对 DRG 支付监管时一般会设置 15 日再入院率(放疗、化疗和定期诊疗患者除外),如果医疗机构在 15 日以同样的主要诊断和主要治疗方式入院(本统筹区内任一医院住院),前一次治疗费用进行减半付费,目的是有效解决服务不足和分解住院现象。医院应定期监测和评估医疗服务质量和安全水平,通过指标评价、患者满意度调查、不良事件分析等手段,及时找出问题并采取纠正措施。通过学习和总结不良事件经验,改善医疗服务流程,提升医疗质量和安全;通过患者满意度调查,了解患者对医疗服务的评价和反馈,对不足之处进行改进,并提供更符合患者需求的医疗服务。

(四)优化流程,提高医疗效率

医院的工作流程是由患者诊疗全过程决定的服务链条,治疗过程需加强质量管理、预防风险,从而提高服务水平、提升患者满意度、减少医疗事故和纠纷。流程管理应从流程运行效率、流程成本与效益的权衡、流程运行质量、患者满意度四个方面持续管理,并持续改进流程设计。例如,缩短住院时长是医院提高运营效率的重要方式,是 DRG 支付改革的关键评价指标,医院要高度重视业务流程优化,如开展预约诊疗服务、优质护理服务、床边结算服务等,减少患者等待时间,并充分利用分级诊疗压缩患者在院时长;同时,可以通过优化再造流程,如开展便民门诊服务、日间诊疗和预住院,统筹配置人力、设备、物资及床位等医疗资源,可以有效提高医疗效率。多项研究表明,日间诊疗和预住院可有效降低病种次均费用。

1.大力发展日间诊疗

日间诊疗是当前高质量发展中提升新效能的重要手段,如日间手术、日间放化疗,患者可以在较短时间内完成检查、治疗和出入院。病组内患者治疗方式相似度高时,日间诊疗便于医院针对单一病组进行针对性的资源投入和流水线式操作,发挥平台优势,探索业务流程最优化,将人力、设备资源利用率最大化,成本降至最低。某医院基于成本核算结果,对试运行的日间化疗病组的收入和成本结构进行详细分析,发现同样开展化疗,比起临床科室常规收治的住院患者,日间化疗由于其治疗特性,减少了床位和医务人员的资源消耗,因此运营成本相对较低;且日间化疗患者仅需支付日间诊疗的相关费用,减少了床位费等费用,患者的整体经济负担相对常规住院减轻不少;从医院层面看,日间化疗有效提高了诊疗效率,降低了患者次均费用,在 DRG 支付下更容易获得结余。因此,该医院决定调整各临床科室收治患者的范围,成立"肿瘤日间化疗中心",统一接收化疗患者,提升病种效果与效益。项目实施后,日间肿瘤科成本收益率增长 5.5%,患者医疗费用不同程度下降,平均住院天数缩短 0.8 天至 1.5 天不等,化疗前等待时间同比大幅度缩短,相同诊断下患者的住院费用同比下降 3%~8%。

2.积极开展预住院模式

在传统住院模式中,患者住院流程复杂,导致平均住院时间长、科室床位利用率低。在预住院模式下,入院检查检验流程提前,缩短了患者住院诊疗时间。部分医院将预住院和日间诊疗技术结合,进一步优化就诊流程,在缩短平均住院日和提高效率上有明显效果。在 DRG 支付方式下,大多数地区,如浙江、安徽等地,将患者入院前 14 天的检查检验费用也纳入 DRG 住院总费用中,进行 DRG 结算,和预住院模式相辅相成。某医院在开展预住院模式后,医院平均住院日从 DRG 付费实施前的 4.70 天缩短到实施后的 4.56 天,减少了 0.14 天,同时,时间消耗指数从 0.90 降低到 0.84。

3.坚持发展加速康复外科

手术科室开展"加速康复外科"技术,能有效加快患者康复,减少术后疼痛和并发症发生,减少住院成本,降低时间消耗指数和费用消耗指数。DRG 支付方式改革不仅能科学评价 ERAS(enhanced recovery after surgery,术后快速康复)工作给医院带来的益处,促进 ERAS 在专科领域的推广和实践,也将快速康复外科向"以医疗产出"为支付依据的方式进行引导。某医院的胃部分切除术伴胃空肠吻合术患者在接受"加速康复外科"后,可以缩短 1~2 天的术后康复天数,而平均住院日减少,就能增加床位周转率,在 DRG 支付改革背景下为医院增加收入空间。

(五)推动医院管理模式转型

应用 DRG 模式,可以推动医院管理模式转型,进一步促进价值医疗的实现。价值医疗是以患者为中心的医疗服务模式,推动医院从以治病为中心向预防为中心转型,减少无效或低效的服务和费用,增强预防和管理的能力,提高医院效益,实现更高水平的价值医疗成为发展导向。现有研究表明,在德国,DRG 的应用不仅实现了医院管理的科学化和信息化,还促使医院整合资源、优化流程、提高质量,逐步改变了传统的医院管理模式。

1. 医疗服务标准化、透明化

医疗服务标准化、透明化是 DRG 应用背景下医疗管理变革方面的最大转变。方鹏骞等学者追溯 DRG 的发展历史,提出 DRG 工具的核心竞争力在于理论假设和特定应用范围内解决了医疗服务的标准化和透明度问题。医院需要根据国家制定的规范性指南和标准来开展诊疗工作,医保支付规则实现了不同类型住院医疗服务和疾病治疗之间的可比,使医院形成供给侧竞争。

2. 数据驱动医疗管理

现代医院管理的重要特点之一是利用数据和分析作为决策的依据。DRG 的应用强调将临床数据与费用统计相结合,通过对大量数据的分析和挖掘,实现对医院运营情况的全面了解和管理。医院管理者可以通过数据分析,了解医院在 DRG 支付下各专科甚至每个医师收治患者的医保结算情况,分析产生超支的主要原因,从而采取相应的措施进行院内资源配置、提高医疗效率、加强成本管理等。

3. 协同化管理模式

DRG 的应用要求不同科室之间协同合作,打破传统的孤立治疗模式。医院管理者需要建立跨科室的沟通机制和协作机制,加强各科室之间的信息共享和协作配合,促进医疗服务的连续性和高效性。此外,DRG 的应用也鼓励医院与其他医院、社区卫生服务机构等进行合作,构建多级医疗体系,实现资源优化配置。

4. 以质量为导向的评价体系

DRG 的应用强调医疗服务的质量和效果,而不仅仅是数量和产出。医院管理者需要建立科学的评价体系,通过指标评价、反馈机制和激励措施,鼓励医务人员提供高质量的医疗服务。同时,医院也需要加强对医疗质量的监测和评估,及时发现问题并采取改进措施,实现医疗质量的持续提升。DRG 的应用一方面使得医务管理更为有序,带来了医疗资源配置优化、医疗服务质量提高、患者结构优化和医院管理模式转型等变革,且具备医疗服务标准透明化、数据驱动化管理、协同化管理模式、以预防为中心、以质量为导向的绩效评价等特质,为"有序化医疗管理"和"以患者为中心医疗服务"愿景的实现注入了新的活力;另一方面,由于医疗服务提供的过程中涉及人、事、物等诸多要素,DRG 应用对医院医疗服务能力、效率和质量安全等方面的影响仍需在实践中得到统一验证。

第五节　医院绩效管理变革

医院绩效管理是医院管理工作的重要内容,有效的绩效管理体系能够引导医院各部门及员工不断地改进自己的行为,发挥主观能动性,提高工作绩效,全面提高医院的运行效率和服务水平,是医院实现战略目标的重要步骤。

医院绩效制度是为了提高医院运营效率与效益而设置的全院"指挥棒",必须因时、因地、因事而制定,所以医院绩效制度必须根据医院发展目标与外在环境变化适时修改。随着医保支付方式的改变,医院的运营管理体系受 DRG 影响有所调整,医院的绩效制度也必然随之而变。传统绩效管理模式以收减支为基础,主要强调收入的增加和工作数量的增长。DRG 支付方式改革后,全区域的同质竞争将更加激烈,医院业务大幅增长的可能性受限,直接追求财务增加的行为不能适应 DRG 改革发展的需要。如何让 DRG 与医院绩效制度相结合,使医院内部快速理解和适应改革,是对医院精细化管理水平提出的新挑战。

一、DRG 支付实施前医院绩效管理模式

DRG 支付方式改革前,医院的发展模式一直以来都是秉承传统的规模扩张式发展理念,医院在绩效管理中强调医院整体利益和经济效益的最大化。医院通过管理手段,推动医生和医疗团队以达成医院利益最大化为导向,例如向医生提供奖金、绩效工资等激励手段;在绩效管理中,医院的重心较少放在患者体验和结果上,医院更关注医疗服务量、费用控制和医生的个人绩效,相对缺乏对患者满意度、医疗质量和治疗效果等方面的关注。

医院绩效考核是绩效管理的重要组成部分,下面重点讨论收减支法、以资源为基础的相对价值比率法(resource-based relative value scale,RBRVS)等方法在实践中的应用。

(一)收减支法

科室收入减科室支出,结余部分按不同科室提拨比例参与绩效考核、质量考核,计算科室奖金。该模式是对医院经营成果的绩效分配管理,考虑收入的同时也兼顾到成本,保证医院"自给自足"的基础上刺激医院营收,提高医院的产能,使医院获得较多的经济收益。收减支法的常用计算公式:

$$绩效工资 = 收入 - 支出(或成本)$$

该绩效考核模式自 20 世纪 90 年代起广泛应用于医院的绩效管理,并取得了较好的激励效果,然而这种模式引导科室最大限度地关注收入与支出,却未考虑科室收入的结构,会直接造成医疗费用的不断攀升,在强调成本控制的 DRG 时代,这样的绩效方式显得适用性不足。

（二）RBRVS 法

以资源为基础的相对价值比率法也是近年来许多医院推广的绩效管理方式。它是以资源好用为基础的相对价值表的理论体系，以医疗项目的技术含量、风险程度、个人教育与时间投入为评估标准，分别设定了医师、护理人员及医技人员三大系列人员执行主要医疗项目的相对价值，称为"技术点数"，再针对专职研究人员与行政后勤人员，以科室和岗位为单位设定关键绩效指标（KPI），由此构建起一套包括医、教、研和管四个维度的全面绩效考核体系。RBRVS 法将收入与项目数量挂钩，难以体现医疗服务质量，且医疗成本受到市场影响较大，为了保证内部的分配公平要经常做调整，大大增加了医院核定绩效的工作量。

以上两种方法均基于按项目付费进行绩效考核，激励医院进行规模扩张，无法满足医疗改革新形势的发展。因此，有必要在引入 DRG 支付方式改革的同时，探索配套的绩效考核模式新路径，引导医院改变诊疗方式，推动成本核算的发展，促进医院加强精细化运营管理。

二、DRG 支付实施后医院绩效管理模式

（一）绩效管理原则

1. 总额控制原则

实施 DRG 支付方式改革之后，医院的收入结构改变，医院确定科室绩效总额时也应顺势而变，在预测 DRG 结余时预留浮动空间，各科室根据在 DRG 支付中的贡献程度按结余总额不同比例发放绩效奖金。例如，某医院月度临床绩效总额确定为月度医保 DRG 结算结余总金额的 40%。

2. 绩效平衡原则

医院各科室职责分工不同，对医院运营的贡献侧重点不同，为了正确反映科室贡献，客观激励医务人员，在绩效管理中应遵循平衡原则。充分发挥 DRG 入组权重系数等的平衡调剂作用，平衡指标设置，必要时"一科一策"，例如对外科重点考核手术占比，对内科重点考核 CMI 值，或者将相同指标设置不同权重。制定考核体系时需预测结果，既要有区分度，也要客观、公平地评价科室间的价值并能兼顾近期效益和远期发展的平衡。

3. 分类实施原则

对于承担急难危重患者救治的临床科室，给予必要的绩效倾斜；对于代表学科发展方向、具备核心竞争力的高新技术专科，鼓励着眼长远，给予绩效扶持；对于在 DRG 质控管理中发挥关键作用的科室，给予相应绩效倾斜；对于医保管理效能不高、DRG 费用不合理且超支严重的部分专科，实行适度的绩效约束；对于虽严格规范管理 DRG 费用但仍然超支，经评估临床技术水平及诊疗价值较高的专科（病组），应当酌情予以绩效保留，确保正常的医疗服务秩序。

4.质量效率原则

医院在兼顾效率和质量的同时,医院绩效管理的重心也要转移,促进各科室提高技术难度指数,创造有效权重,降低资源消耗。将 DRG 相对权重(RW)、时间消耗指数、结算差异等 DRG 核心指标纳入临床科室考核,并对住院患者次均医疗收入变化、医保 CMI 变化、病案(首页)质量等进行考核,加快实现医院向质量效能"双提升"的高质量方向发展。

5.公益性导向原则

《关于加强公立医院运营管理的指导意见》(国卫财务发〔2020〕27 号)要求医院"以公益性为前提,以满足人民群众健康需求为出发点和落脚点,实现社会效益和服务效能最大化",结合三级公立医院提供急危重症和疑难复杂疾病诊疗服务的功能定位,体现公立医院的公益性导向,在绩效管理中对公益性特征明显的专科,如重症医学科、急诊医学科等,给予一定的 DRG 绩效倾斜支持。

(二)基于 DRG 支付建立新型绩效考核模式

1.考核体系精准转型

对医院医疗服务广度、医疗服务整体技术难度、急危重病例救治能力等进行科学考核和评价,依据医院功能定位转变发展方式,突出公益性,着力提升解决疑难病症能力,以 DRG 支付制度为导向,启动医院人才和学科攀登工程,根据医院战略思维重构绩效分配体系,充分调动职工积极性,促进医院"二次创业"。考核体系中全面纳入医改政策相关指标,重视效益与质量的共同提高,以患者的满意度和获得感为关键考核维度,以病例为基础,强调病人治疗结果,创新服务举措,深化内涵建设,实现医院提档升级。

2.将病组成本核算与支付结算相结合

根据医院历史数据计算病组成本的基数,将病组成本与临床路径相结合,进行标准病组成本测算,对标准成本费用与实际成本费用进行比较,对现行病种成本进行修正,得出基于卫生经济学的 DRG 病种支付标准,加强病种成本质量观的规范性和科学性,不能因为成本控制而降低质量要求,保障参保人员的合法效益,建立有效沟通机制,确保医院、患者和医保部门多方共赢。

3.DRG 关键指标融入全面质量考核

基于 DRG 支付的关键指标评价需要在医院整体考核体系中占有一定权重,尤其是与病案首页质量相关的指标,如 DRG 入组率、未入组病例、QY 病组等可以规范病案首页以及结算清单填写质量;高倍率病例占比和低倍率病例占比也应该作为重要考核指标来约束医院临床诊疗行为规范性;明确医院未来学科发展方向的一些核心指标也是应该加大考核力度的,如体现外科诊疗水平的手术患者占比、三/四级手术占比、微创手术占比,内科应该关注的高权重(RW≥2)病例数占比;对于资源消耗类指标,可以应用费用消耗指数和时间消耗指数来判定医院各科室在地区的整体水平,政策相对成熟的情况下,医院也可以应用标杆管理来解决地区重复博弈情况;针对政策执行后可能面临道德风险的情况,还需要增加质量控制和监管指标,比如低风险组病例死亡率、入出院诊断符合率、15

日再入院率和人次人头比指标等,确保支付改革能够动态持续改进。

(三)绩效结果反馈

绩效结果反馈是绩效管理流程的重要环节。绩效管理过程并不是得出绩效评价分数、分配完绩效奖金就结束了,医院管理者还需要根据绩效考评的结果,分析其中反映的问题,例如奖金结构的改变是医疗服务项目改变还是科室人员行为改变的结果,了解目前绩效的引导是否与医院发展目标一致,并与医院员工交流,得到反馈。如果绩效制度不符合医院目标,医院再根据绩效结果调整绩效制度,并制定相匹配的管理措施。

例如,在 DRG 支付方式实施后某医院的病案首页填写不规范,出现了很多歧义病例和未入组病例,导致医院在 DRG 支付中无法得到合理的支付。为了提高临床病案首页填写的准确率,医院将"病案首页填写准确率"加入临床的月度绩效考核中,每月按比例抽取病案首页,计算病案首页填写准确率。随着临床医生对 DRG 的了解加深,病案首页的填写准确率稳定在 95% 以上,但"高倍率病例占比"偏高,医院遂取消了"病案首页填写准确率"绩效指标,转而使用"高倍率病例占比"作为负向指标引导医务人员优化诊疗服务,避免开具不必要的检查和使用高值药耗。

在医保支付方式转变的当下,建立基于 DRG 支付方式的绩效考核模式势在必行,是现代医院绩效改革研究的新方向。从目前各医院 DRG 用于绩效考核的实践情况来看,虽然应用的方法和侧重点略有不同,但是在不断深入探索的过程中均面临着诸多困难。在新医改背景下,如何充分发挥绩效考核的引导与激励作用,既保障医改政策的落地,又促进医院的可持续发展,是绩效改革的重点与难点。各家医院的情况各不相同,在进行绩效改革时,应从自身实际出发,选择合适的方法,经过必要的本土化和动态调整,制定出本院专属的绩效考核方案。

🔲 思考题

1. 论述 DRG 实施对医院管理的主要影响。

2. DRG 实施后,医院应如何优化运营管理和绩效管理?

第六章　DRG 在区域医疗管理中的应用

学习目标

1. 掌握 DRG 在区域医疗管理中的应用方式。
2. 熟悉公立医院绩效考核、临床重点专科评估、等级医院评审的评价维度、指标体系。
3. 了解公立医院绩效考核、临床重点专科评估、等级医院评审的发展脉络。

第一节　区域医疗服务绩效评价应用

一、国家公立医院绩效考核应用

（一）国家公立医院绩效考核简介

1. 国家公立医院绩效考核历程

我国的医院绩效考核与管理工作始于 1987 年的医院分级评审。当时各医院为适应市场的需求,纷纷采取以工作量为导向的绩效管理方案,以患者为中心的价值导向体现不足,公立医院的公益性有所弱化。2009 年,中共中央、国务院发布了《关于深化医药卫生体制改革的意见》,强调要构建以公益性为导向、以患者为中心,质量安全有保障,同时兼顾经营效率的公立医院绩效评价指标体系。以三级公立医院绩效考核为例,2019 年 1 月,国务院办公厅发布了《关于加强三级公立医院绩效考核工作的意见》(国办发〔2019〕4 号),随后国家卫生健康委发布了《关于启动 2019 年全国三级公立医院绩效考核有关工作的通知》(国卫办医函〔2019〕371 号)以及《国家三级公立医院绩效考核操作手册(2019 版)》,全面启动三级公立医院绩效考核工作,要求建立以岗位责任和业绩为基准的考评与激励机制,发掘职工潜能,维护公立医院公益性。为持续提高三级公立医院绩效考核工作精细化水平,国家卫生健康委员会多次对《国家三级公立医院绩效考核操作手册》进行修订完善,形成了《国家三级公立医院绩效考核操作手册(2024 版)》。随着全国三级公立医院绩效考核的深入开展,我国公立医院绩效考核与管理工作日趋规范。

2. 国家公立医院绩效考核的内涵

国家公立医院绩效考核既是深化公立医院改革、建立现代化医院管理制度的重要内容,也是为衔接医联体发展、落实分级诊疗、控制医疗费用不合理增长、改善医疗服务而进行的一个总体评价方法,主要集中于社会效益和经济效益两个方面。其作用机制是对医院经营周期内的经营状况、运营效益进行全面、系统、客观的评价,在了解医院运行情况和管理水平的同时,强化内部考核管理,完成综合比对分析,发现运营问题,找出根本原因,有针对性地提出解决措施;同时,有效利用绩效考核结果应用机制,在同级同类别医院中找差距、求进步、促发展,从而推动医院高质量发展。

国家公立医院绩效考核要重点促使医疗服务质量得到提高、医院运行效率得到提高、医院得到长远持续发展、群众满意度评价稳步提高等。高质量的医疗服务是其核心任务;高效的运营效率是科学管理的关键;持续发展需要高素质的人才梯队建设与务实的科研创新精神;患者满意,医务人员满意,医务人员的积极性和创造性提高,医院才能得到良性循环发展。

3.国家公立医院绩效考核的重要意义

国家公立医院绩效考核是评估医院质量、效率、安全和运营水平的重要评估工具,可以帮助公立医院监测和改进其医疗服务,提供更优质、高效、安全的医疗服务。

(1)引领公立医院高质量发展。立足于当前的发展现实,公立医院内部过"紧日子"和有效落实运营管理要求势在必行,必然要开展医院全成本核算与绩效考核的整合工作,减少各项费用支出,降低医院运营成本。以 DRG 付费为代表的医保支付方式改革,是推动公立医院开展成本管理的根本动力,要求医院发展兼顾公益性和经济性,联合绩效管理与成本管控,推动公立医院精细化经营,统筹推进公立医院医药卫生高质量发展。

(2)助力分级诊疗。在"健康中国"和分级诊疗制度建设背景下,三级医疗机构以公立医院绩效考核为契机,积极创建医疗信息共享平台,与一、二级医院建立专科联盟、开展远程医疗、实施团队服务帮扶等,解决目前医疗服务体系存在的"倒三角"问题,形成社区首诊、双向转诊、急缓分治和上下联合的三级诊疗模式,逐步缓解看病难的顽固问题,推动优质卫生资源辐射薄弱地区,形成科学合理的就医秩序。

(3)推动医疗资源均衡分布。"十四五"期间,国家医学中心、国家区域医疗中心、省级临床研究中心的建设和管理是重中之重,致力于解决服务体系碎片化、诊疗技术差异大、科学有序的就医格局未形成的困局。以国家绩效考核为指挥棒,通过上述中心的建设,可以发挥省级辐射带动作用,提升县域服务能力,提高基层卫生服务水平,有序促进医疗资源整合,减少患者跨区域就医,实现区域内优质卫生资源均衡分布的诊疗新格局。

(二)国家公立医院绩效考核中 DRG 的应用

1.国家公立医院绩效评价指标体系

国家公立医院绩效考核指标,是推动公立医院改革的"指挥棒",既要保证公立医院绩效考核工作规范化、标准化、同质化,还要保持延续性,更要结合新政策与时俱进修订调整。以国家三级公立医院为例,绩效考核操作手册共经历 2019 年、2020 年、2022 年、2023年、2024 年 5 次修订,2024 版中具体指标体系包含医疗质量、运营效率、持续发展和满意度 4 个一级指标、14 个二级指标、55 个三级指标(定量 50 个、定性 5 个)及 1 个新增指标。

根据指标导向划分高优指标、低优指标和监测比较指标,其中国家监测指标 26 项,省级卫生系统监测指标 30 项,详见表 6.1。

表 6.1　2024 版三级公立医院绩效考核指标一览表

序号	相 关 指 标	指标属性	指标导向
1	门诊人次数与出院人次数比	定量	监测比较
2	下转患者人次数(门急诊、住院)	定量	逐步提高↑
3	日间手术占择期手术比例	定量	监测比较
4	出院患者手术占比▲	定量	逐步提高↑
5	出院患者微创手术占比▲	定量	逐步提高↑
6	出院患者四级手术比例▲	定量	逐步提高↑
7	特需医疗服务占比	定量	监测比较
8	手术患者并发症发生率▲	定量	逐步降低↓
9	Ⅰ类切口手术部位感染率▲	定量	逐步降低↓
10	单病种质量控制▲	定量	监测比较 逐步降低↓ 逐步提高↑
11	大型医用设备检查阳性率	定量	监测比较
12	大型医用设备维修保养及质量控制管理	定性	监测比较
13	通过国家室间质量评价的临床检验项目数▲	定量	逐步提高↑
14	低风险组病例死亡率▲	定量	逐步降低↓
15	优质护理服务病房覆盖率	定量	逐步提高↑
16	点评处方占处方总数的比例	定量	逐步提高↑
17	抗菌药物使用强度(DDDs)▲	定量	逐步降低↓
18	门诊患者基本药物处方占比	定量	逐步提高↑
19	住院患者基本药物使用率	定量	逐步提高↑
20	基本药物采购品种数占比	定量	逐步提高↑
21	国家组织药品集中采购中标药品使用比例	定量	逐步提高↑
22	门诊患者平均预约诊疗率	定量	逐步提高↑
23	门诊患者预约后平均等待时间	定量	逐步降低↓
24	电子病历应用功能水平分级▲	定性	逐步提高↑
25	每名执业医师日均住院工作负担	定量	监测比较
26	每百张病床药师人数	定量	监测比较
27	门诊收入占医疗收入比例	定量	监测比较
28	门诊收入中来自医保基金的比例	定量	监测比较

续表

序号	相 关 指 标	指标属性	指 标 导 向
29	住院收入占医疗收入比例	定量	监测比较
30	住院收入中来自医保基金的比例	定量	监测比较
31	医疗服务收入(不含药品、耗材、检查检验收入)占医疗收入比例▲	定量	逐步提高↑
32	辅助用药收入占比	定量	监测比较
33	人员支出占业务支出比重▲	定量	逐步提高↑
34	万元收入能耗支出▲	定量	逐步降低↓
35	收支结余▲	定量	监测比较
36	资产负债率▲	定量	监测比较
37	医疗收入增幅	定量	监测比较
38	门诊次均费用增幅▲	定量	逐步降低↓
39	门诊次均药品费用增幅▲	定量	逐步降低↓
40	住院次均费用增幅▲	定量	逐步降低↓
41	住院次均药品费用增幅▲	定量	逐步降低↓
42	全面预算管理	定性	逐步完善
43	规范设立总会计师	定性	逐步完善
44	卫生技术人员职称结构	定量	监测比较
45	麻醉、儿科、重症、病理、中医医师占比▲	定量	逐步提高↑
46	医护比▲	定量	监测比较
47	医院接受其他医院(尤其是对口支援医院、医联体内医院)进修并返回原医院独立工作人数占比	定量	逐步提高↑
48	医院住院医师首次参加医师资格考试通过率▲	定量	逐步提高↑
49	医院承担培养医学人才的工作成效	定量	逐步提高↑
50	每百名卫生技术人员科研项目经费▲	定量	逐步提高↑
51	每百名卫生技术人员科研成果转化金额	定量	逐步提高↑
52	公共信用综合评价等级	定性	监测比较
53	门诊患者满意度▲	定量	逐步提高↑
54	住院患者满意度▲	定量	逐步提高↑
55	医务人员满意度▲	定量	逐步提高↑
增1	重点监控高值医用耗材收入占比	定量	监测比较

(来源:《国家三级公立医院绩效考核操作手册(2024 版)》)

2.DRG 指标在国家公立医院绩效考核中的应用

DRG 从医疗服务质量、效率和安全三个维度细分成 DRG 组数、总权重(RW,即 DRG 相对权重)、病例组合指数(CMI)、时间消耗指数、费用消耗指数等多个指标,构建完整的考核评价体系。其中,低风险组病例死亡率作为国家公立医院绩效考核指标之一,不仅能体现医院医疗质量和安全管理情况,也间接反映了医院的救治能力和临床诊疗过程管理水平。在具体评价中,考虑到指标 17 抗菌药物使用强度(DDDs)、指标 31 医疗服务收入(不含药品、耗材、检查检验收入)占医疗收入比例、指标 40 住院次均费用增幅受到的影响因素较多,为使数据尽量可比,对反映疾病复杂程度的 CMI 值进行校正,以提升考核评价的合理性、公平性、科学性。

二、省级医疗服务绩效评价应用

科学评价医疗服务绩效是医疗服务管理的基础。由于医疗服务具有多样性、高风险性、服务产出缺乏可比性等特点,按传统工具直接评价医疗服务绩效往往较为困难。国际经验表明,从医疗服务固有特点考虑,在医疗服务绩效评价时系统地进行风险调整能较好地保证评价结果的可靠性,而在众多的风险调整工具中,DRG 的应用最为广泛。

DRG 评价指标兼顾了医疗服务能力、服务效率、质量安全等多个维度,为不同级别医疗机构、不同临床学科间横向比较提供了依据。借助 DRG 工具,卫生健康行政管理部门可以对不同医疗机构和临床学科进行较为客观、科学的医疗服务绩效评价,医疗保险经办部门可以对不同医院收治的同质住院病例进行预付费管理。实践证明,世界上多个国家将 DRG 应用于医院评价和医疗付费管理中,均取得了良好效果。考虑到各省(市、区)在应用 DRG 进行省级绩效评价时具有差异性和多样性,下面以湖北省为例,梳理 DRG 在省级绩效评价中的应用流程及注意事项。

(一)数据来源及评价方法

病案首页是病案信息的综合反映,浓缩了整个病案中最重要的内容,涵盖患者基本信息、诊疗信息、住院过程信息、费用信息等,也是基于 DRG 进行医疗服务绩效评价中最基础、最核心的数据来源。

利用国家卫生健康委员会统一发布的 CN-DRG 分组方案对采集到的住院病案首页数据进行分组,可计算相关指标,并围绕医疗服务能力、医疗服务效率、医疗质量安全三个维度展开分析评价。

(二)主要评价指标

基于 DRG 进行医疗服务绩效评价的常用指标主要包含医疗服务能力、医疗服务效率、医疗安全 3 个维度,详见表 6.2。

表 6.2　基于 DRG 进行医疗服务绩效评价主要指标一览表

维度	指　　标	评价内容
能力	DRG 组数	治疗病例所覆盖疾病类型的范围
	病例组合指数（CMI）	治疗病例的平均技术难度水平
效率	费用消耗指数	治疗同类疾病所花费的费用
	时间消耗指数	治疗同类疾病所花费的时间
安全	低风险组病例死亡率	疾病本身导致死亡概率极低的病例死亡率
	中低风险组病例死亡率	疾病本身导致死亡概率较低的病例死亡率
	高风险组病例死亡率	疾病本身导致死亡概率较高的病例死亡率

（来源：《2021 年国家医疗服务与质量安全报告》）

（三）基于 DRG 进行省级医疗服务绩效评价应用举例

1.综合医院临床学科发展均衡性

1）主要诊断大类

通常将主要诊断大类（MDC）作为评价综合医院学科发展均衡性的主要指标，CN-DRG 包含 26 个 MDC，不同的 MDC 反映了不同的医学专业，综合医院 MDC 覆盖数可作为评价诊疗技能全面性的标准。26 个 MDC 及其涉及的临床专业详见表 6.3。

表 6.3　各 MDC 组及其涉及的临床专业

MDC 编码	内　　容	涉及临床专业
MDCA	先期分组疾病及相关操作	器官移植、重症监护、血液内科
MDCB	神经系统疾病及功能障碍	神经外科、神经内科、传染科、肿瘤科
MDCC	眼疾病及功能障碍	眼科
MDCD	头颈、耳、鼻、口、咽疾病及功能障碍	耳鼻咽喉科、口腔科、神经外科
MDCE	呼吸系统疾病及功能障碍	胸外科、呼吸内科、传染科
MDCF	循环系统疾病及功能障碍	心脏大血管外科、血管外科、心血管内科、骨科
MDCG	消化系统疾病及功能障碍	普通外科、胸外科、消化内科
MDCH	肝、胆、胰疾病及功能障碍	普通外科、消化内科、传染科
MDCI	肌肉、骨骼疾病及功能障碍	骨科、神经外科、风湿免疫科、康复医学科

续表

MDC编码	内　　　容	涉及临床专业
MDCJ	皮肤、皮下组织及乳腺疾病及功能障碍	乳腺外科、皮肤科、烧伤科、整形外科、普通外科、骨科
MDCK	内分泌、营养、代谢疾病及功能障碍	内分泌科、普通外科、神经外科、骨科、整形外科、耳鼻咽喉科
MDCL	肾脏及泌尿系统疾病及功能障碍	肾内科、泌尿外科、肿瘤科
MDCM	男性生殖系统疾病及功能障碍	泌尿外科
MDCN	女性生殖系统疾病及功能障碍	妇科、产科
MDCO	妊娠、分娩及产褥期	产科、妇科
MDCP	新生儿及其他围产期新生儿疾病	小儿外科、儿科(新生儿专业)、心脏大血管外科
MDCQ	血液、造血器官及免疫疾病和功能障碍	血液内科、肿瘤科、普通外科、骨科、胸外科、心脏大血管外科
MDCR	骨髓增生疾病和功能障碍、低分化肿瘤	肿瘤科、医学影像科(放射治疗专业)、血液内科
MDCS	感染及寄生虫病(全身性或不明确部位的)	传染科等其他各临床专业多有涉及
MDCT	精神疾病及功能障碍	精神科
MDCU	酒精/药物使用及其引起的器质性精神功能障碍	精神科
MDCV	创伤、中毒及药物毒性反应	急诊医学科、职业病科、普通外科、骨科、整形外科
MDCW	烧伤	烧伤科
MDCX	影响健康因素及其他就医情况	康复医学科等其他各临床专业多有涉及
MDCY	HIV感染疾病及相关操作	传染科、普通外科
MDCZ	多发严重创伤	骨科、神经外科、康复医学科、泌尿外科、胸外科、心脏大血管外科等各临床专业多有涉及

(来源:《CN-DRG分组方案(2018版)》)

2)学科发展均衡性

理论上讲,学科发展均衡性较好的综合医院,其收治病例数应覆盖所有MDC,如果某医院未收治某一专业(按照MDC分类)的病例,则定义其有"专业缺失",对应专业为其"缺失专业"。

利用统计学方法对每家医院各专业(按照 MDC 分类)进行测评,综合得出其"能力指数"。如果某医院某专业能力指数在所有医院中排名居后,则此专业为该医院的"低分专业",反映该医院对此类病例的服务能力较低。如果某医院缺失专业和低分专业数量较多,则认为其临床学科发展均衡性不佳。

2020 年某地区 15 家代表性三级综合医院学科均衡性分析结果详见表 6.4,其中有 4 家医院(H7、H13、H14、H15)无缺失专业,其余 11 家均存在收治专业(按照 MDC 分类)病例数为 0 的情况;MDCA(先期分组疾病及相关操作)收治病例数为 0 的医院数最多,该专业主要为器官、骨髓移植类项目,技术难度高,仅在部分医院开展,因此收治相应疾病的医院较少;1 家医院(H3)低分专业数超过 1/3,达 11 个,临床学科发展均衡性较差;2 家医院(H13、H15)缺失专业数和低分专业数均为 0,临床学科发展均衡性较好。

表 6.4　2020 年某地区 15 家三级综合医院学科均衡性分析

医院编号	A先期分组	B神经	C眼	D头颈耳鼻口咽	E呼吸	F循环	G消化	H肝胆胰	I肌肉骨骼	J皮肤	K内分泌	L肾	M男性生殖	N女性生殖	O妊娠	P新生儿	Q血液	R骨髓	S感染	T精神	U酒精/药物	V创伤	W烧伤	X影响健康因素	YHIV	Z多发创伤	缺失专业数	低分专业数
H1																											2	0
H2																											2	0
H3																											4	11
H4																											2	1
H5																											2	0
H6																											1	1
H7																											0	1
H8																											1	0
H9																											2	0
H10																											2	0
H11																											2	0
H12																											1	2
H13																											0	0

续表

医院编号	A先期分组	B神经	C眼	D头颈耳鼻口咽	E呼吸	F循环	G消化	H肝胆胰	I肌肉骨骼	J皮肤	K内分泌	L肾	M男性生殖	N女性生殖	O妊娠	P新生儿	Q血液	R骨髓	S感染	T精神	U酒精/药物	V创伤	W烧伤	X影响健康因素	Y HIV	Z多发创伤	缺失专业数	低分专业数
H14																												0	1
H15																												0	0

注:(1)数据来源于 2020 年湖北省三级综合医院 DRG 分析评估报告;

(2)无颜色填充格子为缺失专业;浅灰色填充格子为开展专业;深灰色填充格子为低分专业。

2.医院住院医疗服务绩效评价

1)医疗服务能力

通常采用 DRG 组数和 CMI 值来评价医院医疗服务能力。

DRG 组数反映治疗病例所覆盖疾病类型的范围,出院病例覆盖的 DRG 范围越广,说明该医院能够提供的诊疗服务范围越大。CMI 值为治疗病例的平均技术难度水平,指标值大于 1 说明技术难度高于平均水平。实际绩效评价中将 DRG 组数和 CMI 值联合运用可综合分析医院医疗服务能力的广度和深度。

图 6.1 展示了 2020 年某地区 15 家代表性三级综合医院 DRG 组数和 CMI 值,两家医院(H13 和 H14)DRG 组数与 CMI 值均较高,说明其医疗服务广度和整体技术难度处于该地区前列。

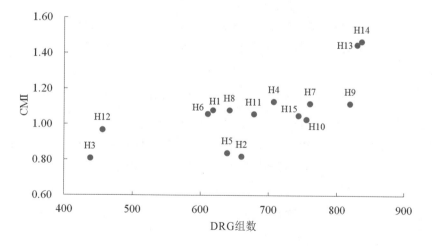

图 6.1　2020 年某地区 15 家三级综合医院 DRG 组数和 CMI 值

（数据来源:2020 年湖北省三级综合医院 DRG 分析评估报告）

2）医疗服务效率

时间消耗指数和费用消耗指数常用于评价医疗服务效率，反映治疗同类疾病住院时间的长短和医疗费用的高低。

图 6.2 展示了 2020 年某地区 15 家代表性三级综合医院时间消耗指数和费用消耗指数。利用"$X=1$"和"$Y=1$"建立四象限图，处于第一象限的 6 家医院（H1、H3、H6、H8、H12、H15）住院日较长、费用较高，因而绩效较差；处于第二象限的 3 家医院（H4、H13、H14）住院时间虽然较短，但住院费用较高；处于第三象限的 3 家医院（H2、H7、H11）住院日较短，费用也较低，因而绩效较好；处于第四象限的 1 家医院（H5）费用虽然较低，但住院时间较长。医院 H9 费用消耗指数为 1，处于费用消耗平均水平；医院 H10 时间消耗指数为 1，处于时间消耗平均水平。

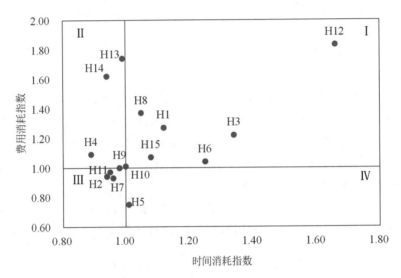

图 6.2　2020 年某地区 15 家三级综合医院时间消耗指数和费用消耗指数

（数据来源：2020 年湖北省三级综合医院 DRG 分析评估报告）

3）医疗安全

医疗安全常用低风险组病例死亡率、中低风险组病例死亡率、高风险组病例死亡率三个指标进行评价，反映医院住院医疗服务的安全和质量。

低风险组病例死亡率指疾病本身导致死亡的可能性极低病例的死亡率。这类病例一旦发生死亡，意味着死亡原因很可能不在疾病本身而在临床过程。因此，低风险组病例死亡率较高，往往提示临床或管理过程可能存在问题。

中低风险组病例死亡率指疾病本身导致死亡概率较低的病例死亡率，反映医院的医疗安全水平。

高风险组病例死亡率指疾病本身导致死亡概率较高的病例死亡率，这类病例本身较为危重，救治难度大。高风险组病例死亡率越低，反映医院急危重症治疗能力越强。

图 6.3 至图 6.5 展示了 2020 年某地区 15 家代表性三级综合医院低风险组病例死亡

率、中低风险组病例死亡率及高风险组病例死亡率,反映各医院医疗安全水平和急危重病例救治能力。

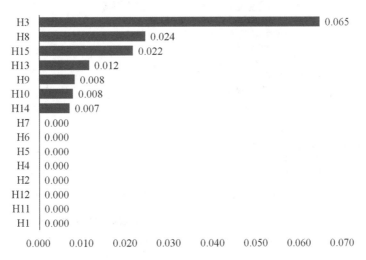

图 6.3 2020 年某地区 15 家三级综合医院低风险组病例死亡率(%)

(数据来源:2020 年湖北省三级综合医院 DRG 分析评估报告)

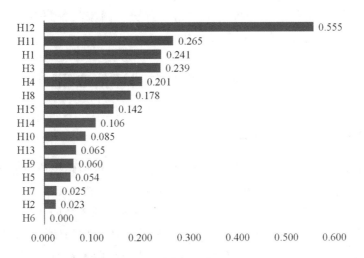

图 6.4 2020 年某地区 15 家三级综合医院中低风险组病例死亡率(%)

(数据来源:2020 年湖北省三级综合医院 DRG 分析评估报告)

3.总结

省级医疗服务绩效评价需兼顾医疗服务能力、医疗服务效率与医疗安全等多个方面,使用 DRG 作为风险调整工具,使医院同质化比较成为可能,大幅提升了评价结果的可靠性。目前来看,DRG 在医院绩效管理中得到越来越多的应用。2011 年,原卫生部发布了《关于推广应用疾病诊断相关分组(DRGs)开展医院评价工作的通知》(卫办医管函〔2011〕683 号),要求全国卫生系统借鉴北京市的经验做法,在完成本省住院病案首页信息采集与报送工作后,运用 DRG 方法对医院开展服务绩效等相关评价。2019 年正式启

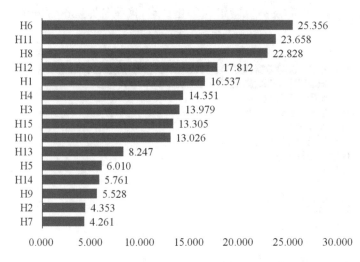

图 6.5　2020 年某地区 15 家三级综合医院高风险组病例死亡率（%）

（数据来源：2020 年湖北省三级综合医院 DRG 分析评估报告）

动的国家三级公立医院绩效考核也将 DRG 相关指标纳入评价体系，并利用 CMI 对多项指标进行校正。《三级医院评审标准（2022 年版）》更是将 DRG 数据纳入重点监测指标，作为医疗服务能力与质量安全评价的重要组成部分。国家的一系列政策要求突显了 DRG 评价工具在医院绩效评价中的重要作用。

第二节　临床重点专科评估应用

一、临床重点专科建设历程

临床专科能力建设是医疗机构服务患者的重要基础，对构建优质高效医疗卫生服务体系和保障人民健康具有重要意义。党中央、国务院高度重视临床专科能力建设工作，在《"健康中国 2030"规划纲要》《关于进一步完善医疗卫生服务体系的意见》《关于推动公立医院高质量发展的意见》等文件中明确提出要以满足重大疾病临床需求为导向加强临床专科建设，以专科发展带动诊疗能力和水平提高。我国临床重点专科建设的历程起始于改革开放初期，大致经历了三个发展阶段。

（一）起步探索阶段

改革开放后，为尽快恢复医疗服务体系，提高医疗服务水平，一些地方和部队医院开展了临床重点专科建设的探索，并形成了重点专科建设有关措施的主要框架，包括开展新技术、新项目，提高专科诊疗水平，培养学术带头人，明确专科发展方向，培育科室特色，形成诊疗规模等。例如，1978 年黑龙江省卫生厅就确定了 21 所省市医院的 41 个专科作为重点专科，引进先进技术、设备和管理经验，培养专科人才，1978—1984 年间引进新技术、新项目 850 多项。

在国家层面,为推动原卫生部直属医疗机构临床医学技术的发展,提高诊断和治疗常见病、多发病及疑难病症的能力和临床学科的学术水平,吸引和聚集医学人才,更好解决人民群众的医疗需求,推动卫生经费管理的科学化发展,1991年起原卫生部规划财务司提出了一套"按项目核定经费,按领域进行装备,按学科进行建设"的专项经费管理原则,对一批以学科特殊领域为主的项目进行了重点建设。1992年后,通过专家评审,对138个项目进行了投入,总经费超过2亿元,其中原卫生部财政投入与项目所在单位配套比例约为1∶1。

(二)发展成熟阶段

2008年,国务院批复原卫生部的"三定方案",明确了原医政司具有"指导医院临床重点学科建设"的职责内容。2010年,中央财政加大了对医改工作的支持力度,并设立专项资金,用于支持国家临床重点学科能力建设,支持各专科以解决疾病诊疗问题为中心而进行的技术创新。2010年初,原卫生部下发《关于开展国家临床重点专科评估试点工作的通知》(卫医政发〔2010〕26号),正式开启我国临床重点专科的评审工作。申报对象为专科整体实力强、医疗技术水平高、医疗质量和工作绩效好、人才队伍结构合理的三级医院,由中华医学会、中华中医药学会和中华护理学会等专业学会组织专家从"基础条件""医疗技术队伍""医疗服务能力与水平""医疗质量状况"和"科研与教学"等5个板块进行评估。建设项目获批后,由中央财政对每个国家临床重点专科建设项目补助500万元,其中每个临床护理专业补助300万元、每个专科护理专业补助400万元,用于关键设备购置、相关人员培训和临床诊疗(护理)技术开发等工作,中央财政每年为项目下拨经费12亿元,且各建设项目所在医院原则上为每个项目按照中央补助资金不低于1∶1的比例安排配套资金。立项单位每年向项目主管单位提交年度工作报告,在3年内完成国家临床重点专科建设项目。由国家卫生健康委、国家中医药管理局会同财政部根据项目主管单位提交的验收报告,组织对项目单位进行抽查复核。2010年,国家临床重点专科建设项目评估工作共评出236个建设项目,覆盖31个省(区、市)和新疆生产建设兵团的148所医院。2013年,国家卫生计生委发布《国家临床重点专科建设项目管理暂行办法》(国卫医发〔2013〕42号),进一步规范了国家临床重点专科建设项目的各项管理规则。"十二五"期间,国家累计投入60亿元支持79个专业的1231个临床重点专科建设,覆盖全国300余家医院。2019—2020年,中央财政安排补助资金15亿元,支持335个国家和省级临床重点专科建设。截至2021年,我国共有临床重点专科建设项目1700余个。

(三)创新发展阶段

2021年,为进一步提升临床专科能力,加强我国医院内涵建设,国家卫生健康委印发《"十四五"国家临床专科能力建设规划》(国卫医发〔2021〕31号)(以下简称《规划》),对"十四五"期间临床专科能力建设工作做出整体性、制度性安排。《规划》要求每年支持不少于150个,"十四五"期间累计不少于750个国家临床重点专科建设项目,省级层面累计支持不少于5000个省级临床重点专科能力建设项目,市(县)级层面累计支持不少于

10000 个地市级和县级临床重点专科能力建设项目,强调突出优势的同时加强普惠建设,解决我国医疗服务"不平衡、不充分"的问题。其中国家临床重点专科建设项目由省级卫生健康行政部门负责推荐,国家卫生健康委负责遴选,各省项目数量按照人口进行分配,常住人口<1000 万人的省份支持 4 个项目,1000 万人≤常住人口<2000 万人的省份支持 6 个项目,2000 万人≤常住人口<7000 万人的省份支持 8 个项目,7000 万人≤常住人口<10000 万人的省份支持 10 个项目,常住人口≥10000 万人的省份支持 12 个项目,5 个计划单列市各支持 1 个项目,新疆生产建设兵团支持 1 个项目;各省(自治区)分配给省会城市的项目数量不超过 60%;计划单列市所属医院、国家卫生健康委预算管理医院参与所在省份项目申报评审。作为遴选标准,文件还配套下发了《国家临床重点专科建设项目遴选指标体系》,该指标体系对 2010 年版的评价体系进行了较大幅度的改版。

二、DRG 在国家临床重点专科评价中的具体应用

(一)国家临床重点专科评价指标体系

临床重点专科评审以专科为单位进行评价,是一种同类专科的选优,目的在于挑选出未来能够产生引领带动作用的专科,通过投入资金等支持,实现专科的快速发展,引领带动医疗能力的提高。国家级临床重点专科评价指标体系经历了两个主要阶段。

2010 年,原卫生部陆续制定发布了不同专科的国家临床重点专科评分体系,保证各专科按照统一标准评审。

2021 年,《"十四五"国家临床专科能力建设规划》中同步下发了新的遴选评价体系,建议各省参考使用。

与 2010 年相比,2021 年版的指标体系有较大变化。从指标数量看,三级指标从 80 多个减少至 2021 年的 27 个,采用了更多可测量的指标,如中低风险组病例死亡率等;从指标采集方式看,更为客观,更侧重从各信息系统的定量数据采集;从指标内涵看,加入了地方政府、医院对专科的支持情况,以及医疗效率指标。

2021 年版的指标共有 5 个一级指标,12 个二级指标,27 个三级指标。遴选指标体系的 5 个一级指标分别从地方投入和政策保障情况、医院管理情况、专科建设与服务情况、人才队伍建设情况、专业影响力 5 个维度对专科建设进行综合考量。

"地方投入和政策保障情况"主要考察地方财政和卫生行政部门对专科的财政投入和政策支持,包括 2 个二级指标和 2 个三级指标。

"医院管理情况"主要考察医院整体管理和医院对专科发展的支持,包括 2 个二级指标和 5 个三级指标。

"专科建设与服务情况"是指标的主体部分,考察专科建设和服务能力和水平,包括 5 个二级指标和 13 个三级指标,三级指标数量占指标体系的近一半。其中,专科建设方面有 1 个二级指标和 2 个三级指标,服务能力方面包括 4 个二级指标和 11 个三级指标,特别偏重于考察住院患者服务水平,包括住院患者医疗服务能力、住院患者医疗服务效率、住院患者医疗质量安全和技术突破与创新基础。

　　"人才队伍建设情况"主要考察人才梯队情况,包括 1 个二级指标和 3 个三级指标。

　　"专业影响力"主要考察辐射带动能力和专科声誉/影响力,包括 2 个二级指标和 5 个三级指标。详见表 6.5。

表 6.5　国家临床重点专科建设项目遴选指标体系

序号	一级指标	二级指标	三 级 指 标
1	地方投入和政策保障情况	投入情况	省级以下财政部门投入总金额
		地方政策支持情况	省级卫生行政部门规划、政策制定、长效机制建设情况
2	医院管理情况	医院整体管理情况	组织管理体系
3			医院发展规划
4			资金管理制度
5		医院对专科支持情况	扶持政策或措施
6			软、硬件支持
7	专科建设与服务情况	专科建设	亚专科建设
8			技术特色
9		住院患者医疗服务能力(近 3 年)	DRG 组数
10			病例组合指数(CMI)
11			四级手术占比(外科为主)
12			微创手术占比(外科为主)
13		住院患者医疗服务效率(近 3 年)	费用消耗指数
14			时间消耗指数
15		住院患者医疗质量安全(近 3 年)	中低风险组病例死亡率
16			急危重病例救治能力
17			本专业重点病种(单病种)医疗质量管理情况
18		技术突破与创新基础	国家级科研项目数(近 3 年)
19			有希望近期取得突破性进展的医疗技术研究项目(重点关注再生医学、生物医学新技术、人工智能、精准医疗等方面)
20	人才队伍建设情况	人才梯队建设	人员基本结构情况
21			梯队结构配置情况
22			亚专科学科带头人及骨干发展情况

序号	一级指标	二级指标	三 级 指 标
23	专业 影响力	医疗辐射能力 （近 3 年）	年出院患者中省外（国外）患者比例
24			年接受下级医院急危重症和疑难病患者转诊数量
25		声誉和影响力 （近 5 年）	牵头或参与制定国家级诊疗规范、指南等的数量（个）
26			承担国家、省级质控中心工作个数
27			现任或曾任本专科国家级主要学术组织常委或编委以上数量（个）

（二）国家临床重点专科评价中的 DRG 指标

与 2010 年版评价标准相比，2021 年版指标体系共纳入了 5 项与 DRG 相关的指标，占指标总数的 18.5%。DRG 相关指标主要集中在一级指标"专科建设与服务情况"部分，该部分也是专科评价的主体。这部分的 5 个二级指标中，"住院患者医疗服务能力"纳入了 DRG 组数、CMI 值，"住院患者医疗服务效率"纳入了费用消耗指数和时间消耗指数，"住院患者医疗质量安全"纳入了中低风险组病例死亡率。

提供医疗服务是医疗机构的核心功能，其中住院患者医疗服务能力指标更能反映医疗机构的综合救治能力，体现医务人员的服务水平，关系到群众看病就医体验。住院患者医疗服务能力体现在服务的广度和深度两个方面。

1.广度方面

DRG 组数是反映医院专科诊疗病例所覆盖疾病诊断相关分组的数量，每个 DRG 表示一组疾病。出院病例覆盖的 DRG 范围越广，说明医院能够提供的诊疗服务范围越大。

2.深度方面

CMI 值即病例组合指数，是医院/专科收治病例的平均权重，代表了医院收治患者理论上的平均资源消耗，国内一般理解为表示医疗机构和专科收治疾病的疑难复杂程度及医疗服务整体技术难度的指标，反映了服务的深度。

服务能力反映了服务的产出，仅评价医疗服务产出无法反映医疗服务过程的全貌，只有纳入投入因素、构建效率指标，才能全面反映医疗服务过程的有效性。住院患者医疗服务效率指标包括费用消耗指数和时间消耗指数，分别反映了同样产出情况下服务投入的费用和时间成本，费用消耗指数和时间消耗指数越大，意味着同样产出情况下医疗机构在服务上花费的费用和时间越多，效率越低。

每年因不良事件等质量安全问题，给患者和医保带来巨大浪费。除了服务能力、服务效率，住院患者医疗质量安全是医疗服务评价中第三类主要评价指标。中低风险组病例死亡率是常用的医疗质量安全指标，中低风险组是疾病本身死亡风险较低病组，对质量安全管理的敏感性最高。中低风险组病例死亡率异常，意味着医疗机构的质量安全管理可能存在缺陷。

以上指标全面涵盖了医疗服务过程的各个方面,采用 DRG 分组进行风险调整,为评价诊疗难度、广度、服务效率、质量安全提供了相对客观、准确的指标。相比于使用服务人次、平均住院日、次均费用、出院患者死亡率等指标,该指标体系校正了患者构成差异可能造成的偏倚,提高了医疗机构和专科之间的可比性。

(三)临床重点专科评价中 DRG 应用的注意事项

以 DRG 为基础的支付方式与传统的按项目付费方式相比,本质上是将医疗服务付费的计价单位由提供的服务项目变成了 DRG 分组。DRG 分组主要是由医疗服务资源消耗决定的,更贴近于医疗服务的实际价值,使得医疗服务价格与医疗服务价值相统一,使医疗机构和医务人员获得的激励与所提供医疗服务的实际价值相符,从而提高医疗服务效率、避免医疗资源浪费。DRG 分组在付费体系中承担的是"风险调整"/"标准化"工具的角色。

DRG 不仅适用于医疗服务的付费,同样也可以用于医疗服务的绩效评价。因为 DRG 分组解决了病例"标准化"的问题,为客观、科学地评价不同医院之间、科室之间、医生之间和病组之间的诊疗服务提供了保证。DRG 分组可以应用于包括质量、效率和安全在内的广泛的医疗服务绩效评价领域。

1.DRG 用于临床重点专科评价的优势

传统指标由于没有考虑科室间病种和诊疗方式的难易程度及资源消耗情况,不能量化比较科室内部和医院之间的专科能力差异,不能反映出科室的具体问题,对临床发展的指导价值有限。DRG 指标量化了病种和诊疗的难度和差异,综合评价中使用 DRG 指标是科学有效的。将 DRG 指标用于医院绩效考核与分配体系的优化和调整具有非常重要的意义,能够有针对性地促进学科建设,规范医疗行为。使用 DRG 指标评价优势病种可以帮助科室找准学科定位,优化资源配置,促进学科建设,提高医疗服务能力,为医院管理部门发展医院重点专科提供参考依据。多维度分析可以了解科室运行情况,明晰优势和短板,促进优势学科亚专科发展,提供优质高效的医疗服务。基于 DRG 指标多维度评价较单一综合评价方法更全面、公正。

DRG 作为一种病种分组和病例组合手段,相比传统的病种分组方式,在风险调整工具的应用中有诸多优势:一是 DRG 中的病组合并了同类资源消耗的诸多病种,降低了分组数量;二是 DRG 分组考虑了患者年龄、性别、并发症等影响诊疗资源需求的风险因子,通过一套分组体系,同时整合了病种、疾病严重程度、患者疾病情况等影响疾病资源需求的多种风险因素,使得分组更加科学和简化;三是 DRG 分组在支付方式改革的应用中,将不同 DRG 病组的诊疗难度转化为可比的权重值,从而实现了不同专业病组诊疗难度和医疗价值的横向比较。

采用 DRG 指标进行评价,可以有效消除因收治患者构成不同造成的结果偏倚。在深圳市某区临床重点专科评估中,使用 DRG 组数、DRG 相对权重(RW)、病例组合指数(CMI)反映专科医疗服务能力,时间消耗指数、费用消耗指数反映医疗服务效率,中低风险组病例死亡率反映医疗服务安全,采用广东省三级医院标杆值进行评价。在评价中,某医院普外科"出院患者人均费用"较高,因此在传统评价中排名落后。但是该科室诊疗范围较广,且收治疾病难度水平均较高,因此 DRG 指标"费用消耗指数"较低,表明在同质病例的治疗上,其费用低于广东省三级医院标杆值。因此,在采用 DRG 指标进行评价后,其排名有所上升。又例如,某医院妇科虽然"年门诊人次""年出院人数"较高,但其"DRG 组数""病例组合指数"均较低,表明虽然其医疗服务提供数量大,但其诊疗范围小且收治疾病难度低。因此,在采用 DRG 指标进行评价后,其排名有所下降。

2. DRG 用于临床重点专科评价的注意事项

DRG 分组是为付费而专门设计的病例分组方式,其计算权重的方式侧重于治疗的"费用消耗",因此在评价医疗质量时要注意,在某些场合其评价未必"客观"。一是 DRG 的权重是以费用来确定的,因此病种的权重并不完全等同于诊疗的技术难度。在个别场合,会出现诊疗技术难度与费用不相符的情况,用 DRG 权重作为风险调整工具,会忽略实际的诊疗难度和风险。因此在分析风险调整结果时,特别是出现异常结果时,要注意分辨是否由于分组方式或风险赋值不合理造成的。二是其费用测算的依据是以往的诊疗费用,其中就包含了以往的医疗服务价格不合理、医生治疗中的过度医疗等道德风险行为,以费用计算的权重中也包含了医疗服务定价和过度诊疗等不合理的因素。采用权重对医疗服务能力和质量进行评价,会鼓励医生多开展高费用医疗服务项目,而对某些医疗服务难度高/价值高,但是费用低的项目,具有一定的负向激励。

另外,在构建相关评价体系时,应当注意根据实际需求采取相关的 DRG 指标进行评价,而不是将 DRG 指标作为一个整体进行评价。DRG 只是风险分组的工具,采用 DRG 相关指标进行评价,评价的是科室发展的不同维度,例如时间消耗指数和费用消耗指数分别反映了医疗服务的时间效率和经济效率、DRG 组数和 CMI 值反映的是诊疗难度和技术水平。在构建相关评价指标体系时,根据评价的侧重不同,纳入不同的维度进行评价,选择不同的 DRG 指标作为评价指标。

此外,推进 DRG 医疗评价过程中,病案首页的数据质量是关键。随着 DRG 支付改革的推进,医疗机构的收入取决于病例数和病例所属 DRG 的支付标准。DRG 发展首先要做好病案数据质量监管,引导医疗机构正确编码,并重点监管违规编码行为。医疗机构要注重信息化建设,组织学习培训,完善数据质控流程,加大监管力度,及时统计分析数据,方便临床科室利用 DRG 进行医疗质量管理。

第三节 等级医院评审应用

一、等级医院评审简介

我国实行医疗机构评审制度,医院评审是以医疗质量和病人安全为核心,来衡量医疗机构是否符合一定的标准,目的是不断促进医疗质量的持续改进和医疗机构绩效的提高。由专家组成的评审委员会按照医疗机构评审办法和评审标准,对医疗机构的执业活动、医疗服务质量等进行综合评价。我国的医院评审发展大致经历了四个阶段。

(一)医院评审的酝酿阶段

我国医疗机构评审的工作思路起源于 20 世纪 70 年代,"文革"期间我国各方面的工作受到严重冲击,医院的许多管理制度遭到严重破坏,管理的随意性很大,医疗质量严重滑坡,缺少完善的标准体系,医院管理方面只有十几项统计指标,对医院的工作难以评价和监督。70 年代末期,全国各地开展了"文明医院"评比活动,取得了一定成效。这项工作实际上是我国医院评审工作的起源,构成了医院评审工作的雏形。但是"文明医院"的评比标准不一,仍不能从根本上解决我国医院的标准化和科学化管理问题。80 年代中期,我国开始酝酿实施医院分级管理和评审制度。在充分参考借鉴国际医疗服务认证和总结我国医院管理经验的基础上,结合我国实际情况,最终提出了开展医院分级管理和评审工作的设想。

(二)第一轮医院评审

我国医疗机构评审的启动标志是 1989 年 11 月原卫生部印发的《医院分级管理办法(试行草案)》《综合医院分级管理标准(试行草案)》,文件明确提出建立医院评审制度,根据医院的功能、任务、设施条件、技术建设、医疗服务质量和科学管理的综合水平,对医院实行分级管理。将医院按功能、任务不同分为一、二、三级,每个级别内的医院经过评审,确定为甲、乙、丙等,三级医院增设特等,一共三级十等。文件对建立各级医院评审委员会和规范评审程序也做出了具体规定,此外还首次提出医疗门诊挂号、住院床位等的收费标准应按评审结果拉开档次。两份文件下发后,全国各省市立即启动各项准备工作,各省从 1990 年开始陆续启动本省的评审工作,首先根据医院的功能、任务和当时下发的分级标准来确定每所医院的级别三、二、一级,然后采取满分为 1000 分的综合评分方法来判定每所医院的具体等次,如大于等于 900 分为甲等,750~899 分为乙等,600~749 分为丙等,小于 600 分为不合格。经过 5 年左右的具体评审工作,各省于 1996—1997 年基本上完成了第一周期医院评审工作。据统计,我国医院评审工作在 1989—1998 年的十年间,一共评审医院 17708 所,其中三级医院 558 所、二级医院 3100 所、一级医院 14050 所,占年底我国医院总数的 26.4%。原卫生部于 1998 年 8 月发出《关于医院评审工作的通知》,决定暂停第一周期医院评审工作。

(三)第二轮医院评审

2008 年原卫生部成立了医管司,其中医疗服务评价处负责第二轮医院评审的准备工作。2009 年原卫生部开展了对全国三级医院的调研,初步了解了当时我国三级医院的等级情况,随后又在同年进行了原卫生部医院评价专家库的推荐和遴选工作,为下一步医院评审的顺利启动做好了准备。2011 年原卫生部陆续印发了《三级综合医院评审标准(2011 年版)》(卫医管发〔2011〕33 号)、《医院评审暂行办法》(卫医管发〔2011〕75 号)、《三级综合医院评审标准实施细则(2011 年版)》(卫办医管发〔2011〕148 号)等文件,正式启动了第二轮医院评审。

2013 年以后,原国家卫生计生委全力推进以电子病历为核心的医院信息化建设,通过加强医疗质量与安全指标分析、疾病诊断相关分组绩效评价、满意度评价等客观评价的方法,推动医院评审的"简化、优化、日常化",减少现场评审的工作量,持续提高医院评审的效率,改善评审的公正性、客观性和可比性。2017 年 9 月国务院颁布了《关于取消一批行政许可事项的决定》(国发〔2017〕46 号),2017 年 11 月 1 日原国家卫生计生委发布《关于取消三级医院评审结果复核与评价行政许可事项有关工作的通知》(国卫办医发〔2017〕36 号),指出:按照政府职能转变和行业监管从"事前"向"事中事后"转变的要求,决定取消"三级医院评审结果复核与评价"行政审批事项。各地开始探索政府领导下的医院评审组织工作的新模式。

(四)第三阶段医院评审

2020 年,国家卫生健康委发布了《三级医院评审标准(2020 年版)》,并于 2022 年发布了《三级医院评审标准(2022 年版)》。2022 年版标准在内容上与 2011 年版发生了较大变化,一是新增了前置否决条款,发挥医院评审推动医院依法执业和落实医改的杠杆作用。其中,一票否决类条款共计 25 条,里面依法执业占了 15 条,是前置部分的重点。二是由主观定性向客观定量转变,增强科学性。《三级医院评审标准(2022 年版)》增加了医院资源配置、质量、安全、服务、绩效等指标监测以及 DRG 评价、单病种质控和重点医疗技术等日常监测数据的比重,指导各地由以现场检查、主观定性、集中检查为主的评审形式转向以日常监测、客观指标、现场检查、定性与定量相结合的评审工作模式。三是梳理整合并简化实地评审条款,提高操作性。2020 年版标准的现场检查部分共 24 节 183 条,较 2011 年版标准的 66 节 354 条有大幅度压缩。对原标准中操作性不强,或者可以用日常数据监测替代现场检查的条款进行了剔除或调整,提高了标准的可操作性。2022 年版标准在 2020 年版标准的基础上进行了进一步压缩,特别是"医疗服务能力与质量安全监测数据",由 2020 年版的 74 节 240 条监测指标,改为 80 节 154 条监测指标,监测指标减少了 86 条。同时,不再强调各省遵循"标准只升不降,内容只增不减"原则,给予地方卫生行政部门更多自主权。

二、等级医院评审中 DRG 的应用

(一)等级医院评审的评价体系

《三级医院评审标准(2022 年版)》含前置要求、医疗服务能力与质量安全监测数据和现场检查 3 个部分,采用定性和定量相结合的评审工作模式。其中,"前置要求"共 3 节 25 条,是开展评审的前置条件,评审医院在评审周期内发生 1 项及以上的,延期 1 年评审。医疗服务能力与质量安全监测数据部分共 80 节 154 条,内容包括医院资源配置、质量、安全、服务、绩效等指标监测、DRG 评价、单病种和重点医疗技术质控等日常监测数据,数据统计周期为全评审周期,综合得分权重不低于 60%。现场检查部分共 24 节 185 条,权重不高于 40%。

第二部分"医疗服务能力与质量安全监测数据"是评审的重点,也是 2022 年版标准的主要特色。第二部分共包括 5 章,分别是"资源配置与运行数据指标""医疗服务能力与医院质量安全指标""重点专业质量控制指标""单病种(术种)质量控制指标"和"重点医疗技术临床应用质量控制指标"。第一章主要考察医院的硬件条件和运行数据,第二章考察医院的服务能力和质量水平,后三章分别考察特定专业、疾病和技术的专项质控情况。

(二)等级医院评审中的 DRG 指标

DRG 指标主要体现在《三级医院评审标准(2022 年版)》第二部分第二章"医疗服务能力与医院质量安全指标"。在医疗服务能力指标中,纳入了 DRG 组数、CMI 值、DRG 时间指数、DRG 费用指数等 4 个与 DRG 相关的指标,在医院质量安全指标中,纳入了 DRG 低风险组患者住院死亡率,详见表 6.6。

表 6.6　三级医院评审中医疗服务能力、医院质量评价指标(2022 年版)

评价维度	指标序号	指 标 内 容
医疗服务能力	1	收治病种数量(ICD-10 四位亚目数量)
	2	住院术种数量(ICD-9-CM-3 四位亚目数量)
	3	DRG-DRG 组数
	4	DRG-CMI
	5	DRG 时间指数
	6	DRG 费用指数
医院质量	7	年度国家医疗质量安全目标改进情况
	8	患者住院总死亡率
	9	新生儿患者住院死亡率
	10	手术患者住院死亡率
	11	住院患者出院后 0~31 天非预期再住院率
	12	手术患者术后 48 小时/31 天内非预期重返手术室再次手术率
	13	ICD 低风险病种患者住院死亡率
	14	DRG 低风险组患者住院死亡率

各省卫生行政部门具有一定的制定评审标准的自主权,各地在医院评审标准中均纳入了 DRG 相关指标。除将部分与 DRG 相关的质量、效率等指标直接纳入评价体系外,部分地区还采用 CMI 值对质量指标进行校正,是 DRG 作为风险调整工具在医院评审中的创新性应用。江苏省三级综合医院评审标准中,多药耐药菌检出率、多药耐药菌医院感染发生率、三管发病率、血管内导管相关血流感染发病率、呼吸机相关肺炎发病率、导尿管

145

相关泌尿系感染发病率等 6 项感染管理指标采用 CMI 值进行校正。具体方法是:在数据评价中 DRG 参考《2021 年国家医疗服务与质量安全报告:医院感染管理分册》中的目标值并结合江苏省三级医院具体情况进行赋分。考虑到全省三级医院数量较多、各三级医院收治患者疑难程度差异较大、部分三级医院收治危重症患者或接受转诊较多,多药耐药菌检出率和医院感染发生率势必会随之偏高,如果单纯以固定比例来赋分,难以反映各三级医院多药耐药菌感染防控的真实情况和实际水准。为此,标准制定者参考国家三级公立医院绩效考核方法,运用 CMI 值进行校正,采用医院相应监测数据除以 CMI 值后,与标准对比,最大限度地降低患者类型差异造成的评价结果偏倚。

(三)DRG 用于等级医院评审的优势

在区域医疗服务评价中,不仅可以直接将成熟的 DRG 指标,如 DRG 组数、CMI 值、时间消耗指数、费用消耗指数等,用于医疗服务质量和水平的院际横纵向评价,也可以将 DRG 分组作为风险调整工具,用于校正传统的质量和服务评价指标。在江苏省的评审标准中,创新性地使用 DRG 作为风险调整工具,调整感染相关指标的监测值。由于 CMI 值反映了疾病的诊疗难度,在一定程度上包含了感染风险因素,随着诊疗难度的提高,CMI 值和感染指标的发生率会出现同向变化,两者具有一定的相关性。采用感染监测指标原始值作为评价标准进行评价,忽略了诊疗难度带来的风险差异,会出现疾病诊疗难度越高的医院感染发生率越高的现象。因此,将感染性指标的原始监测值除以 CMI 值,得到的是单位 CMI 值下的感染发生率,相当于调整了疾病诊疗难度带来的风险,结果更为客观,在一定程度上避免了 CMI 值越高感染发生率越高的情况。

三、等级医院评审中 DRG 应用的注意事项

采用 DRG 进行特定风险调整时应当注意,CMI 值主要反映疾病的费用风险,并不是特定疾病风险的专门指标。在上述案例中,既往平均费用越高的疾病 CMI 值越高,虽然费用和感染风险具有一定的相关性,但费用并非专门的感染风险指标,在某些情况下,费用高不完全等同于感染风险也高。在可能的情况下,采用专门的相关风险调整工具进行风险调整是更科学的做法,例如采用手术风险分级(NNIS)来调整手术相关感染指标的风险。但在无法获得更精确风险参考的情况下,可以采用 CMI 值进行风险调整,这比直接比较原始监测值更为科学。

此外,采用 DRG 进行风险调整时,如果仅采用 CMI 值进行总体的风险调整,有可能会忽略患者和风险构成的影响。发生率的监测值是粗率,而 CMI 值是加权平均值,两者统计口径并不完全一致。发生在低风险组的感染和发生在高风险组的感染对于感染管理工作来说具有不同的含义,只统计粗率会掩盖这种风险差异。更为科学的做法是将不同 DRG 分组的感染发生率根据各组的 DRG 权重进行加权平均,这样可以同时消除患者构成不同所带来的影响。

思考题

1. DRG 在区域医疗管理中的应用存在哪些难题？
2. DRG 在区域医疗管理中的应用具有什么意义？

第七章　DRG 在医院医疗管理中的应用

DRG 的各项指标中,基于医疗服务能力评价的指标包括 MDC 数、DRG 组数、总权重、CMI 值;基于医疗服务效率评价的指标包括时间消耗指数、费用消耗指数;基于医疗质量安全评价的指标包括低风险组病例死亡率、中低风险组病例死亡率、中高风险组病例死亡率、高风险组病例死亡率等。在医院的日常运营中,关注 DRG 的各维度指标,可以帮助管理人员更好掌握医院运营状况,找到关键运行模块,实施精准管理。

第一节　DRG 在医疗质量管理中的应用

医疗质量是指在现有医疗技术水平及条件、能力下,在临床诊断及治疗过程中,按照职业道德及诊疗规范要求,给予患者医疗照顾的程度。医疗质量是医院的生命,是检验和衡量医疗服务工作的根本标准,也是病人选择医院最直接、最主要的标准。医疗质量情况可以通过医疗结果中的住院死亡率得以反映,但是总住院死亡率、手术死亡率等指标难以反映全部的医疗质量信息。对此,国外经常采用 DRG 等风险调整手段在保证病例之间具有可比性的基础上,以标准化后的各风险组病例死亡率作为医疗质量管理的重要评价指标。其中,基于发生原因的特殊性,低风险组病例死亡率成为各医疗机构关注的焦点,是公立医院绩效考核中的国家监测指标。

一、应用思路

医疗质量管理是医疗管理的核心。低风险组病例死亡率是指低风险组患者的死亡率,即在 DRG 分组中,预估死亡风险最低组的实际死亡率,它是医疗质量管理体系中的重要评价指标。按照 Avedis Donabedian 提出的结构-过程-结果(structure-process-outcome,SPO)模型,医疗质量可以从结构、过程和结果三个维度评估。由此,医疗质量具有三级内涵,即结构质量、过程质量和结果质量。其中,结构质量包含人员、技术、制度和时间等基本要素,是医疗服务的基础质量;过程质量又称环节质量,涵盖患者就诊到入院、诊断、治疗、康复和出院等各个环节的质量,涉及工作部门广、业务流程多;结果质量又称终末质量,一般以数据为依据定量评价医疗效果,是评价医疗质量的重要内容。传统的结果质量评价指标有诊断符合率、病程长短、院内感染率、治疗结果及有无并发症等。DRG 指标中的低风险组病例死亡率属于结果质量评价的指标。

低风险组病例死亡率为医院质量评估的重要指标,从定义可知,低风险组在一定程度上反映出不必要死亡的可能性,较低的低风险组病例死亡率意味着医院在手术、治疗和护理等方面具有较高的质量水平,而较高的低风险组病例死亡率则可能意味着医院的质量管理体系在设计及执行层面存在一些潜在的问题,如缺乏培训、不重视围手术期管理、护理不到位或者设备故障等,提示医院需要积极发现潜在问题并改进。医院管理者常借助"瑞士奶酪模型"来描述和分析系统性的医疗差错和患者安全事故。

> **知识链接**
>
> 瑞士奶酪模型(Swiss cheese model)是由英国精神医学教授 James Reason 于 1990 年在其著作 *Human Error* 中提出的以系统观为理论基础的模型。该模型认为,系统中存在四个层面的防御措施和安全措施,分别是组织影响、不安全的监督、不安全行为的前兆、不安全的操作行为。每个层面都有可能出现疏漏或失误,就像奶酪上的孔洞。各层面上的疏漏恰好对齐,意味着错误未能被防御措施有效拦截,事故即将发生。但实施不同的防御措施,如严格落实医疗管理核心制度、双重检查、定期培训、制定标准化流程,可以降低错误发生风险和低风险组病例死亡率。

医疗质量的有效管理要求对医疗服务进行定期的质量评估,以确保诊断的全面性和治疗的时效性。在国内医院的传统评估体系中,综合评价指标包括效率、效益和质量,其中质量指标分为诊断和治疗两类,治疗类指标包含病死率、好转率、抢救成功率等。低风险组病例死亡率作为终末质量的一项指标,已被广泛纳入国内外评估体系。

国家卫生健康委员会发布的《国家三级公立医院绩效考核操作手册》和《国家二级公立医院绩效考核操作手册》均将低风险组病例死亡率列为重要的质量安全指标,要求各医院逐年降低此类指标的比例。同时,《公立医院高质量发展评价指标(试行)》(2022 年版)中的"医疗质量指数"也包括了低风险组病例死亡率以及其他 DRG 相关指标,如 RW 值和 CMI 值。在《三级医院评审标准(2022 年版)》中,低风险组患者住院死亡率被作为医疗质量的评价标准之一。此外,《患者安全专项行动方案(2023—2025 年)》中明确提出,要降低二级及以上医疗机构中低风险病种患者的住院死亡率。

除了国内的绩效考核及评价体系外,在国际较为主流的临床指标体系中,低风险组病例死亡率也是一项重要指标。美国医疗保健研究和质量局(Agency for Healthcare Research and Quality,AHRQ)在研发医疗质量指标项目中,制定了包含预防质量指标、住院质量指标、患者安全指标及儿科质量指标四个体系。低风险组病例死亡率属于患者安全评价体系中的指标。AHRQ 中患者安全指标(patient safety indicators,PSI)共包含 18 项指标,详见表 7.1。

表 7.1　AHRQ 中患者安全指标

指标代码	指标内容
PSI02	低死亡率诊断相关的死亡率组(DRG)
PSI03	压疮发生率
PSI04	患有严重可治疗病症的外科住院患者的死亡率
PSI05	遗留的手术物品或未收回的设备碎片计数
PSI06	医源性气胸发生率
PSI07	中心静脉导管相关血流感染率
PSI08	住院患者跌倒导致骨折率
PSI09	围手术期出血或血肿发生率
PSI10	术后急性肾损伤且需透析治疗率
PSI11	术后呼吸衰竭率
PSI12	围手术期肺栓塞或深静脉血栓形成率
PSI13	术后败血症发生率
PSI14	术后伤口裂开率
PSI15	意外刺穿或撕裂率
PSI17	新生儿产伤发生率
PSI18	有器械阴道助产的裂伤发生率
PSI19	无器械阴道助产的裂伤发生率
PSI90	患者安全及不良事件复合指标

二、具体应用

(一)低风险组病例死亡率评价应用

鉴于低风险组病例死亡率在各考核及评价体系中的重要地位,医院应将低风险组死亡病例作为问题线索,系统、全面查找临床和管理过程中可能存在的缺陷。同时,由于低风险组病例死亡率属于结果类指标,质量管理部门应同时关注其他过程类及结构类的医疗质量和患者安全指标,如不良事件相关指标(不良事件发生率、院内感染率、手术部位感染率等)以及非计划重返类指标(非计划再手术率、非计划再入院率等)。当一段时间内,某指标出现同比或环比的恶化,则提示质量管理部门应对该指标进行深入分析,应找出造成医疗质量恶化的根本原因。发现异常数据并确定亟待解决的医疗质量问题后,质量管理部门应对指标进行分析改进,建立科室层面反馈、职能部门分析及院级层面讨论三级管理。

1. 科室层面反馈

各科室应对所有死亡病例进行讨论,并将讨论结果记录在病历中。鉴于死亡病例是否属于低风险组在讨论时可能不清楚,因此质量管理部门应定期向相关临床科室反馈无风险组、低风险组和中低风险组患者的信息。

临床科室应对每一例死亡病例进行讨论和总结,评估死亡是否可避免以及诊疗过程是否存在改善空间。必要时邀请质量管理和患者安全部门参与讨论。

对于低风险组的死亡病例,临床科室对分组可以提出异议,同时对诊疗过程进行梳理,以识别医疗过程中的问题,比如围手术期管理或治疗方案的选择等。

2. 职能部门分析

在收到临床科室反馈后,质量管理部门可联合其他医疗职能部门如医务、护理、病案、感染管理等合作,对低风险组死亡病例进行更深入的分析。职能部门分析应结合患者的终末病历和诊疗经过,从医疗核心制度的执行、人员资质、术前评估的充分性、病历记录的全面性以及首页填写的准确性等方面提出管理建议。

若案例存在职能部门分析与临床科室反馈不一致,可以进行专家评估。选择的专家应专业对口、立场公正,且愿意直言不讳地指出需要改进的地方。实践中,有威望的退休返聘专家往往能满足这些条件。

3. 院级层面讨论

对于临床科室与职能部门达成一致的共性问题,质量管理部门应将其整理为工作建议,提交给分管医疗领导,从院级角度推动质量和安全改进项目。对偶发性问题,则可以在临床科室层面解决。

对于存在分歧的低风险组死亡病例,质量管理部门应将案例提交给院级医疗安全管理委员会进行讨论,专注于分析管理体制、决策和行为、诊疗流程、操作规范和质量控制等方面的缺陷或漏洞。如果低风险组死亡病例引发医疗纠纷,医疗损害司法鉴定的结果也应包括在讨论中,并特别分析第三方意见与院内意见的差异。质量管理部门应总结有助于改进制度、规范和流程的意见,经医疗安全管理机构批准后,实施改善措施。

低风险组死亡病例的讨论不在于研讨 DRG 分组是否合理、科室的责任划分是否恰当,而是旨在通过对低风险组死亡病例的分析,发现问题并提出改进措施,从根本上降低医疗风险、提高医疗质量,确保患者和医务人员的安全。

"科室—职能处室—院级"三级管理模式的死亡病例讨论流程图如图 7.1 所示。

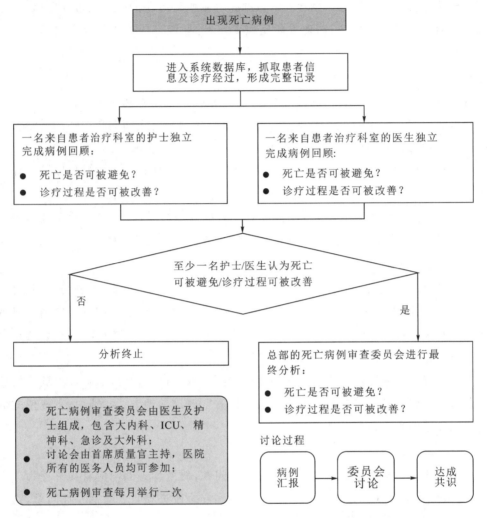

图 7.1　加拿大 The Ottawa Hospital 死亡病例讨论流程图

(二)临床路径评价应用

聚焦于低风险患者群体的死亡率,医院能够实施多项措施来提高医疗质量。依据国家卫生健康委员会和国家中医药管理局共同公布的《全面提升医疗质量行动计划(2023—2025 年)》,医疗服务质量的全方位提升应围绕四个关键领域展开:资格入门、质量监管、患者安全及临床路径。

临床路径(clinical pathways,CP)源自 20 世纪 80 年代的美国,是一套标准化的治疗和护理流程,为特定临床情形下的患者规定了治疗和护理的步骤、时序及预期成果。这种路径通常包括患者的整个医疗周期:从入院、诊断、治疗到恢复和出院。

临床路径与 DRG(疾病诊断相关组)之间存在本质的联系。DRG 将临床过程和资源消耗相似的病例编入同一组,采取病例打包付费方式,目标是实现"相同病种、相等质量、一致价格"的医疗服务。与此同时,临床路径是针对特定疾病,基于循证医学制定的一套标准化治疗流程,其终极目标是确保诊疗行为的标准化和同质化。

作为医疗管理工具的临床路径,为了充分发挥其效用,选择适合纳入路径管理的病种应遵循以下原则:①常见病和多发病,患者数量众多;②诊疗方案明确,诊疗过程中路径变异较少;③治疗阶段分明,易于评估治疗成效。加入临床路径管理的患者,如果因各种原因未能完全遵循既定方案,可能会导致路径变异或中途退出。质量管理部门应定期收集和分析这些变异和退出情况,找出原因并提出改进措施。临床路径与 DRG 在提高医疗服务的标准化、协调性、质量和效率方面相辅相成,共同目标是提供高标准、高效率的医疗服务。

第二节　DRG 在医疗服务能力评价中的应用

DRG 指标是医疗服务能力评价指标体系中的重要内容,也是医院利用 DRG 工具实施精细化管理的重要体现。现对 DRG 在医疗服务能力评价中的应用进行阐述。

一、应用思路

目前,国内评价医院服务能力主要采用的 DRG 指标有总权重、DRG 组数、CMI 值、异地疑难危重(RW≥1.5)出院人次等,从住院服务产出、疾病病种覆盖范围、病例难度水平、医院异地疑难患者收治水平等多个角度对医院能力进行评价,更好体现经过风险调整后的医疗机构服务水平。大部分省级医疗机构服务能力评价采用指标情况详见表 7.2,并按照不同的评价导向赋予指标权重,进而计算医院总分数,得出医院排名情况并进行公布。

表 7.2　医疗服务能力评价指标内涵

指数	评价内容	说明
总权重	住院服务总产出	总权重越高,医院产出越大
DRG 组数	覆盖医疗机构治疗病例类型的广度	组数越多,医院能够提供的诊疗服务范围越广
CMI 值	收治病例的技术难度	CMI 值越大,该医院收治难度大的病例越多,比重越高

其中,CMI 值是国家公立医院绩效考核的重要指标,在校正抗菌药物使用强度(DDDs)、医疗服务收入占医疗收入比例、住院次均费用增幅等多项指标分值中作用更为明显。在国家和省级临床重点专科评价中也大多采用 CMI 值作为关键指标。

总权重、DRG 组数和 CMI 值等指标均具备跨层级应用的潜力,它们不仅适用于评估医院整体,也适合对科室、主诊医师诊疗组甚至是医生个人的服务能力进行衡量。此外,这些指标还可以针对特定的主要诊断大类(MDC)或 DRG 组别进行细分评价,并在不同维度的联合分析中发挥作用,进而实现对医院服务能力的全面评估。

在实际的医疗管理实践中,这些指标有多种应用场景:选择和评估重点专科、比较专科建设的成效、优化专科病种结构、分配内部绩效奖励以及评估职称晋升等。鉴于不同专科间收治疾病具有特性导致权重和 CMI 值差异显著,对单个医院或科室进行纵向比较时,使用 CMI 值更加具有说服力。而在不同专科间的横向比较中,可结合总权重一起评估。

这些指标的实际利用程度取决于医院信息化水平的高低和管理需求的复杂性。尽管如此,从本质上讲,这些指标对于不同医疗机构管理现状的改善均有一定的适用性和灵活性,能够在一定程度上满足医疗服务评估与管理的需求。

二、具体应用

(一)总权重评价应用

传统评价住院医疗服务产出的指标有出院人次、手术量等指标,但均未经过医疗风险调整不同难度病种的服务产出,评价结果具有片面性。依据例数评价结果进行医疗资源配置时,风险难度较低、周转快的病种往往更具有优势,而疑难程度高的病种,在一定程度上更难获得支持。总权重是由例数乘以 CMI 值得到,综合考虑病例组合难度系数后,对于医疗资源配置的评价运用,将更具有说服力。难度系数较低的病种,为达到一定体量的服务产出,可以通过加快周转、提高运行效率、增加病例数来体现;难度系数较高的病种,由于病种特点难以做到快速周转,则可以通过难度系数进行校正。

以某医院三个科室的总权重分布为例,A 科室在三个科室当中 CMI 值最低,但由于其收治病例数最多,总权重在三个科室中反而是最高的。由此可知,虽然 CMI 值在一定程度上取决于其专业病种特点,但为了达到一定量的服务产出,可以通过增加病例数来实现,详见表 7.3。

表 7.3　2023 年 1—8 月不同难度系数科室总权重差异

科室	收治病例数	CMI 值	总权重
A 科室	2321	1.14	2635.64
B 科室	1444	1.81	2596.36
C 科室	1050	2.40	2520.59

依据风险调整后的服务产出总权重进行医疗资源调配更具有说服力。以上述三个科室为例,从收治病例数来看,床均产出最高的是 A 科室,月床均产出达到 7.25;但从总权重来看,床均产出最高的是 B 科室,月床均产出达到 8.77,详见表 7.4。

表 7.4　2023 年 1—8 月不同难度系数科室床均产出差异

科室	收治病例数	CMI 值	总权重	开放床位	月床均产出（按病例数）	月床均产出（按总权重）
A 科室	2321	1.14	2635.64	40	7.25	8.23
B 科室	1444	1.81	2596.36	37	4.88	8.77
C 科室	1050	2.40	2520.59	36	3.65	8.75

　　从医疗资源投入情况来看,影响医疗服务总产出的因素除了床位数量,另一个重要因素是医生数量。以上述三个科室为例,B 科室的标准化医疗服务产出最高,主要原因为其 CMI 值处于中等,但病例数保持在一定水平,并且医生数量较少,因此实现较多的单位产出,详见表 7.5。

表 7.5　2023 年 1—8 月不同难度系数科室医生床均产出差异

科室	收治病例数	CMI 值	总权重	医生人数	医生月均产出（按病例数）	医生月均产出（按总权重）
A 科室	2321	1.14	2635.64	10	29.01	32.95
B 科室	1444	1.81	2596.36	7	25.79	46.36
C 科室	1050	2.40	2520.59	16	8.20	19.69

　　从上述数据可以看出,传统的医疗服务产出统计指标具有一定局限性,尤其是依据其对医疗资源进行再分配时,缺陷尤其明显。因此,合理使用总权重指标,尤其是多指标联合使用时,能够更加合理地配置医疗资源,达到管理目的。

（二）DRG 组数评价应用

　　DRG 组数反映的是疾病收治范围,是 DRG 能力评价的重要指标之一。从医疗机构的疾病收治范围来看,一般情况下综合医院 DRG 组数要多于专科医院,三级医院 DRG 组数要多于二级医院。从专科层面来看,同一专科在区域内横向比较时,DRG 组数覆盖范围越广,往往代表服务能力越广。从医院科室设置来看,越是平台科室,涉及的 DRG 组数往往越多,单病种科室包含 DRG 组数较少。

　　在目前的考核体系下,DRG 组数占据了很重要的位置,但目前往往单纯以 DRG 组数量作为医疗机构之间的区分,这一评价模式存在偏颇。在分级诊疗背景下,三级综合医院不一定是 DRG 组数越多越好。不同层级医院应当依据自身功能定位有针对性地收治相应疾病,在对医院进行评价时,应选择有代表性的 DRG 组作为评价标准。从专科层面而言,在国家公立医院考核这一指挥棒下,手术科室相对具有比较优势,为提高手术率等,手术科室可能会有意识地减少非手术 DRG 组患者收治,甚至不收治,这将在一定程度上影响到医院总体 DRG 组数。

1.DRG 组数与出院病例数关系

从 DRG 组数与出院病例数的关系来看,两者不一定成正相关关系,这主要与科室设置、专科性是否更强有关系。从图 7.2 可以看出,病例数最多的科室共有患者 4463 例,但仅有 47 个 DRG 组;DRG 组数最多的科室有 269 个 DRG 组,但仅有患者 982 例,平均每个 DRG 组不到 4 个病例。

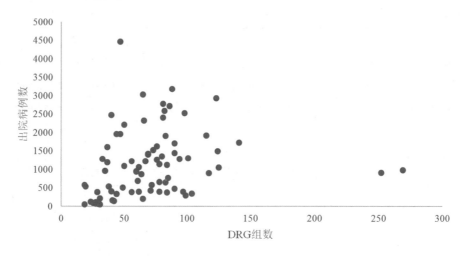

图 7.2　某医院各科室 DRG 组数与出院病例数关系图

2.缺失 DRG 组分析

以广东省某医院为例,在 2022 年省级评价中,该院 DRG 组数为 727 组,但省级排名是基于 DRG 组数降序进行的,导致医院总体评价名次下降明显。为深入分析缺失 DRG 组情况,医院对比了全省的 803 个 DRG 组。发现在缺失的 76 个 DRG 组(见表 7.6)中,有 55 组属于非手术科室,约占缺失病组的 72%,其中,属于手术科室病种但未实施手术的有 36 组,占非手术科室 DRG 组的 50%。此外,还有 8 个 DRG 组患者在 5 天内转院或死亡。对于大型三级综合医院而言,无论从分级诊疗角度,还是从国家公立医院绩效考核角度考虑,此两类患者均更适合进行分流,而不是虹吸在本级别医疗机构收治。

同时,存在挖掘和培养潜力的病种,尤其是那些能反映医院治疗难度的病种,对于它们采用医疗新技术来提高医院的技术水平是十分有价值的,如 AC19-胰/肾同时移植、AD19-胰腺移植、CY19 眼动脉瘤以及年龄小于 17 岁的 DRG 组缺失较多,说明该院的小儿外科发展还有很大提升空间。

此外,通过与专科深入沟通发现,关节、烧伤等专科的 DRG 组病种缺失较多。主要原因有三点:一是在目前实施的 DIP 支付政策引导下,病案、医保结算清单的填写具有偏向性和集中性;二是国家公立医院绩效考核引导方向,要求提高手术率,导致非手术 DRG 组的病例少收治甚至是不收治;三是耗材使用管控等原因,导致部分手术治疗技术无法有效开展,相应 DRG 组缺失。

表 7.6　某医院缺失 DRG 组

序号	DRG 组名称
1	AC19-胰/肾同时移植
2	AD19-胰腺移植
3	BS11-脊髓损伤及功能障碍,伴重要并发症与合并症
4	BS21-非创伤性意识障碍,伴重要并发症与合并症
5	BW11-神经系统先天性疾患,伴重要并发症与合并症
6	BW29-脑性麻痹
7	BY21-颅脑开放性损伤,伴重要并发症与合并症
8	BY23-颅脑开放性损伤,伴并发症与合并症
9	BY25-颅脑开放性损伤,不伴并发症与合并症
10	CV11-各种类型青光眼,伴重要并发症与合并症
11	CY19-眼动脉瘤
12	EU11-重大胸部创伤,伴重要并发症与合并症
13	EU17-重大胸部创伤,住院时间<5 天死亡或转院
14	EX21-百日咳及急性支气管炎,伴重要并发症与合并症
15	EX27-百日咳及急性支气管炎,住院时间<5 天死亡或转院
16	FF41-静脉系统常规手术,伴重要并发症与合并症
17	FS17-心绞痛,住院时间<5 天死亡或转院
18	FS27-冠状动脉粥样硬化,住院时间<5 天死亡或转院
19	FT27-高血压,住院时间<5 天死亡或转院
20	FU27-严重心律失常及心脏停搏,住院时间<5 天死亡或转院
21	FU37-心律失常及传导障碍,住院时间<5 天死亡或转院
22	GE21-疝其他手术,伴重要并发症与合并症
23	HS21-各种病毒性肝炎,伴重要并发症与合并症
24	HV21-酒精性肝脏疾病,伴重要并发症与合并症
25	IC10-大关节置换术,年龄<17 岁
26	ID19-小关节置换翻修术
27	IE10-骨盆髋臼手术,年龄<17 岁
28	IR11-骨盆骨折,伴重要并发症与合并症

序号	DRG 组名称
29	IR31-股骨干骨折,伴重要并发症与合并症
30	IR33-股骨干骨折,伴并发症与合并症
31	IR35-股骨干骨折,不伴并发症与合并症
32	IR59-髋部、骨盆及大腿扭伤、拉伤和脱位
33	IS15-前臂、腕、手或足损伤,不伴并发症与合并症
34	IS21-肩、臂、肘、膝、腿或踝损伤,伴重要并发症与合并症
35	IT31-感染性关节病,伴重要并发症与合并症
36	IZ21-肌肉、骨骼系统植入物/假体的康复照护,伴重要并发症与合并症
37	LF10-尿道手术,年龄<17 岁
38	LM19-住院肾透析
39	LV11-泌尿系统症状及体征,伴重要并发症与合并症
40	LX11-泌尿系统损伤,伴重要并发症与合并症
41	LX13-泌尿系统损伤,伴并发症与合并症
42	LX15-泌尿系统损伤,不伴并发症与合并症
43	MJ11-其他男性生殖系统手术,伴重要并发症与合并症
44	NF19-辅助生殖技术
45	OT13-异位妊娠,伴并发症与合并症
46	PJ13-新生儿(出生年龄<29 天)其他手术操作,伴其他问题
47	QB10-脾切除术,年龄<17 岁
48	RR21-急性白血病缓解期,伴重要并发症与合并症
49	RR23-急性白血病缓解期,伴并发症与合并症
50	RR25-急性白血病缓解期,不伴并发症与合并症
51	UR15-酒精中毒及戒除,不伴并发症与合并症
52	US19-阿片依赖及戒除
53	US29-兴奋剂及其他毒品滥用与依赖
54	VD19-手的损伤手术
55	VR13-损伤,伴并发症与合并症
56	VR15-损伤,不伴并发症与合并症

序号	DRG 组名称
57	VZ13-损伤、中毒及毒性反应其他疾患,伴并发症与合并症
58	VZ15-损伤、中毒及毒性反应其他疾患,不伴并发症与合并症
59	WB19-大于体表 80% 或多处三度烧伤、腐蚀伤等灼伤,伴皮肤移植术
60	WB23-大于体表 10% 或三度烧伤、腐蚀伤及冻伤等灼伤,进行皮肤移植术,伴并发症与合并症
61	WB25-大于体表 10% 或三度烧伤、腐蚀伤及冻伤等灼伤,进行皮肤移植术,不伴并发症与合并症
62	WR19-大于体表 10% 或多处三度烧伤、腐蚀伤、冻伤等灼伤
63	WR21-三度烧伤、腐蚀伤及冻伤等灼伤,伴重要并发症与合并症
64	WR23-三度烧伤、腐蚀伤及冻伤等灼伤,伴并发症与合并症
65	WR25-三度烧伤、腐蚀伤及冻伤等灼伤,不伴并发症与合并症
66	WS19-烧伤、腐蚀伤及冻伤等灼伤,住院时间＜5 天转院或死亡
67	WZ11-二度级及以下烧伤、腐蚀伤及冻伤等灼伤,伴重要并发症与合并症
68	XR11-康复,伴重要并发症与合并症
69	XR15-康复,不伴并发症与合并症
70	XT11-其他后期照护,伴重要并发症与合并症
71	YB19-HIV 相关疾病的气管切开手术
72	YC19-HIV 相关疾病的营养支持手术
73	YC21-HIV 相关疾病的手术室手术,伴重要并发症与合并症
74	YR11-HIV 相关疾病,伴重要并发症与合并症
75	ZB15-多发性严重创伤开颅术,不伴并发症与合并症
76	ZR19-多发性严重创伤,住院时间＜5 天死亡或转院

综上可见,从 DRG 组数着手分析,可以发现医疗机构和专科的亚专科发展情况,及时提示医院注意调整和加强的亚专科方向,补全短板,更好地推动医院高质量发展。

(三)CMI 值评价应用

在 DRG 评价体系中,CMI(病例组合指数)作为衡量医疗能力的关键指标被广泛地应用。这一指标的应用面非常广,可见于各类医疗机构的评估中,包括使用 CMI 作为校正系数的国家公立医院绩效考核,医保支付中 CMI 的加成作用,以及作为评价专科成效、病种结构优化及治疗组和主刀医生技术能力的重要指标。

以广东省某医院将 CMI 值作为抓手促进病种结构优化、服务能力提升为例,分析数据发现,2023 年 1—8 月该院 CMI 值为 2.03,同比增加 0.06。分析低难度疾病病例发现,RW(相对权重)小于 1 的病例数并未与总分析病例数成比例增长,其构成比从先前的 52.87% 下降到 51.87%,同比下降 1 个百分点。而 RW≥2 的病例数同比增加 3174 例,构成比为 30.21%,同比上升 1.22 个百分点,详见表 7.7。

表 7.7　某医院两期 CMI 相关指标情况

指标		2023 年 1—8 月	2022 年 1—8 月	差额
分析病例数		88437	81212	7225
CMI 值		2.03	1.97	0.06
RW<1	病例数	45875	42936	2939
	占比	51.87%	52.87%	−1%
RW≥2	病例数	26716	23542	3174
	占比	30.21%	28.99%	1.22%

由此可见,优化病种结构是提高 CMI 值的关键因素。从病种特点来看,手术组 CMI 值通常高于操作组,操作组往往高于内科组。对于大型三级综合医院而言,在国家公立医院考核的指导下,不断优化出院患者手术占比、微创手术占比、四级手术占比等手术相关指标,能够在客观上起到优化病种结构的作用,进而提高 CMI 值。

1. 专科 CMI 值评价应用

以某专科评价为例,2023 年 1—8 月该专科 CMI 值为 1.21,同比增加 0.08。选取收治病例数排名前 10 位的 DRG 组分析,发现专科内病种结构发生较大变化,2022 年 1—8 月收治病例数排名第一的病种是"恶性增生性疾病的化学治疗和/或其他治疗",CMI 值为 0.74,2023 年 1—8 月该 DRG 组收治病例数量降到第三位,收治病例数同比下降 48.85%。权重较高的 DRG 组,如"女性生殖器官恶性肿瘤含有广泛性、廓清手术、清扫术等手术",CMI 值为 3.19,病例数同比增长 12.04%,该 DRG 组 1 个病例的服务产出,相当于 4.3 个"恶性增生性疾病的化学治疗和/或其他治疗"病例的服务产出,详见表 7.8。在减少低权重病例和增加高权重病例双重作用下,该专科病种结构得到优化,CMI 值得以提高。结合其他数据指标来看,在 2023 年 6 月以前该专科出院患者手术占比仅为 65%,经过床位、手术日等资源调整后,出院患者手术占比达到 90%。手术病例增加与 CMI 值提高呈现正相关关系。

但从该专科病种结构来看,CMI 值仍有提升空间,以"恶性增生性疾病的化学治疗和/或其他治疗"为代表的非手术 DRG 的病例数仍然较多,病例数比重仍然较大。后续可继续优化病种结构,提高手术率,尤其是难度系数大的手术。

表 7.8　某专科两期 CMI 值及收治病例数排名前 10 位的 DRG 组

2023 年 1—8 月			2022 年 1—8 月		
DRG 组名称	病例数	权重	DRG 组	病例数	权重
总计	2580	1.21	总计	3071	1.13
ND15-原位癌和非恶性病损（除异位妊娠）附件及子宫内膜手术，不伴并发症与合并症	529	0.79	RE19-恶性增生性疾病的化学治疗和/或其他治疗	872	0.74
NC15-原位癌和非恶性病损（除异位妊娠）子宫（除内膜以外）的手术，不伴并发症与合并症	465	1.41	ND15-原位癌和非恶性病损（除异位妊娠）附件及子宫内膜手术，不伴并发症与合并症	542	0.79
RE19-恶性增生性疾病的化学治疗和/或其他治疗	446	0.74	NC15-原位癌和非恶性病损（除异位妊娠）子宫（除内膜以外）的手术，不伴并发症与合并症	451	1.41
NE19-外阴、阴道、宫颈手术	261	0.40	NE19-外阴、阴道、宫颈手术	233	0.40
NA19-女性生殖器官恶性肿瘤含有广泛性、廓清手术、清扫术等手术	242	3.19	NA19-女性生殖器官恶性肿瘤含有广泛性、廓清手术、清扫术等手术	216	3.19
NA29-女性生殖器官恶性肿瘤除广泛性、廓清手术、清扫术以外的手术	107	2.48	NA29-女性生殖器官恶性肿瘤除广泛性、廓清手术、清扫术以外的手术	102	2.48
ND13-原位癌和非恶性病损（除异位妊娠）附件及子宫内膜手术，伴并发症与合并症	93	0.90	ND13-原位癌和非恶性病损（除异位妊娠）附件及子宫内膜手术，伴并发症与合并症	78	0.90
NC13-原位癌和非恶性病损（除异位妊娠）子宫（除内膜以外）的手术，伴并发症与合并症	84	1.62	NB19-女性生殖系统重建手术	74	1.39
NB19-女性生殖系统重建手术	65	1.39	RU14-恶性增生性疾病的支持性治疗（住院时间<7 天）	67	0.57
NZ15-女性生殖系统其他疾患，不伴并发症与合并症	38	0.37	NC13-原位癌和非恶性病损（除异位妊娠）子宫（除内膜以外）的手术，伴并发症与合并症	66	1.62

2. 医生 CMI 值评价应用

以某医院神经外科为例对同一专科不同主刀医生进行分析,从不同医生组别(见表7.9)来看,介入组医生的 CMI 值普遍高于术科组医生的。在同一组别里,术科组内不同主刀医生的 CMI 值差异明显,最高达到 6.42,最低仅为 4.84。

表 7.9 同一专科不同医生 CMI 值分析

类别	主刀医生	病例数	CMI 值	总权重
介入组	A	224	7.04	1576.94
	B	183	6.92	1266.12
	C	6	6.95	41.7
术科组	J	18	6.42	115.55
	H	41	5.89	241.44
	E	82	5.88	482.2
	D	99	5.42	536.97
	B	112	5.38	602.35
	A	164	5.35	877
	F	63	5.27	331.76
	G	45	5.23	235.52
	I	27	5.04	136.12
	C	102	4.84	493.21

进一步分析不同主刀医生收治病种结构(见表 7.10)发现,C 医生主要开展"垂体手术",该 DRG 组的 CMI 值仅为 4.44,在神经外科术种中不算高难度病种。D 医生主要开展"其他开颅术,不伴重要并发症与合并症",该术种 DRG 权重高于"垂体手术",达到 5.45。除主要手术病种以外,C 医生还开展脊髓手术、脑室分流及翻修手术;D 医生则开展"气管切开伴呼吸机支持≥96 小时或 ECMO"DRG 组,权重是其他手术的 2～3 倍。因此,从总体难度来看,D 医生开展的术种难度确实明显高于 C 医生。

表 7.10 主刀医生收治病种

主刀医生	DRG 组	病例数	权重
C 医生	总数	102	4.84
	KC29-垂体手术	54	4.44
	BB25-其他开颅术,不伴重要并发症与合并症	37	5.45
	BC29-脑室分流及翻修手术	5	6.39

续表

主刀医生	DRG 组	病例数	权重
C 医生	BD15-脊髓手术,不伴并发症与合并症	2	3.55
	BD13-脊髓手术,伴并发症与合并症	2	5.09
	BJ15-神经系统其他手术,不伴并发症与合并症	1	2.13
	JJ15-皮肤、皮下组织的其他手术,不伴并发症与合并症	1	0.44
D 医生	总数	99	5.42
	BB25-其他开颅术,不伴重要并发症与合并症	69	5.45
	KC29-垂体手术	8	4.44
	BC29-脑室分流及翻修手术	4	6.39
	BD15-脊髓手术,不伴并发症与合并症	4	3.55
	AH19-气管切开伴呼吸机支持≥96 小时或 ECMO	3	14.80
	BB21-其他开颅术,伴重要并发症与合并症	3	8.07
	BD13-脊髓手术,伴并发症与合并症	2	5.09
	QR15-网状内皮及免疫性疾患,不伴并发症与合并症	1	0.68
	DV19-头颈、外耳、口鼻的创伤及变形	1	0.44
	BJ13-神经系统其他手术,伴并发症与合并症	1	2.78
	SB15-全身性感染及寄生虫病手术,不伴重要并发症与合并症	1	1.59
	KT15-内分泌疾患,不伴并发症与合并症	1	0.48
	QU19-非特指部位、组织、器官的良性肿瘤	1	

DRG 应用于医疗服务能力评价能够提供量化的指标,帮助客观评估服务的质量和效果,但不同的考核方式和方法,将产生不同的效果。因此,卫生行政主管部门、医院管理者,在评价方案具体实施过程中务必开展多项政策的联动分析和研究,消除政策之间的制约因素,有效推动各项政策更好落地。

第三节　DRG 在医疗服务效率评价中的应用

时间消耗指数和费用消耗指数是评估医疗服务效率的核心指标,它们对于医院的资源分配、成本结构和财务状况具有重大影响。因此,这些指标是医院管理者密切关注的对象,同时也是国家公立医院绩效考核系统长期跟踪的重要指标。

一、应用思路

效率是指在给定投入和技术等条件下,最有效地使用资源以满足设定的愿望和需要的评价方式。评价医疗服务效率的重点在于如何在既定的资源、技术条件下,最有效地利用资源以满足既定的目标和需求。在医院服务效率的微观管理中,时间和费用(代表资源消耗)是两个关键的考量因素。尽管临床路径可以评估标准患者接受医疗服务所需的时间和费用,但实际情况中遇到的患者往往与标准患者有所不同。此外,医院管理层还需要了解本机构在当地医疗服务效率中的情况,以便制定提高效率的策略,服务更多患者或实现更高的边际收益。

在未引入 DRG 管理手段之前,医院通常使用平均住院日和次均费用衡量时间和资源消耗,但由于病种和收治患者情况的差异性较大,跨科室和跨医院比较变得难以执行。引入 DRG 管理手段后,可以将住院日和住院费用与对应 DRG 组的平均水平进行校正,得出时间消耗指数和费用消耗指数,这使得跨医院和跨科室的比较更加准确和可靠。

时间、费用消耗指数指治疗同类疾病(同 DRG 组内的疾病)所花费的时间、费用。在实际分析中,通常先选定时间范围和区域范围,然后计算该范围内所有医院的时间(费用)消耗指数并进行排序,以明确某个医院在所在区域内的相对工作效率。例如,在 2019—2023 年间,案例医院的平均住院日总体呈下降趋势,但时间消耗指数经历了先提升后降低的过程,且始终高于 1,详见表 7.11。这说明该医院在其所在地区内时间效率低于平均水平,且存在上升的风险。医院管理者可以根据本院时间消耗指数的变化情况,结合近期开展的住院日控制举措,评估管理策略的有效性。

表 7.11 某医院 2019—2023 年平均住院日和时间消耗指数

年份	2019 年	2020 年	2021 年	2022 年	2023 年	五年趋势图
平均住院日	7.74	7.55	7.27	7.08	7.21	
时间消耗指数	1.02	1.02	1.03	1.00	1.00	

医院管理者在明确本医院的效率定位后,可以对院内各临床科室或医生的服务效率进行横向或纵向比较,以识别需要重点管控的科室或医生。医院内各科室时间(费用)消耗指数通常围绕 1 呈现近似的正态分布趋势。因此,基于“二八定律”,可以找到医疗服务效率较低的临床科室,这些科室可能只收治了同类疾病中 20% 的患者,却消耗了 80% 的床日资源。如表 7.12 所示,通过横向比较可知,案例医院中康复科、肿瘤科二区、眼科的时间消耗指数均超过了 1.5,意味着该科室在收治同类疾病患者时,住院时间比地区医院平均水平高出 50% 以上,需要列入重点管控科室范围,进行原因分析和持续改进,在实施具体管理初期也可以将临界值设定为 2 或 2.5,以便循序渐进,持续优化。

在垂直比较时间(费用)消耗指数时,不仅要比较指数与 1 的关系,而且要密切关注指数的动态变化,以便进行针对性的分级管理。如果时间消耗指数>1 且呈增长趋势,则这个科室应该被优先考虑进行干预。如果时间消耗指数>1 但呈下降趋势,则需要重点归纳总结,进行经验推广。如果时间消耗指数持续低于 1,那么科室的表现令人满意,可以继续保持监控。如表 7.12 所示,案例医院中的眼科时间消耗指数持续高于 1,且近三年呈上升趋势;泌尿外科一区时间消耗指数持续高于 1,但近三年呈现下降趋势。

表 7.12　某医院各科室时间消耗指数

科室	次均住院日/日	时间消耗指数	趋势	科室	次均住院日/日	时间消耗指数	趋势
康复科	23.12	2.02		肿瘤科三区	7.48	1.16	
肿瘤科二区	11.04	1.68		皮肤科	7.98	1.13	
眼科	4.50	1.58		血液风湿科	6.91	1.09	
肾内科一区	12.00	1.28		肝胆胰、肛肠外科	9.42	1.09	
肾内科二区	12.00	1.27		心血管内科一区	7.00	1.09	
手足显微外科	10.80	1.26		神经外科二区	13.49	1.08	
胃肠外科二区	10.67	1.20		烧伤整形	8.72	1.07	
心血管外科	12.24	1.19		胃肠外科一区	9.27	1.06	
神经外科一区	15.32	1.18		甲状腺血管外科	7.04	1.06	
新生儿科	9.08	1.18		重症医学科三区	14.61	1.05	
泌尿外科一区	7.62	1.18		脊柱外科一区	10.71	1.03	
泌尿外科二区	7.89	1.17		心脏重症监护病房	11.50	1.03	
胸外科	11.20	1.16		心血管内科二区	7.22	1.02	
肿瘤科一区	7.97	1.16		耳鼻喉科	5.11	1.02	

住院时间的延长往往与更高的治疗费用相关联,这表明时间消耗指数和费用消耗指数之间存在显著的互相关联。因此,将这两个指数映射在同一矩阵图上,可以识别出那些在时间和费用上均高于医院平均水平的科室,将其视为管理的焦点。如图 7.3 所示,案例医院神经外科三区的费用消耗指数高出平均水平 70% 以上,两时间消耗指数也超出了20%,表明这个科室需要被密切监控。

二、具体应用

(一)时间消耗指数评价应用

在初步确定需要优先监管的科室后,接下来需验证这些科室病历书写的规范性。首先检查高消耗指数或异常的诊断相关组(DRG)案例,确认病历书写是否规范、分组是否准确。只有在确保原始数据和分组的正确性后,我们才能深入探究资源高消耗背后的原

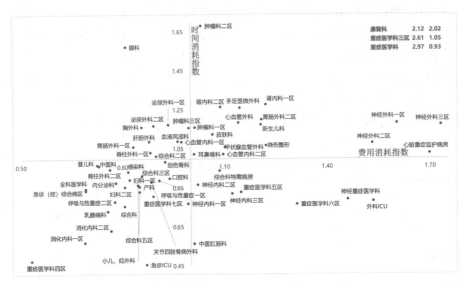

图 7.3　时间消耗指数与费用消耗指数的矩阵图

因。以表 7.11 中的医院统计数据为例,2021 年平均住院日较上年有所缩短,然而在 CMI 值基本保持不变的情况下,时间消耗指数逆向上升,与平均住院日的变化趋势相悖,这说明可能存在病历漏填或进入了 RW 较低的 DRG 组等问题,需要病案质控人员重新翻阅病例记录进行排查。

此外,从科室和疾病类型来分析时间消耗指数,识别那些床位利用率高且时间消耗指数高的科室里的特定 DRG 疾病。比较不同科室或病区同一 DRG 疾病的住院时间性能,以便集中解决问题。以表 7.12 中时间消耗指数为 1.68 的肿瘤科二区为例,分析该科室出院人数较多(出院人数 20 人以上)的 DRG 组的时间消耗指数,列出时间消耗指数>1 的 DRG 组(见表 7.13)。从表 7.13 中可以看出,"NR15-女性生殖系统恶性肿瘤,不伴重要并发症与合并症"的时间消耗指数达到了 3.08,肿瘤科二区治疗这类疾病的时间是地区平均时间的 3 倍以上,说明服务效率低、资源浪费严重。

表 7.13　肿瘤科二区 2023 年上半年病组时间指数

DRG 组名称	类别	出院人数	平均住院天数	时间消耗指数
NR15-女性生殖系统恶性肿瘤,不伴重要并发症与合并症	内科	32	28.06	3.08
RE19-恶性增生性疾病的化学治疗和/或其他治疗	内科	655	8.32	1.91
RC19-恶性增生性疾病放射治疗	手术	75	29.12	1.79
GR15-消化系统恶性肿瘤,不伴重要并发症与合并症	内科	31	13.74	1.57
HR15-肝胆胰系统恶性肿瘤,不伴重要并发症与合并症	内科	45	10.36	1.35

续表

DRG 组名称	类别	出院人数	平均住院天数	时间消耗指数
HK23-肝胆胰系统的治疗性操作,伴并发症与合并症	操作	33	13.00	1.31
RU14-恶性增生性疾病的支持性治疗(住院时间<7 天)	内科	287	3.56	1.29
RU12-恶性增生性疾病的支持性治疗(7 天≤住院时间<30 天)	内科	87	14.76	1.20
ER13-呼吸系统肿瘤,伴并发症与合并症	内科	29	9.52	1.04

细化分析发现,同一 DRG 病组内的患者在不同科室的住院时间也不尽相同,时间消耗指数高的科室成为住院时间管理的重点区域。以 DRG 组"RE19-恶性增生性疾病的化学治疗和/或其他治疗"为例,该组 CMI 值＝0.74,全省平均住院天数 4.36,收治患者人数 100 人以上的科室有 7 个(见表 7.14)。其中肿瘤科二区时间消耗指数为 1.91,为全院最高,说明在收治 RE19 组患者时肿瘤科二区的住院时间为全院平均水平的近 2 倍。

表 7.14　案例医院收治 RE19 组患者的科室时间消耗指数

科室名称	出院人数	平均住院天数	时间消耗指数
肿瘤科一区	1377	4.40	1.01
肿瘤科二区	655	8.32	1.91
乳腺病科	574	2.09	0.48
肿瘤科三区	515	4.56	1.05
血液风湿科	473	5.39	1.24
胃肠外科一区	172	3.70	0.85
肝胆胰、肛肠外科	135	3.49	0.80

根据二八定律,20%的时间超长住院患者可能贡献了 80%的额外床日消耗。因此,医院管理者结合实践经验,通常将住院天数超过 30 天称为超长住院,并对此类患者进行重点管控。2023 年上半年,案例医院发生的超长住院 DRG 组前 20 位结果如表 7.15 所示,恶性增生性疾病的治疗平均住院日超过 40 天。一些不符合 DRG 入组规则的病例也消耗了大量的床日,例如神经外科一、二病区的超长住院患者,医院管理者不仅要关注住院日超长的原因,也要检查未入组的相关因素。超长住院可能引起 DRG 支付中的费用超高病例(住院费用比该病组分值对应的标准费用高 2 倍以上),故管理者也需要联系起来综合分析。

表 7.15　案例医院超长住院病人 DRG 病组统计

DRG 组名称	病例数	平均住院天数
RC19-恶性增生性疾病放射治疗	162	43.37
RE19-恶性增生性疾病的化学治疗和/或其他治疗	65	44.11
EK11-呼吸系统诊断伴呼吸机支持,伴重要并发症与合并症	64	41.80
康复科未入组	59	87.51
BR23-脑缺血性疾病,伴并发症与合并症	47	39.68
LR11-肾衰竭,伴重要并发症与合并症	37	40.78
创伤骨科未入组	31	87.00
RU10-恶性增生性疾病的支持性治疗(30 天≤住院时间<61 天)	31	41.03
ES11-呼吸系统感染/炎症,伴重要并发症与合并症	30	39.77
NR15-女性生殖系统恶性肿瘤,不伴重要并发症与合并症	29	43.62
AH19-气管切开伴呼吸机支持≥96 小时或 ECMO	25	44.40
BE19-颈动脉及颅内血管内手术	24	39.54
GB23-小肠、大肠、直肠的大手术,伴并发症与合并症	24	41.13
BB21-其他开颅术,伴重要并发症与合并症	23	45.13
BR11-颅内出血性疾病,伴重要并发症与合并症	22	46.59
神经外科二区未入组	21	125.52
神经外科一区未入组	21	174.81
BR21-脑缺血性疾病,伴重要并发症与合并症	19	42.16
BM19-脑血管介入检查术	18	37.50
LR13-肾衰竭,伴并发症与合并症	17	40.65

　　DRG 在分组的过程中,首先就要将病例分入"手术""非手术"和"操作"三类核心 DRG 组。从资源消耗角度出发,这三类核心 DRG 组的资源消耗模式也有差异。例如按照临床路径,外科 ADRG 组的患者在经历病史检查、体格检查、实验室检查、影像学检查和(或)内镜检查明确诊断并选择治疗方案后,通常遵循术前准备(术前评估)、手术日、术后住院恢复的住院流程,最终达到出院标准。为缩短住院时间,可以对上述流程逐一剖析,参考临床路径中住院日的规定,找到拖延住院时间的服务环节,发现共性问题,制定优化改进措施。

（二）费用消耗指数评价应用

深入分析费用消耗指数时,也需要首先明确病案书写规范无遗漏、DRG 入组正确。正如前面所述,在 DRG 分组器开发的过程中,细分组的统计规则之一就是组内的住院费用变异系数<1。因此,在病历入组确保正确的情况下,绝大多数的病例费用消耗指数应分布在 0～2 之间,费用消耗指数>2 的病例应启动病案质控程序。

与时间消耗指数的分析思路类似,费用消耗指数也可以从科室、病种角度进行分析,找出高费用消耗指数的科室内资源消耗最多的 DRG 病种,对比同一 DRG 病种在不同科室或病区的费用消耗。从科室(见表 7.16)、病种(见表 7.17)角度对费用消耗指数进行分析,案例医院 2023 年上半年数据结果显示,重症医学科费用消耗指数为 1.77,其中 EK11 和 EK17 费用消耗指数分别达到了 2.05 和 1.91,高于全科的平均水平,需要重点关注和进一步分析优化。

表 7.16　案例医院各科室费用消耗指数

出院科室	出院人数	例均费用/元	费用消耗指数	药品费用/元	耗材费用/元	药耗占比
神经外科三区	56	34377.09	1.73	10862.75	5712.15	48.21%
心脏重症监护病房	178	68219.75	1.70	22567.38	7621.23	44.25%
神经外科一区	480	47337.67	1.60	14598.52	16053.95	64.75%
外科 ICU	138	83258.87	1.53	26031.58	14757.80	48.99%
神经外科二区	433	42240.86	1.53	13427.96	12837.40	62.18%

表 7.17　重症医学科 DRG 病组费用统计

DRG 组名称	类别	例均费用/元	费用消耗指数	药品费用/元	耗材费用/元
EK11-呼吸系统诊断伴呼吸机支持,伴重要并发症与合并症	操作	150757.88	2.05	72451	14125
EK17-呼吸系统诊断伴呼吸机支持,住院时间<5 天死亡或转院	操作	31552.44	1.91	15113	2988
AH19-气管切开伴呼吸机支持≥96 小时或 ECMO	手术	281119.06	1.55	128466	32885
FK19-循环系统诊断伴随呼吸机支持	操作	67445.52	1.52	26445	13068

对同一 DRG 组在不同科室的住院费用进行横向比较,可以发现住院费用管理的重点区域。例如 BM19-脑血管介入检查术病组(见表 7.18),案例医院 2023 年上半年收治

的患者 CMI 值为 1.82,所在省的全省次均住院费用为 24503.98 元,次均药品费用为 4837.75 元,次均耗材费用为 5247.84 元,为下一步的住院费用管理提示了方向。

表 7.18 案例医院收治 BM19 组患者的科室费用消耗指数

科室名称	出院人数	例均费用/元	费用消耗指数	药品费用/元	耗材费用/元
神经内科一区	170	15325.48	0.63	2992.15	1740.74
神经内科二区	139	17355.54	0.71	5172.85	1801.28
神经内科三区	77	21060.98	0.86	7698.44	1864.90
康复科	36	44213.11	1.80	13598.21	2124.05
综合科	21	22224.32	0.91	4426.70	6221.18

此外,费用消耗指数主要由住院费用计算得到,可以分析医疗费用结构,找到造成住院费用高的原因,找到全院、科室、病组的共性问题。例如案例医院 BB25 组住院费用结构(见表 7.19)中,耗材费用占比为 42.5%,高于全院水平,需要重点关注并深入分析用耗材情况。

表 7.19 部分 DRG 组的费用结构分析表

DRG 组名称	次均住院费用/元	费用消耗指数	费用占比(%)					
			手术治疗费	一般治疗费	综合服务费	诊断费	药品费	耗材费
BR15-颅内出血性疾病,不伴重要并发症与合并症	14897.18	0.94	0.0	4.6	24.0	37.8	29.1	4.4
BY15-颅内损伤,不伴重要并发症与合并症	8038.44	1.07	0.0	0.6	23.2	45.6	26.9	3.7
BY11-颅内损伤,伴重要并发症与合并症	12190.18	0.80	0.0	2.1	25.4	37.7	30.6	4.2
BB25-其他开颅术,不伴重要并发症与合并症	46544.53	0.64	17.6	1.5	9.2	15.9	13.3	42.5
BR11-颅内出血性疾病,伴重要并发症与合并症	22473.31	1.08	0.3	2.6	25.0	34.8	31.4	5.8

经过上述分析,医院管理者可以明确需要重点管控的 DRG 组及其所在科室,进一步缩小管控对象的范围,提升管理工作效能。

三、住院服务效率提升策略

利用时间消耗指数与费用消耗指数作为切入点,通过前述分析,确定管理的重点科室和流程环节后,即可因地制宜地制定适合本院的效率提升方案。可供参考的提升策略介绍如下:

(一)时间消耗指数导向的提升策略

1. 优化诊疗流程

(1)流程再造:重新设计和简化工作流程,消除冗余步骤,缩短等待期,实现服务流程的加速。

(2)排队管理:应用运筹学的基本原理,在检查排队、床位管理、手术排程等场景下使用排队管理系统减少患者的等待时间。

(3)预约管理:提高预约服务的效率,完善预约流程,确保患者按预定时间接受服务,减少等待时间。

(4)跨部门协作:促进不同部门之间的协作和沟通,开展联合查房(术前评估由术科、内科及麻醉科联合开展),以减少信息传递时间和服务延误。

(5)自助服务:推进自动化技术,如自助服务站和在线预约平台,促进患者自助操作,提高服务效率,减轻前台工作负担。

2. 缩短手术患者住院时间

根据手术病种的临床路径,从术前准备、手术过程到术后恢复的各个阶段着手,提高手术患者住院服务的效率,见图7.4。

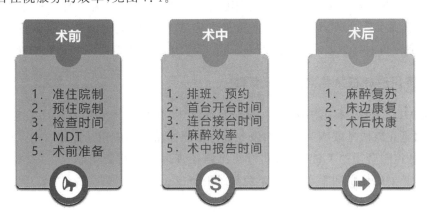

图 7.4　手术 DRG 组时间消耗指数管理思路

多学科团队(MDT)模式聚集了来自不同领域的专家,共同关注特定疾病的诊断与治疗。这种方式通过定期集体讨论,为患者制订最合适的治疗计划,后续由一个或多个相关学科共同实施。对于那些情况复杂或难以诊断的病例,传统的逐科室会诊方法往往会导致患者住院时间加长。而 MDT 通过多学科同时参与会诊,结合患者的全面病情,选出最佳的治疗方案,从而提高了诊疗的效率,节约了时间和成本,同时也提升了治疗的成效。

术后快速康复（enhanced recovery after surgery,ERAS）是指在围手术期采取一系列基于循证医学研究证明有效的优化措施,旨在减轻外科手术应激反应,加速患者的术后恢复。实施 ERAS 程序,可以提高医疗服务的质量,减少术后并发症,缩短患者的住院周期,降低医疗费用,从而为患者带来更大的健康和社会效益。

3. 推行日间手术

日间手术是一种高效、经济的新型医疗模式,病人在 24 小时内即可完成入院、手术、术后短暂观察恢复和办理出院(非门诊手术),通过高效、快速运转,可以更好地减轻病人负担。医院通过提高手术能力、优化围手术期管理路径,将原本住院时间较长的手术转为日间手术,使同类病种收治规范化和费用标准化,提高医疗服务效率、加快床位周转。

4. 压实管理责任

医院应在全员参与的基础上,建立由医院运营管理部门组织领导,院级、科级层面组成的住院服务效率管理组织体系。制定科室层面的目标管理制度,强调科主任是科级管理第一责任人,将目标达成作为科主任考核的重要组成部分。完善超长住院病人的监管和审核制度,制定相应的奖惩办法。

5. 强化信息系统辅助

建立时间消耗指数的定期评价与公示制度,完善信息系统相关报表,提高临床医生对住院服务效率的重视程度。信息系统根据 DRG 模拟入组情况,在医生端设置超长时间提醒警告功能;链接职能部门实行实时监控,完善住院时长的事中管理环节。

6. 医保政策协同

医保支付政策不仅关系到 DRG 病组的费用管理,也可能影响到住院时间管理。各地医保局的一些有益尝试,例如预住院制度使得患者住院前 10 天内的门诊费用也可以享受住院报销,放化疗患者再入院不计入重复住院,这些医保支付的补充条款,可以让医师在控制住院时间中有更多的操作空间,也可以节约患者的等待时间和住院治疗的成本。

（二）费用消耗指数导向的提升策略

上述 MDT 模式、术后快速康复、推行日间手术、压实管理责任及运用信息系统辅助的策略,都是在以成本效率为导向的服务提升中同样重要的应用。此外,医疗管理和全面成本控制是控制费用的关键手段,实行临床路径管理和药物使用监控,可以控制治疗成本,减少不必要的住院和手术费用,避免额外的开支。

1. 临床路径管理

遵守《临床路径管理指导原则(试行)》和相关规定,建立完善的临床路径管理体系,包括制定管理规程、明确工作流程和质量控制指标,并定期进行制度的评估、调整和改进。

2. 药品管理

药师全程参与药物管理,包括药物咨询、参与临床查房、审核医嘱、评估药物效果、监测药物不良反应和进行用药教育,以确保用药安全,减少不必要的医疗开支。药品的评价和选择可以参照《中国医疗机构药品评价与遴选快速指南》,优先使用医保名录内、国家医保谈判药品、集中采购药品目录中的药物。

对特定的、监控重点的药品实行专项管理。这些药品可能是对疾病治疗不必要的、缺乏充分临床效果证据的、价格高昂或使用量大的药品,或者是治疗必需但滥用情况明显的药品。监控重点通常包括免疫调节剂、神经营养剂、活血化瘀药、中药注射剂、抗癌辅助药物等。对于这些药品,实施限制采购和使用策略,并对异常使用情况进行处方审查,若发现不合理使用则可以暂停采购。

处方审查是基于相关法律、规范如《处方管理办法》《医院处方点评管理规范(试行)》、药品说明书、用药指南、专家意见等进行的。审查内容应围绕药物使用的合理性、经济性以及潜在的滥用问题。药师审查发现存在或可能存在的问题,并采取相应的干预和改进措施。

3. 耗材管理

医疗耗材管理是一项围绕病患需求、基于医学原则的综合性工作,涵盖了医疗耗材从采购、存储、应用到跟踪、监测和评估的全过程。该工作旨在确保耗材的使用既符合临床科学原则,又满足合理性与成本效益的要求。

在选购过程中,应当整合医疗、财务、医保、感控、护理和纪检等相关部门的反馈和建言,制定一套适应医院实际需要且多维度考虑的医用耗材选型指标或标准。为了有效控制成本,医疗耗材管理团队需对医院耗材清单进行分类,有序推进医院耗材的选择与控制。应优先考虑"基本医保医用耗材目录"内的耗材以及那些经过集中采购程序选出的品种,同时减少未中选同类耗材的使用频率。对于那些可以替代、一次性使用、不收费的低价值耗材,应在满足临床使用最基本要求的基础上,精算成本,控制品种数量,以实现经济效益的最大化。对于那些可以收费、专科使用的耗材,则应结合它们的适应证、收费情况和耗材成本比重来选择成本比重较低的产品。通过成本效益分析、卫生技术评估等方法,可以在保障临床治疗需求的前提下,优化耗材目录。

在耗材使用阶段,根据《国务院办公厅关于印发治理高值医用耗材改革方案的通知》(国办发〔2019〕37号)的要求,医院需要规范医疗服务行为,防止高值耗材的不合理使用。医院应改善关键科室和病种的临床诊疗规范和指引,强化临床路径的管理,提升治疗规范化的水平。针对使用高值耗材的手术,加强管理,规范临床技术指导。使用部门应将高值耗材的规范使用纳入医护人员的标准化培训和继续教育中,并确保依据产品说明书和技术操作标准执行使用。

4. 全成本管理

根据《关于加强公立医院运营管理的指导意见》(国卫财务发〔2020〕27号),公立医院应将全面预算与流程管理作为核心,采用全成本控制与绩效管理作为手段,对医院运营的各个环节进行系统的设计、规划、组织、执行、监督及评估。目的是对人员、财务、物资与技术等关键资源进行科学分配、精细化管理与高效利用,以实现成本全面控制的目标。

(1)成本分析:定期对成本结构进行审查与分析,高效管理人力、设备(包括医疗设备和技术的使用效率及其成本效益)和物资,减少不必要的开支,发现节省成本的潜在机会。有条件的医院还可实施DRG成本核算。

（2）财务控制：建立严格的财务控制和预算管理体系，确保开支不超出预算范围。

（3）采购成本控制：通过谈判争取更优惠的供应商合同，寻找成本效益更高的替代产品，利用集中采购等策略降低采购成本。

（4）库存管理：减少药品和物资的浪费和损耗，优化库存管理，以减少资源浪费。

（5）能源管理：采取节能措施，减少能源消耗和相关支出。

在分析费用结构过程中，医院管理者发现不同 DRG 组的药品和耗材使用差异巨大，一些疑难复杂病例的药占比或耗占比较高，各 DRG 组间药品和耗材的费用或占比统计无法反映真实情况。因此，医院管理者可以对药品、耗材进行指数化处理，构建药品消耗指数和耗材消耗指数，进行药品和耗材费用的精细化评价管理。药品（耗材）消耗指数的计算思路与费用消耗指数的相似，也是先计算某医院各 DRG 组的次均药品费用与本地平均水平的比值，而后进行加权平均。

药品消耗指数的计算公式为：

$$\text{药品消耗指数} = \frac{\sum \left(\frac{\text{某医院 DRG 组次均药品费用}}{\text{全部医院该 DRG 组次均药品费用}} \times \text{该医院该 DRG 组病例数} \right)}{\text{该医院总 DRG 病例数}}$$

耗材消耗指数则将上述公式中的药品费用替换为耗材费用即可。

以医院神经外科 DRG 组为例，BB25 组的次均药品费用均值高达 15034 元，是 TS29 组的 6.64 倍，但与本地全部医院 BB25 组的次均药品费用对比后发现，BB25 组的药品消耗指数低于 TS29 组，说明案例医院的医生治疗 BB25 组患者产生的药品费用更接近全部医院平均水平，而治疗 TS29 组患者的药品费用较平均水平高出更多，详见表 7.20。由此可进一步对药品消耗指数、耗材消耗指数较高的 DRG 组的药品耗材加以分析，主要挖掘分析用药类别和不合理用药、药品滥用等问题，例如将辅助用药、白蛋白等类药品作为处方审核的重点，加大处方审核的力度。药品管理具体方法可以参考上述费用消耗指数导向的提升策略。

表 7.20　某医院神经外科部分 DRG 病组统计表

DRG 组名称	例均费用/元	费用消耗指数	药品费用/元	药品消耗指数	耗材费用/元	耗材消耗指数
BE19-颈动脉及颅内血管内手术	143910	1.23	20628	1.94	101323	1.41
BB21-其他开颅术，伴重要并发症与合并症	115990	1.14	44728	2.01	18756	0.66
BR15-颅内出血性疾病，不伴重要并发症与合并症	16071	0.96	7596	1.69	487	0.69

DRG 组名称	例均费用/元	费用消耗指数	药品费用/元	药品消耗指数	耗材费用/元	耗材消耗指数
BB11-创伤伴开颅术,伴重要并发症与合并症	83715	0.94	37129	1.76	8014	0.38
TS29-神经症性障碍及其他情感性障碍	6649	0.91	2263	1.76	181	1.04
BB25-其他开颅术,不伴重要并发症与合并症	47870	0.62	15034	1.16	11884	0.46

第四节　DRG 在医疗服务绩效评价中的应用

2021 年 6 月,人力资源和社会保障部、国家卫生健康委员会和国家中医药管理局联合印发《关于深化卫生专业技术人员职称制度改革的指导意见》(人社部发〔2021〕51 号),要求将治疗效果、手术难度、手术质量、住院费用等作为重要指标进行量化评价,以科学准确评价卫生专业技术人员的执业能力和水平。2021 年 9 月,国家卫生健康委员会和国家中医药管理局联合印发《关于印发公立医院高质量发展促进行动(2021—2025 年)的通知》(国卫医发〔2021〕27 号),要求实施医院管理提升行动,以大数据方法对医院病种组合指数、成本产出、医生绩效等进行从定性到定量评价,提高效率、节约费用。由此可见,如何坚持以患者为中心,对临床医师医疗业务水平和实际贡献进行合理的量化评价是医院管理者面临的重要课题。

DRG 既可以应用于宏观的医院评价、临床学科评价,也可以细化至主诊医师诊疗组、医师评价。本节将主要阐述如何运用 DRG 管理工具的量化指标开展医师层面的评价和管理。

一、应用思路

服务能力评估指标可以用于分析医生在住院服务方面的总产出(通过 DRG 总权重衡量)以及他们的服务能力(通过 DRG 组数和 CMI 值衡量)。利用纵向和横向对比,可以精准研判医师服务能力,从而实施精细化的分类管理,精准进行医师授权等。一般而言,手术科室普遍较非手术科室的 CMI 值更高,所以横向对比时需要对手术科室和非手术科室区分评价。

以案例医院肿瘤科医师团队横向对比为例,可以以 CMI＝1 和 DRG 平均值作为分界线,绘制波士顿矩阵图(见图 7.5),从而将医生能力划分为四类。第Ⅰ象限中的医师拥有广泛的治疗范围和较高的难度,这显示了这些医生具有全面的诊断治疗能力和较强的医疗服务水平;第Ⅱ象限中的医师虽然治疗难度较高,但涉及病种较少,如果这些病种符合科室的发展规划并且是医院的优势病种,那么这种状况应当被保持,继续保持走"专精新特"路线;第Ⅲ象限中的医师处理的病例难度较低且范围较窄,需要提升其服务能力;第Ⅳ象限中的医师虽然处理的病例范围广泛,但平均难度较低,可以根据科室的发展规划,培育优势病种,适当调整其治疗范围。

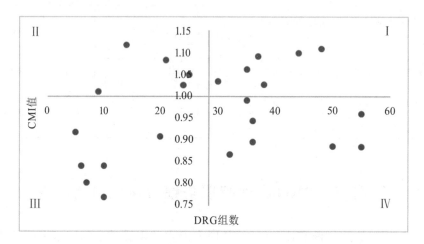

图 7.5　某医院肿瘤科医师能力评价象限图

以案例医院肿瘤科某医师纵向对比(见图 7.6)为例,CMI 值从 2019 年至 2023 年逐渐升高,DRG 组数呈现下降趋势,说明该医师诊疗范围逐渐缩小,但诊疗疾病的难度提高,更加专注于大病难病的处理,医疗服务能力增强。

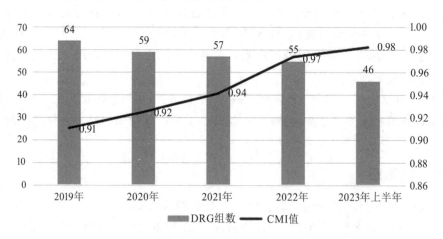

图 7.6　案例医院某医师 DRG 组数和 CMI 值的变化趋势

实践中,服务效率指标可以逐步细化计算至科室、病组、医师层面,以明确重点管控对象,采取相应的服务效率提升策略。

以同一 DRG 组的时间消耗为例,案例医院某 DRG 组病人经不同医生诊疗的时间消耗差异较大。医生 A、B 的病人平均住院日接近地区平均水平,医生 D 的较地区平均水平高出约 50%,医生 E、F、G 则将平均住院日控制在地区平均水平以下。该分析结果表明医生 C 和 D 可能收治患者的住院时间较长,或存在病案信息不完整导致 DRG 入组较低等问题,需要进一步剖析和管理,详见表 7.21。

表 7.21　案例医院某 DRG 组不同医生的时间消耗

医生	出院病例数/例	平均住院日/天	时间消耗指数
A	78	10.80	1.05
B	65	10.67	1.04
C	23	12.24	1.19
D	48	15.32	1.49
E	41	9.08	0.88
F	103	7.62	0.74
G	89	7.89	0.77

以同一 DRG 组的费用消耗为例,案例医院非手术组"ES15-呼吸系统感染/炎症,不伴并发症与合并症"的 CMI 值为 0.61,科室内 10 位医生诊疗的住院费用消耗各异。对比地区该病组的次均费用,发现案例医院医生收治该组患者的住院费用普遍较高,提示案例医院收治此类患者的住院费用需加以控制。细化分析发现,仅有医生 D 和 F 收治患者的药品费用低于地区平均水平,医生 B、C 的药品费用较地区平均水平高出 2/3,提示其用药行为需要重点管控,详见表 7.22。

表 7.22　案例医院 ES15 组不同医生的费用消耗

医生	出院病例数/例	次均住院费用/元	费用消耗指数	次均药品费用/元	药品消耗指数
A	43	6460.44	1.15	1670.58	1.22
B	42	7335.06	1.31	2323.19	1.69
C	38	6985.97	1.24	2291.07	1.67
D	36	5523.06	0.98	1088.76	0.79
E	36	6338.04	1.13	1940.35	1.41
F	35	5836.71	1.04	1130.14	0.82
G	35	6172.80	1.10	1523.68	1.11
H	33	6498.61	1.16	1479.06	1.08
I	33	6350.50	1.13	1393.77	1.02
J	32	6782.98	1.21	2176.13	1.59

案例医院手术组"CB39-晶体手术"的 CMI 值为 0.50,科室内 7 位医生诊疗的住院费用统计情况详见表 7.23。科室内 7 位医生收治 CB39 组患者产生的住院费用和耗材费用普遍高于地区平均水平,尤其是医生 B 耗材费用较全省平均水平高 78%,由此,可以确定管控目标。

表 7.23　案例医院 CB39 组不同医生的费用消耗

医生	出院病例数/例	次均住院费用/元	费用消耗指数	次均耗材费用/元	耗材消耗指数
A	142	9003.41	1.15	1872.64	1.02
B	129	10525.16	1.34	3268.50	1.78
C	93	9535.45	1.22	1799.43	0.98
D	84	10256.01	1.31	2836.01	1.54
E	66	9371.80	1.19	1947.27	1.06
F	44	9522.64	1.21	2173.95	1.18
G	39	9896.93	1.26	2811.66	1.53

二、具体应用

前述章节已经深入探讨了不同的 DRG 指标如何辅助医疗机构识别问题,并提供了策略性的管理建议。现实操作中,医院或科室追求的发展目标往往是基于公益性质的多元化目标。

(一)评价应用导向

在医院层次进行指标分析时,国家卫生健康委员会主导的公立医院绩效考核机制已经通过多年实践得到验证,为医院之间提供了水平对比和时间序列对比的可能性,能助力公立医院明确自身优势和不足,进一步落实功能定位,提高医疗服务质量和效率,推进分级诊疗制度建设,为人民群众提供高质量的医疗服务。

在医院内部绩效考核管理方面,国家层面陆续发文,完善推动高质量发展的绩效考核评价办法,强化结果运用,坚持把考核作为评价工作质效、激励开拓创新、落实普惠于民的重要手段,推动考核工作走实走深。国家卫生健康委员会和国家中医药管理局联合印发的《关于加强公立医院运营管理的指导意见》(国卫财务发〔2020〕27 号),要求医院建立内部综合绩效考核指标体系,从医疗、教学、科研、预防以及学科建设等方面全方位开展绩效评价工作,全面考核运营管理实施效果,并将考核结果与改善内部管理有机结合。2020年 2 月,中共中央、国务院发布的《关于深化医疗保障制度改革的意见》,要求医疗机构加强内部精细化管理,创建分类明确、科学合理的评估体系,并将考核结果与医疗保险资金支付挂钩;改革现行科室和个人核算方式,完善激励相容、灵活高效、符合医疗行业特点的人事薪酬制度,健全绩效考核分配制度。人力资源和社会保障部、财政部、国家卫生健康委员会、国家医疗保障局、国家中医药管理局等五部委联合印发的《关于深化公立医院薪酬制度改革的指导意见》(人社部发〔2021〕52号),明确了实施以知识价值为导向的分配政策,建立符合国内医疗行业特点的公立医院薪酬制度。

(二)评价应用方法

按照国家政策要求,公立医院在采用DRG体系开展科室和医师绩效考核时,首先需要坚持公益性导向、明确学科发展战略、设定绩效考核目标,并建立与医保支付部门、卫生管理部门政策要求激励相容的内部绩效管理体系,调动医务人员的工作积极性,推动医院高质量发展。例如,北京某医院从服务能力、服务效率、质量安全三个维度进行医院、科室、医生三个层面的评价,为三级综合医院精细化管理提供了切实可行的评价方法。辽宁某医院对比分析心血管内科的DRG组数、总权重数、时间消耗指数、费用消耗指数、CMI值、低风险组病例死亡率等指标,为科室的改进方向提供数据支持。

医疗行业属于人才和技术密集型行业,医院的核心竞争力源于核心医疗技术,核心医疗技术源于优秀医疗人才。绩效管理作为引导医务人员的一种重要激励机制,是医院为实现战略目标进行宏观调控的"无形的手",是医院管理的核心内容。医院绩效管理的目标,不仅要激励医务人员自发地提高工作积极性,而且要实现医务人员个人利益和医院整体效益的协调统一。从实践来看,目前DRG在绩效奖金分配方案中的统计应用方法主要有以下三类:

第一类是为各项考核指标分配权重,以得出一个综合得分。例如,重庆的一家医院使用层次分析法(AHP)构建了一个基于DRG的绩效考核体系,而安徽的一家医院则结合了DRG指标与综合指数法。还有熵值法等其他方法。

第二类是将DRG指标与其他综合评价方法相结合,如TOPSIS法和秩和比法。

第三类是结合DRG指标和其他绩效管理工具,如平衡记分卡(BSC)和目标管理法(MBO)。

医院管理者可以根据具体情况选择适合的方法,将DRG与医生评价、绩效考核和奖惩系统结合起来,以增强DRG的应用效果。

知识链接

层次分析法(analytic hierarchy process,AHP)是由托马斯·塞蒂在20世纪70年代中期提出的,它结合了定性和定量分析,通过逐层分析来确定权重,适用于解决复杂的多目标决策问题。

综合指数法通过统计方法把一组指标转化为一个综合指数,利用标准化和加总原则提高了指标间的可比性,以评价医疗服务的整体水平。

熵值法(也称熵权法)则依据数据的信息熵计算权重,从而反映变化对系统的影响。熵值法的计算步骤主要包括原始指标数据预处理、指标去量纲、计算各指标信息熵、计算基于信息熵的差异系数、计算指标权重等。

逼近理想解排序方法(technique for order preference by similarity to an ideal solution,TOPSIS)是根据评价对象与理想化目标的接近程度进行排序的方法,是一种距离综合评价方法。其基本思路是假定正、负理想解,测算各样本与正、负理想解的距离,得到其与理想方案的相对贴近度,进行各评价对象的优劣排序。

秩和比法(rank-sum ratio,RSR)是指将效益型指标从小到大排序、成本型指标从大到小排序,再计算秩和比,最后统计回归、分档排序。通过秩转换,获得无量纲统计量的秩和比,以该比值对评价对象的优劣直接排序或分档排序,从而对评价对象做出综合评价。

平衡计分卡(the balanced score card,BSC)是根据企业组织的战略要求而精心设计的指标体系,是一种绩效管理的工具。它将企业战略目标逐层分解,转化为各种具体的相互平衡的绩效考核指标,并对这些指标的实现状况进行不同时段的考核,从而为企业战略目标的完成建立起可靠的执行基础。

目标管理法(management by objective,MBO)是管理专家彼得·德鲁克(Peter Drucker)1954年在其名著《管理实践》中最先提出的。他认为企业的使命和任务必须转化为目标,如果一个领域没有目标,这个领域的工作必然被忽视。因此,管理者应该通过目标对下级进行管理,当组织最高层管理者确定了组织目标后,必须对其进行有效分解,转变成各个部门以及各个人的分目标,管理者根据分目标的完成情况对下级进行考核、评价和奖惩。

RBRVS法(resource-based relative value scale)是以资源为基础的相对价值体系,1992年起正式作为美国专科医师的付费标准,并每年由学会组织力量对项目和系数进行修订。RBRVS法主要通过比较医生服务中投入的各类资源要素、成本的高低来计算每次服务的相对值,并结合服务量和服务费用总预算,计算出每项诊疗服务项目的医师劳务费。

思考题

1.简要评价 DRG 系统对医疗服务质量的影响。

2.简要分析 DRG 系统对患者医疗决策的影响。

3.思考 DRG 与临床路径之间的关系,如何结合使用?

第八章 DRG 在医院医保管理中的应用

学习目标

1. 掌握医保支付的概念、意义和分类，以及各类支付方式的优缺点。

2. 熟悉 DRG 付费政策的基本内容，包括付费方案、结算流程。

3. 了解 DRG 付费地方政策和在医院医保管理中的实践运用。

第一节 医保支付方式概述

医保支付机制，是调节医疗服务行为、提高医保基金使用效能、引导医疗资源配置的关键机制。推进医保支付方式改革，是医保高质量发展的需要，也是实现健康中国战略目标的需要。

2017 年，国务院办公厅印发《关于进一步深化基本医疗保险支付方式改革的指导意见》(国办发〔2017〕55 号)，要求充分发挥医保在医改中的基础性作用，持续推进医保支付制度改革，自此，医保支付方式改革正式成为国家战略规划。2018 年底，国家医疗保障局正式启动按疾病诊断相关分组(DRG)付费相关工作。2019 年，国家医疗保障局与财政部、国家卫生健康委等成立了"DRG 付费国家试点工作组"，启动了 DRG 付费国家试点，发布了包括北京、武汉等在内的 30 个试点城市名单。2021 年，国家医疗保障局发布《DRG/DIP 支付方式改革三年行动计划》(医保发〔2021〕48 号)，明确要求"到 2024 年底，全国所有统筹地区全部开展 DRG/DIP 付费方式改革工作"，"到 2025 年底，DRG/DIP 支付方式覆盖所有符合条件的开展住院服务的医疗机构，基本实现病种、医保基金全覆盖"。

据《2023 年医疗保障事业发展统计快报》，2023 年，全国有超 9 成统筹地区开展了按病组(DRG)和按病种分值(DIP)付费。25 个省级行政区和新疆生产建设兵团已实现统筹地区全覆盖。2023 年完成的 2022 年度清算数据显示，在 101 个国家试点城市中，医疗服务行为更加规范，参保人个人负担较 2021 年减少约 215 亿元。

一、医保支付的概念与意义

了解医保支付，首先要知道基本医疗保险制度。《中华人民共和国宪法》第四十五条规定："中华人民共和国公民在年老、疾病或者丧失劳动能力的情况下，有从国家和社会获得物质帮助的权利。国家发展为公民享受这些权利所需要的社会保险、社会救济和医疗卫生事业。"基本医疗保险是社会保障体系的重要组成部分,通过用人单位和个人的缴费,建立起基本医疗保险基金,用以支付参保人在医疗机构使用医疗服务产生的部分医疗费用,以此减轻参保人医疗费用负担。我国目前基本医疗保险制度包括职工基本医疗保险和城乡居民基本医疗保险。

医保支付是医疗保险费用拨付的具体方法和途径,这里指的是由医保管理机构使用医保基金向提供医疗服务的医疗机构支付费用,以补偿参保患者所消耗的医疗资源。医保支付方式,是基本医疗保险管理的重要手段之一,支付机制是提高医保基金使用效能的关键。随着社会的进步和医疗卫生事业的发展,支付方式改革的目标从最初的单纯控费到保证医保基金的可持续使用,逐步转变为以支付方式改革规范医疗服务行为、推动医院高质量发展、实现医保高效能治理、提高参保群众就医获得感。

二、医保支付的改革历程

我国的基本医疗保障架构与体系建设始于 20 世纪 50 年代初,当时开始职工基本医疗保险的探索。20 世纪 60 年代,开始推动农村合作医疗。20 世纪 80 年代末,在原卫生部的大力推动下,开始了很多与国际接轨的工作,包括卫生总费用核算、医院成本和经济管理、支付方式改革等。

为保障医保基金的平稳运行,提高医保基金使用效率,国内大部分城市都在积极开展医保支付方式改革探索。例如,由哈尔滨医科大学建立雏形、在齐齐哈尔市等地市实施的以单病种付费为主的支付方式;深圳等地市实施的以按服务单元付费为主的混合支付方式;镇江等地市实施的以按总额预算为主的混合支付方式。2007 年,原卫生部要求县级公立医院选择一定数量的病种进行按病种付费,并将此作为医疗服务管理的手段之一。2009 年,《中共中央 国务院关于深化医药卫生体制改革的意见》提出,"强化医疗保障对医疗服务的监控作用,完善支付制度,积极探索实行按人头付费、按病种付费、总额预付等方式,建立激励与惩戒并重的有效约束机制"。

从 2009 年新医改开始,我国卫生总费用呈现出持续快速增长趋势,根据国家卫生健康委《2022 年我国卫生健康事业发展统计公报》显示,2022 年全国卫生总费用初步推算为 84846.7 亿元,相较 2021 年增长了 10.4%,相比于 2009 年 17542 亿元(数据来源于中国卫生统计年鉴)增长了 384%。卫生总费用的高速增长给医保基金带来了更大的压力,科学合理的医保支付方式成为保障医保基金平稳运行、补偿医疗机构价值消耗、维护参保患者基本权益的必然要求。

经过长期理论研究和不断实践探索,DRG 医保付费成为支付制度改革的突破口。2011 年,人力资源和社会保障部《关于进一步推进医疗保险付费方式改革的意见》(人社部发〔2011〕63 号)指出,门诊探索实行以按人头付费为主的付费方式,住院及门诊大病探索实行以按病种付费为主的付费方式,有条件的地区可逐步探索按 DRG 病种付费方法。2011 年 8 月初,北京市开启了 DRG 付费试点工作,北京大学第三医院等 6 家三级医院成为试点医院,北京市医保局对试点医院城镇职工住院服务实行 DRG 付费,这是我国首次 DRG 付费试点项目。

随着新医改的推进,我国医保支付改革逐步深化。2016 年 11 月公布的《国务院深化医药卫生体制改革领导小组关于进一步推广深化医药卫生体制改革经验的若干意见》,特别强调全面推进支付方式改革,要求逐步减少按项目付费,完善医保付费总额控制,推行以按病种付费为主,按人头付费、按床日付费、总额预付等多种付费方式相结合的复合型付费方式,鼓励实行 DRG 付费方式,逐步将医保支付方式改革覆盖所有医疗机构和医疗服务。

纵观医保支付方式的发展历程,最开始实行按项目付费,随着医疗行业市场化改革的不断深入和人民群众对于卫生健康需求的日益增加,医疗费用增长过快,给医保基金可持续发展带来了风险,为解决此问题,全国各地逐步采取按人头(次均)付费、按床日付费等支付方式,虽然医保基金快速增长得到一定控制,但仍然超额,难以保持收支平衡。随后全国各地开始尝试采用"次均＋总额控制＋病种结算(早期)"等复合支付方式,虽然医保基金安全得到保障,但次均费用和医院总额控制等支付方式对医疗机构的诊疗行为带来了消极影响,存在诸如推诿危重病患者、拒收病人、分解住院等问题。

此外,由于费用限制,大型三级综合医院收治 1 名疑难危重病例产生的医保费用超额,往往需要收治多名常见病病例来弥补,这在很大程度上影响了分级诊疗政策的推进落实。近年来,随着医疗大数据的应用与医保支付方式改革的推进,按病种付费逐步衍生和发展,出现了单病种付费、按病种付费、按病种分值付费等形式。主要付费方式的优缺点如表 8.1 所示。

表 8.1　主要付费方式的优缺点

付费方式	优　　点	缺　　点
按项目付费	(1)医院能够依据病人的病情选择最优的治疗方案,没有医疗费用的限制,参保人可以得到充分的医疗服务; (2)付费简单易行,人力管理成本低	(1)医保费用无法控制和预测,容易出现医保基金超额; (2)可能存在过度医疗
按人头付费	(1)医院注意控制治疗成本,控制医保费用; (2)医保基金的支出可以预见	(1)容易出现治疗不足的风险; (2)医院可能会推诿疾病严重或复杂、医疗服务需求较高的参保人; (3)可能把费用转嫁给患者个人负担; (4)可能出现低标准收住院或分解住院

续表

付费方式	优　　点	缺　　点
总额预付 （总额控制）	（1）医院成本控制意识增强,会自觉控制医疗费用特别是医疗成本; （2）医保基金支出可预测、可控制; （3）可以灵活地与其他付费方式相结合,使支付方式更加合理	（1）基金超支风险过多地转嫁医院承担; （2）因总额控制出现治疗不足的风险; （3）可能会推诿重症病人,当年底总控额度不足时,拒收病人
按病种 分值付费	（1）医院成本意识提高,过度医疗行为得到一定程度的控制; （2）医疗行为更加规范化,鼓励建立科学、合理、相对标准化的规范诊疗	（1）出现治疗不足的风险; （2）出现推诿重症病人的现象; （3）医生可能会将诊断向高分值病种靠,以获取更高的付费分值; （4）出现分解住院情况; （5）对信息化要求高

2017 年 6 月,《国务院办公厅关于进一步深化基本医疗保险支付方式改革的指导意见》提出,全面推行以按病种付费为主的多元复合式医保支付方式,重点推行按病种付费,到 2020 年,医保支付方式改革覆盖所有医疗机构及医疗服务,按项目付费所占比例明显下降,鼓励"有条件的地区可积极探索将点数法与预算总额管理、按病种付费等相结合,逐步使用区域（或一定范围内）医保基金总额控制代替具体医疗机构总额控制"。2018 年 3 月国家医疗保障局成立后,将医疗保险、药品及医疗服务价格、民政救助等原分散在不同部门的医保相关管理职责统一整合起来,同年 12 月 10 日国家医疗保障局发布《关于申报按疾病诊断相关分组付费国家试点的通知》（医保办发〔2018〕23 号）。2019 年 5 月,国家医疗保障局、财政部、国家卫生健康委员会和国家中医药管理局联合印发《关于印发按疾病诊断相关分组付费国家试点城市名单的通知》（医保发〔2019〕34 号）,随后下发《关于印发疾病诊断相关分组（DRG）付费国家试点技术规范和分组方案的通知》（医保办发〔2019〕36 号）,并且在前期 BJ-DRG、CN-DRG、C-DRG 和 CR-DRG 等版本的基础上,形成了统一的 CHS-DRG 版本。自此,DRG 付费方式改革试点全面开启。

2020 年《中共中央　国务院关于深化医疗保障制度改革的意见》（中发〔2020〕5 号）,明确了医疗保险制度改革的指导思想、基本原则和改革发展目标,明确提出建立管用高效的医保支付机制,持续推进医保支付方式改革,大力推进大数据应用,推行以病种付费为主的多元复合式医保支付方式,推广按疾病诊断相关分组付费。

三、医保支付方式的分类

总体来说,医保支付方式种类较多,常见的医保支付方式有:按服务项目付费、按床日付费、按人头付费、按病种付费、总额预付、按疾病诊断相关分组（DRG）付费等。

按照偿付时间，医保支付方式可分为后付制和预付制。后付制是在医疗服务发生之后，根据服务发生的数量和偿付标准进行偿付的方式，按服务项目付费属于典型的后付制。预付制则是在医疗服务发生之前，医疗保险机构按照预先确定的偿付标准，向被保险人的医疗服务提供偿付医疗费用，按人头付费、按病种付费、总额预付、按床日付费、按疾病诊断相关分组（DRG）付费属于预付制。

（一）按服务项目付费

按服务项目付费是指对医疗服务过程中的每一个服务项目制定价格，参保人在接受医疗服务时按服务项目价格累计费用，医保经办机构依照规定比例偿付医疗费用。这是我国运用最早、最广泛的支付方式。按服务项目付费属于后付费机制，医保部门只能根据患者医疗服务项目进行支付，充当着"统计员"而非"管理者"，使用多少医疗服务由医生决定，这种支付方式"鼓励"医生多提供医疗服务，导致医疗费用"居高难下"。

（二）按床日付费

按床日付费又称按住院床日标准付费，是指医保经办机构根据测算先确定某一疾病每一住院日的费用支付标准，参保患者住院治疗后，医保经办机构按照每床日标准进行支付。其优点在于制定标准易于操作，缺点在于容易出现延长住院日，增加医疗费用。

（三）按人头付费

按人头付费是指医保经办机构按照医疗机构服务的人数和每个人的偿付定额标准，预付给医疗机构固定的费用。其优点在于管理较为简单，医疗费用可以控制。缺点在于会造成医疗服务质量下降，医疗机构容易推诿重症病人。

（四）按病种付费

按病种付费是指按照诊断将疾病进行分类，在历史数据的基础上，结合发展实际制定某一种疾病的定额偿付标准，医保部门按照定额标准向医疗机构偿付住院费用。按病种付费的基础是临床路径，因此有利于规范临床路径的实施，降低医疗费用不合理增长。但由于病种范围覆盖有限，该方式只便于在较为成熟的病种中推广，不利于新技术新业务开展。

（五）总额预付

总额预付是指医保部门根据区域内参保人数、年均就诊总人次数、次均费用水平，测算区域内年度统筹补偿控制总额，在医疗机构前期支付的基础上，确定每个医疗机构年度偿付费用的总预算。总额预付制将医疗费用的管理权限交给了医疗机构，有效控制了医疗费用的不合理增长。但是，为了避免总额超支，医疗机构极易出现推诿重症病人、增加病人个人支付费用的现象。

(六)按疾病诊断相关分组(DRG)付费

按疾病诊断相关分组付费 DRG-PPS(diagnosis related groups-prospective payment system),是基于疾病诊断分类组合的预付费制,是指按临床治疗相近、医疗资源消耗相近的原则对住院病例进行分组,医保经办机构按照同病组同费用原则向医疗机构支付。DRG 付费在提高基金使用效率、控制医疗费用不合理增长、促进医疗机构高质量发展、推动分级诊疗等方面都有着积极作用。

按疾病诊断相关分组付费 DRG-PPS 是目前国际上最常见的支付方式,常用于住院服务,它以国际疾病诊断分类(ICD-10)、国际手术操作分类(ICD-9)将住院病历分为若干组,再根据病种病情轻重程度及有无合并症、并发症确定诊断相关组的风险等级。

第二节　DRG 付费政策及应用

一、DRG 付费政策

(一)DRG 付费政策介绍

1. 我国 DRG 付费历程

20 世纪六七十年代,美国医疗资源浪费巨大,于是探索推出单病种结算方案,从病种模型、临床路径及规范询证确定,到最终给付标准,不断完善,并于 2007 年首次形成美国版疾病诊断相关分组(medicare severity diagnosis related groups,MS-DRG),自此将医保支付方式从传统的后付制改为定额预付制。医保机构对医疗费用的支付通过打包付费的形式,对医疗资源的消耗给予合理的补偿,进而有效控制医疗费用的过度增长。

鉴于 DRG 的实施在医疗控费、改善医疗资源、提高资源利用率等方面的成效显著,我国也积极探索将 DRG 引入医保支付管理工作。2017 年以前,国家鼓励各地开展按疾病诊断相关分组进行医保付费、医院绩效考核等工作,此后,DRG 付费历程具体有四个关键节点:

2017 年,《国务院办公厅关于进一步深化基本医疗保险支付方式改革的指导意见》(国办发〔2017〕55 号)颁布,要求在全国开展按疾病诊断相关分组付费试点,探索建立按疾病诊断相关分组付费试点,探索建立按疾病诊断相关分组付费体系。

2018 年,国家医疗保障局成立以后颁布了《国家医疗保障局办公室关于申报按疾病诊断相关分组付费国家试点的通知》(医保办发〔2018〕23 号),决定组织开展 DRG 国家试点申报工作,要求各省积极推动和参与试点工作。

2019 年国家医疗保障局正式发布了《国家医疗保障疾病诊断相关分组(CHS-DRG)分组与付费技术规范》和《国家医疗保障 DRG(CHS-DRG)分组方案(核心组 ADRG)》。

2020 年国家医疗保障局发布《医疗保障疾病诊断相关分组(CHS-DRG)细分组方案(1.0 版)》,我国医保 CHS-DRG 付费试点正式落地实施。

2.DRG付费的积极作用

1)有效控制医疗费用的不合理上涨

在DRG付费方式下,医疗保险经办机构不再根据单个病人实际发生费用的多少来确定补偿金额,而是以病人此次住院主要诊断和(或)主要手术操作为基础,通过编码,确定该病例被分入的DRG病组,根据费率以及该DRG组对应的权重,确定支付金额。因此,DRG付费对医疗费用的不合理增长起到了一定的控制作用。

2)有助于促进医疗机构提高医疗质量

在DRG付费方式下,医疗保险经办机构的支付标准不会因为医疗机构的支出多少而发生改变,而是采取定额付费的形式,即归入同一DRG病组下的病例无论实际花费多少钱,均按同样的定额标准支付,这有助于医疗机构规范诊疗流程,更好地向"同病同治同价"靠近。DRG付费的实施有助于加强临床路径的应用,进一步规范临床合理用药,缩短住院天数,从而提高床位周转率,对全面提升医疗服务质量起到促进作用。

3)有效提高病案管理质量

在DRG付费方式下,病案质量的好坏直接决定着DRG入组的准确性,病案质量将会与医院的"钱袋子"挂钩。因此,DRG付费实施后医疗机构应更加重视病案管理部门的工作,更加重视病案的质量,对病案编码人员加大培训力度,保证病案编码的高效和准确性。同时,临床医生也会更加重视病历书写的准确性、及时性以及疾病诊断和手术操作编码的选择,共同保证病案信息上传的准确性。

4)促进分级诊疗

分级诊疗工作中,要求明确各级各类医疗机构诊疗服务功能定位。在DRG付费方式下,逐步跳出医疗机构分级管理的"束缚",采取全部DRG组或部分常见DRG组的"同病同价",进一步促进了常见病、轻症病人有效地流向二级及以下医疗机构,在一定程度上促进了分级诊疗工作。

5)推动企业药品耗材质量即成本管理

在DRG付费模式下,每一种疾病打包付费,因此医生在治疗疾病的过程中,需要综合考虑药品及耗材的疗效性价比,即在保证医疗质量的前提下,医生会尽量选择政府招标和集中带量采购的性价比高的药品及耗材。因此,DRG付费模式将会推动生产企业提高药品和耗材的质量,同时控制药品及耗材的成本,从而以量获利。

6)有利于医院内部绩效考核机制的建立

DRG付费方式作为一种创新的医保支付方式,在促进医院的绩效考核方面也有着广泛的应用。DRG在分组测算完成后的很多指标,包括服务能力、服务效率及医疗安全三大方面都对医院的绩效考核有很大的参考意义。医院可参考绩效相关指标对相应科室、医生做出相应的评价,同时起到激励和约束的作用。

（二）CHS-DRG方案介绍

1.CHS-DRG概述

疾病诊断相关分组-预付费(DRG-PPS)是对各疾病诊断相关分组制定支付标准,预付医疗费用的付费方式。在 DRG 付费方式下,依诊断的不同、治疗手段的不同和病人特征的不同,每个病例会对应进入不同的诊断相关分组。

2. CHS-DRG 的实施条件

在融合 BJ-DRG、CN-DRG、CR-DRG、C-DRG 等多个版本分组器优点的基础上,国家医疗保障局牵头研制发布了 CHS-DRG,并将其应用于医保支付。CHS-DRG 的实施需要有相对完善的基本条件作为保障。第一,要保证基础代码统一,即实施 DRG 的医疗机构需统一采用国家医保版《医疗保障疾病诊断分类及代码(ICD-10)》和《医疗保障手术操作分类与编码(ICD-9-CM-3)》等技术标准。第二,CHS-DRG 实施的关键前提是要保证病案质量达标,即需要保证病案首页信息填写准确完整,主要诊断、其他诊断和手术、操作均需按标准规范填写,这是保证 DRG 准确入组的关键因素。第三,要保证临床诊疗流程的规范性,即医院内部应广泛开展临床路径管理,尽量保证患者在患有同类疾病的前提下,能够"同病同治"。第四,医院强大的信息系统是实施 DRG 付费的有力保障,即医疗机构内部的医院信息系统、病案系统、收费系统和医保结算系统需要实现互联互通,保证采集获取信息的准确性。第五,需要建立健全多方协作机制,即地方政府、医保经办机构和医疗机构之间应具备较强的实施 DRG 付费的意愿,且医保管理部门与医疗机构之间能保持良好的沟通反馈及协调合作关系。

3. CHS-DRG 相对权重、费率及支付标准

DRG 权重是反映不同 DRG 组资源消耗程度的相对值,数值越大,反映该病组的资源消耗越高,反之则越低。权重采用四分位法将基础数据的极低值和极高值裁剪后测算得出。测算公式为该 DRG 病组病例次均费用与所有病例次均费用的比值。不同 DRG 组的权重设定需恰当地反映不同 DRG 组之间技术难度、资源消耗等方面的差别。

DRG 费率是以调整后的各 DRG 组的权重为基础,根据历史数据测算各类试点医疗机构预计 DRG 出院病人数和总权重,并根据医保年度预算基金额度和预期支付比例推算出年度医保病人总费用,以总权重为系数将年度病人的总费用分配到每一权重上,即计算出各类医院的费率。

DRG 病组支付标准为该 DRG 病组权重与费率的乘积。

4. CHS-DRG 实施过程中的关键环节

在实施 CHS-DRG 的过程中,数据的采集和质量控制是核心环节。CHS-DRG 的疾病诊断使用国家医保版的 ICD-10,手术操作编码使用 ICD-9-CM-3。医疗机构需要对病案信息和收费信息进行标准化处理,形成医保结算清单上传至医保经办机构,由经办机构审核后提交分组平台进行分组。上传数据必须完整、合理和规范,如果数据质量不合格将直接影响分组的可靠性,因此,经办机构会对不合格数据进行退返,由医疗机构补全再次上传。

监管考核与评价体系是确保 DRG 付费改革平稳推进的重要手段。DRG 付费机制可能会引发医疗机构的一些不规范行为,如进行病例高编高靠来获取更高支付额度、推诿重病人、减少医疗服务等。医保部门需建立相应的监管考核制度,通过信息化手段实现监督

管理,以确保医疗服务质量和医保基金的合理支付。

(三)DRG 结算流程及关键环节

DRG 付费全流程共包括六个重要节点。

1.医保结算清单填报

医保结算清单是 DRG 付费的基础,是医保经办机构与医疗机构实行 DRG 付费结算的唯一凭证。根据各地医保经办机构要求,医疗机构需在每月上旬(一般为 10 日前)完成上月住院结算病例医保结算清单填报工作。

医保结算清单主要由三部分内容组成:基本信息、门诊慢特病诊疗信息和住院诊疗信息。其中,住院诊疗信息里最重要的内容是主要诊断及编码、其他诊断及编码、主要手术操作及编码,这是 DRG 分组的关键依据。医保结算清单中的大部分项目可由 HIS 病案首页数据库直接导入,因此,医院需加快病历归档。为提高结算清单质量,确保病历入组准确性,医院需在清单上传前进行质控,通过合理调整诊断和手术操作,减少歧义(QY)组和空白(0000)组等病例的发生。数据上传后医院还需进行核对,避免漏报漏传结算清单,或漏传主手术、其他诊断、其他手术等关键信息的情况发生。

2.病例分组和初审质控

医保经办机构在医院完成结算清单上传后 3 个工作日内,完成病例数据分组和初审质控,将歧义(QY)组和空白(0000)组等问题病例反馈给医院,由医院进行结算清单调整。

QY 组 CHS-DRG 1.1 版释义:与主要诊断无关的手术病例,可在多个 MDC 中出现,分别以 BQY、CQY、DQY 等编码表示;通俗来说,即要主诊断和主要手术不在同一个 MDC 导致无法入组。

0000 组 CHS-DRG 1.1 版释义:疾病诊断/手术或操作编码不规范等原因导致的不能正常入组的病例,包括不能进入任意 MDC 和进入了某 MDC 但是不能进入该 MDC 内任意内科 ADRG 等情况;通俗来说,即医保灰码(00 码)和在某 MDC 的主诊表里但不在该 MDC 下的任何一个内科组(但有匹配的手术/操作可进入外科组或非手术室操作组)的病例。

3.分组结果反馈

DRG 分组完成后,医保经办机构会向医院反馈入组结果,部分地区(如北京)允许医院进行再次调整和重新上传,部分地区(如武汉)在分组结果反馈后将不允许医院调整,如确因填报失误导致无法入组的病历集中在年底进行统一调整重报。

4.终审确认

医保经办机构在医院完成反馈调整工作 5 日内,完成病例数据分组、终审确认工作,下发最终分组结果,并以此为付费依据。

5.特殊病例情况

特殊病例与极值病例的申报范围在各个地区政策不同,同一地区不同时间段的政策也有所变化。稳定病组中因病施治的高倍率病例和低倍率病例、无法分入 DRG 的病例及开展新技术(该地区首次施行且符合卫生健康部门相关规定的医疗新技术)且无相应历史数据等情况的特殊病组,待医保上级部门组织专家评审后制定方案,公布结果。

6. 年终清算

医保经办机构根据本地区 DRG 总额预算、当年基金收入情况、上年度基金支出决算情况等科学确定 DRG 基金总额,同时根据对医院进行年度考核的结果,按规定计算医院年终清算费用并拨付。同时,医院需对未能按规定时间节点进行病案上传或分组反馈的病例数据进行收集反馈,在年终清算时一起拨付。

二、DRG 付费实践应用

DRG 付费的设计思路和结算流程基本是一致的,但各地在推进过程中,会结合地方实际情况,对流程环节进行调整和优化,并对特殊病组支付方式进行补充。以北京市和武汉市为例,DRG 付费实践具有明显的"地区特性"。

(一)北京市 DRG 付费政策

1. 北京市 DRG 付费进程(2004—2022 年)

2004 年,北京开展对 DRG 分组器的模拟和验证工作;2008 年,基于北京地区特点的北京版疾病诊断相关分组(BJ-DRG)分组器开发完成。2011 年,北京市人力资源和社会保障局正式启动 DRG 付费试点工作,北京成为国内首个推行 DRG 付费试点的城市。北京市人力资源和社会保障局联合四部门印发了《关于开展按病种分组(DRGs)付费试点工作的通知》(京人社医发〔2021〕207 号),确定北京大学人民医院、北京大学第三医院、首都医科大学附属北京友谊医院、首都医科大学附属北京朝阳医院、首都医科大学宣武医院、首都医科大学附属北京天坛医院 6 家医院作为开展按 DRG 付费的第一批试点医院,并选取了组内差异较小、病例数量相对集中的 108 个病种组作为试点病种。试点人员范围为在这 6 家试点医院住院治疗、纳入 108 个病种组的本市医疗保险参保人员。

2018 年 11 月 30 日,为促进医疗机构运行机制转换,提高医保基金使用效率,控制医疗费用不合理增长,北京市发展和改革委员会、北京市人力资源和社会保障局、北京市卫生健康委员会三部门联合印发《关于开展按疾病诊断相关分组收付费数据模拟运行的通知》(京发改〔2018〕2615 号),在本市 36 家三级综合医院开展 312 个病组按 DRG 收付费数据模拟运行工作,费用范围为本市城镇职工和城乡居民医保患者住院治疗费用。参保人员支付部分包括住院起付线以下费用、封顶线以上费用、医保范围内个人按比例自付费用以及药品和诊疗等医保外自费费用。DRG 定额标准和参保人员支付部分的差额由医保基金按相关规定支付。模拟运行期间,医院与患者仍按照现行方式实际结算,在病历数据方面执行 DRG 结算操作流程,医院在出院结算前上传病案首页至医保端口,医保系统反馈病组分组情况、基金支付和参保人员个人分解情况,以便进行数据对比分析。

2020 年,北京市医疗保障局印发《关于调整冠脉支架报销标准及开展 CHS-DRG 冠脉支架置入病组付费有关问题的通知》(京医保发〔2020〕38 号),决定于 2021 年 1 月 1 日起对本市现行冠脉支架医保报销标准进行调整,并开展对冠脉支架置入参保人员住院费用按国家医保疾病诊断相关分组(CHS-DRG)付费。实际付费病组名称为"经皮冠状动脉支架置入(分组代码:FM19)",实施范围为本市城镇职工和城乡居民基本医疗保险参保人员在全市定点医疗机构住院治疗并入组"FM19"的参保人员的全部住院费用(住院期间发生的器官移植术后抗排异等定额费用,以及参保人员自愿选择超医保支付范围的床位费除外)。以本市近年费用为参考,将冠脉支架集采降价所节约的医保基金计入病组支付标准,并综合考虑相关手术项目价格调整等因素,确定病组支付标准为 59 483 元,参保人员支付部分包括住院起付线以下费用、封顶线以上费用、医保制度内规定个人按比例负担的费用,以及药品和诊疗等医疗保险外费用。病组支付标准和参保人员支付部分的差额由医保基金支付。

2022 年,为促进医保支付方式改革向纵深推进,规范医疗服务行为,提高医保基金使用效率,北京市医疗保障局印发了《关于开展国家医疗保障疾病诊断相关分组(CHS-DRG)付费改革工作有关问题的通知》(京医保发〔2022〕10 号),在本市 66 家定点医疗机构启动国家疾病诊断相关分组(CHS-DRG)实际付费。实际付费人员范围为本市城镇职工参保人员,本市其余参保人员的住院病历继续实行模拟结算。参保人员本次住院治疗的全部费用,即住院期间的检查费、化验费、手术费、治疗费、药费、卫生材料费、床位费等均纳入 CHS-DRG 付费范围。

2.北京市 DRG 付费内容

1)病种分组

以《国家医疗保障疾病诊断相关分组(CHS-DRG)分组方案(1.1 版)》376 个核心分组为依据,综合考虑本市病例年龄、性别等个体特征,严重并发症或合并症(MCC)、并发症或合并症(CC)等因素,坚持数据验证与临床经验相结合,确定本市 CHS-DRG 细分组方案,共计 696 组,其中 647 组实行实际付费,其余病组继续实行数据模拟。

2)权重的确定和调整

权重是指每一个 DRG 依据其资源消耗程度所给予的权值,充分体现 DRG 病组费用消耗的稳定性,采用四分位法将基础数据的极低值和极高值裁剪后测算得出。权重的测算以北京市历史上的三年数据为基础,权重的调整需要综合考虑病组技术难度及临床资源消耗,根据临床专家建议确定。测算公式为该 DRG 病组病例次均费用与所有病例次均费用的比值。根据国家医疗保障局分组方案修订版,北京市 2021 年、2022 年分别进行过病组权重调整。

3)费率测算

费率代表每一权重的费用值,基于付费年度住院统筹基金预算额度、基本医疗保险外其他渠道支付费用及全市住院总权重测算确定。

费率=[各级别医疗机构 DRG 预算总额－本级别医疗机构部分先期分组病例结算费用＋∑本级别医疗机构(大额大病支付费用＋其他保障支付费用＋个人实际负担费用)]/本级别医疗机构当年全市总权重

考虑北京市收费价格政策及医保基金承受能力的影响,不区分定点医疗机构级别,采取统一费率,其中传染病专科定点医疗机构考虑其价格加收等因素,费率上浮1%。

4)支付标准

DRG 病组支付标准为该 DRG 病组权重与费率的乘积。

5)费用结算

纳入 DRG 结算的病例实行分类结算。

(1)结算流程:定点医疗机构应根据《北京市基本医疗保险定点医疗机构服务协议》要求,在参保人员出院规定时限内先与其按照项目结算个人支付部分,再按规定上传医疗保障基金结算清单(或住院病案首页)与医保部门完成 CHS-DRG 结算。

(2)基金和个人支付:参保人员支付部分包括住院起付线以下费用、封顶线以上费用、医保制度内规定个人按比例负担的费用,以及医保制度外自费费用,病组支付标准和参保人员支付部分的差额由医保基金支付。

(3)基金拨付:定点医疗机构依据 CHS-DRG 结算办法进行费用申报。医保部门按照北京市基本医疗保险总额预算管理(BJ-GBI)进行日常基金拨付,其中,总额预付医疗机构 CHS-DRG 费用纳入总额预付指标合并拨付,预算管理医疗机构按照 CHS-DRG 支付标准实时结算。

6)特殊病例费用处理

(1)极值病例:CHS-DRG 病组支付标准与实际医疗费用差距较大的病例(包括极低值和极高值病例)。定点医疗机构上传结算清单或病案首页后按照医保结算系统反馈的入组结果先行结算。

(2)异常入组病例:定点医疗机构上传医疗保障基金结算清单或病案首页后,信息系统反馈入组结果为"0000"组(指疾病诊断/手术或操作编码不规范等原因导致的不能正常入组的病例)或"QY"组(指主要诊断与主要手术或非手术操作信息不匹配产生的病例)的病例。定点医疗机构可对填报内容进行核实后再次上传结算清单或病案首页,变更前后信息留存备查;若再次上传后仍然不能正常入组的,"0000"组按 0.5 倍费率先行结算,"QY"组按所在主要诊断大类(MDC)最低权重组标准先行结算。

(3)其他情况:因疫情等不可抗力因素造成的特殊情况病例。定点医疗机构向北京市医疗保险事务管理中心(以下简称"市医保中心")上报情况说明后,根据具体原因研究结算方案。

7)预算与清算

根据 CHS-DRG 预算情况,综合考虑历史实际发生数据情况以及近年来人次、费用增速等因素确定费率,并计算支付标准。年终清算时,总额预付医疗机构,根据 CHS-DRG 费用发生情况,考虑新药新技术、特殊病例等情况对其基金申报校正后,纳入 BJ-GBI 进行清算;预算管理医疗机构,根据 CHS-DRG 费用发生情况,考虑新药新技术、特殊病例等情况对其基金申报进行校正并质量核定后进行清算。

8)配套措施

(1)成立 CHS-DRG 付费专家委员会,在方案制定、日常监管、预算清算等方面提供专业技术支持,不断提升医保管理的科学化和精细化水平。

（2）建立新药新技术除外机制和特殊病例结算机制，密切关注新药新技术的发展和临床诊疗的变化，实时监测临床疗效、治疗费用等数据，优化完善 CHS-DRG 付费管理。

（3）以国家医保 CHS-DRG 分组方案版本升级为准，结合本市临床及管理实际需求开展，建立 CHS-DRG 付费动态调整机制。

（4）以智能监控系统为抓手，强化 CHS-DRG 付费日常监管机制。

（二）武汉市 DRG 付费政策

1.武汉市 DRG 付费进程（2019—2024 年）

2019 年 5 月，国家医疗保障局公布了 DRG 付费 30 个国家试点城市名单，武汉市位列其中。同年 9 月，武汉市 DRG 付费国家试点工作领导小组颁布《武汉市基本医疗保险按疾病诊断相关分组（DRG）付费国家试点工作方案》，提出"统一部署，分步纳入"的工作思路，将全市三级医院和部分具备条件的一级、二级医院纳入试点，逐步实现定点医疗机构全覆盖。

2020 年 8 月武汉市完成了三年数据标准化、分组质控和调整，9 月对试点医疗机构进行了 HIS 接口改造，并基于国家细分组规则进行本地分组优化，形成了 651 个 DRG 组，10 月 1 日起医保结算清单系统正式运行，市医保局按照结算清单数据对定点医疗机构进行了 2020 年 DRG 付费清算。2020 年按 DRG 付费医保基金支出占武汉市住院统筹基金支付的比例达到 96%。

2021 年 5 月，武汉市医保局颁布《关于印发〈武汉市基本医疗保险按疾病诊断相关分组（DRG）付费实施方案（试行）〉的通知》，6 月公布细分组方案（1.0 版），在国家"618 个 DRG 细分组"的基础上，结合武汉市实际推出了"660 细分组"，至此，武汉市医保 DRG 付费正式落地，是全国 30 个 DRG 国家试点城市中较早进入实际付费阶段的城市之一。数据显示，2021 年度武汉市住院率由 2019 年度的 21.28% 下降到 17% 左右，医保参保患者住院医疗次均费用从 14 992 元降至 13 712 元，武汉医保 DRG 付费实现了从国家"试点"到"示范"的转型。

在确定为 DRG 付费示范城市后，武汉市正式启动"DRG 医保支付三年行动"。2022 年 4 月，武汉市医疗保障局印发《武汉市 DRG 支付方式改革三年行动实施方案》，提出加快建立管用高效的医保支付机制，引领改革向纵深发展。目前已实现统筹地区、医疗机构、付费医疗机构病组、住院统筹基金支出四个全覆盖，在全国率先完成"'十四五'全民医疗保障规划"的部分目标。2024 年武汉市根据国家医保局 CHS-DRG 分组方案（2.0 版）对武汉市本地细分组方案进行优化调整，并重新调整权重和费率。

2.武汉市 DRG 付费内容

1）病种分组

按照国家医疗保障疾病诊断相关分组（CHS-DRG）分组方案，遵循"临床过程相似且资源消耗相近"原则，结合武汉市定点医疗机构住院医疗历史数据和临床实际，确定细分组方案，动态调整并完善。2021 年细分病组 660 个，其中外科 DRG 组 252 个，非手术操作 DRG 组 37 个，内科 DRG 组 371 个。

2)权重的确定和调整

权重是指每一个 DRG 依据其资源消耗程度所给予的权值,反映该 DRG 的资源消耗相对于其他疾病的程度。权重的测算以统筹地区历史上某三年数据为基础,根据临床专家建议调整确定。权重的调整注重学科间的平衡,综合考虑病组技术难度及临床资源消耗,适当调高重大、危急、技术难度较高的病组权重,降低多发病、常见病、轻症患者较多的病组权重,调整后各 MDC 总权重不变。根据国家分组方案修订版,武汉市 2021 年、2022 年分别进行过病组权重调整。

3)费率测算

费率代表每一权重的费用值,基于付费年度住院统筹基金预算额度、基本医疗保险外其他渠道支付费用及全市住院总权重测算确定。

$$费率 = [各级别医疗机构 DRG 预算总额 - 本级别医疗机构部分先期分组病例结算费用$$
$$+ \sum 本级别医疗机构(大额大病支付费用 + 其他保障支付费用$$
$$+ 个人实际负担费用)] / 本级别医疗机构当年全市总权重$$

武汉市实行浮动费率,月度结算费率按照上年度清算费率执行,年度清算费率根据本年度预算总额及定点医疗机构住院医疗费用实际情况测算确定。不同级别医疗机构之间费率不同。实行全市同病同价的病组,按照该类病组本年度测算费率执行。

4)费用结算

纳入 DRG 结算的病例实行分类结算。

(1)先期分组病例:优先实施按项目审核结算,不纳入 DRG 付费的权重、费率计算。

(2)普通入组病例:

$$付费标准 = \sum (各病组普通病例数 \times 各病组权重) \times 各级别医疗机构相应险种费率$$
$$- \sum (大额大病支付费用 + 其他保障支付费用 + 个人实际负担费用)$$

(3)费用极值病例:包括费用极高病例和费用极低病例。费用极高病例是指单次住院费用高于其所在病组例均住院费用 2 倍,且按该病例与其所在病组费用差额的高低排序,取全市该 MDC 下外科/操作组、内科组病例总数前 5% 的病例,费用极高病例的权重 =(该病例实际住院费用÷该病组的例均住院费用)×该病组权重×0.9。费用极低病例是指单次住院费用低于该组例均住院费用 0.5 倍的病例,费用极低病例的权重 =(该病例实际住院费用÷该病组的例均住院费用)×该病组权重×0.7(三级)/0.8(二级)/0.9(一级)。住院天数大于 60 天(除精神类床日病例外)的病例,参照费用极高病例计算权重。

(4)QY 病例:指主要诊断与主要手术或非手术操作信息不匹配产生的病例,QY 组病例的权重 = QY 病例实际住院费用÷所在 MDC 全市例均住院费用×0.7。

(5)精神专科病例中 MDCT(即主要诊断大类为精神疾病及功能障碍)的部分病组:根据临床诊疗特点,实行分类按床日结算,病组主要包括 TR19(精神分裂症)、TR29(偏执及急性精神病)、TS19(重大的情感障碍)、TU19(儿童期精神发育障碍)、TV19(焦虑性障碍)。根据精神疾病诊疗特点,将精神疾病患者住院治疗的医疗费用,按住院时间和住院次数的不同进行区分,分为三类:患者一年内住院次数少于 3 次,单次住院时间小于 30

天,且邻近两次住院间隔时间超过 30 天的医疗费用,列为第一类医疗费用;患者一年内住院次数少于 3 次,单次住院时间大于 30 天但小于 56 天,且邻近两次住院间隔时间超过 30 天的医疗费用,列为第二类医疗费用;除上述两类以外的医疗费用,列为第三类医疗费用。每一类设置不同的床日支付标准。

(6)无历史病例、细分组方案未覆盖病例:将无历史病例、细分组方案未覆盖的病例作为历史空组结算,当有病例分入时,按照该病例实际发生费用除以全市例均费用折合权重支付。

(7)日间手术结算:将日间手术医保支付的费用纳入 DRG 付费结算,根据病例的主要诊断和主要手术/操作进行分组,按照病例分入的 ADRG 下不伴有并发症与合并症的 DRG 病组进行结算,不纳入费用极低病例。

5)费用支付

医疗机构 DRG 费用按月度预付和年终清算的方式支付,定点医疗机构入组病例的 DRG 医保应支付费用等于各 DRG 病组医保应支付费用之和。DRG 病组医保应支付费用大于该病组病例基本医疗保险统筹基金实际发生数时,对合理合规的结余部分实行留用。

6)特殊费用处理

(1)2024 年开始对省内异地就医进行改革,年底将实现省内异地就医住院费用按 DRG 付费清算,2025 年全面实施在汉异地就医 DRG 实际付费。

(2)在诊疗过程中必须使用到的特殊治疗、特殊用药、特殊高值耗材等项目的费用,符合卫生健康行政部门相关规定且为武汉市首次施行的医疗新技术的病例费用,以及确属现行 DRG 分组方案暂未包括的病例费用,经专家组论证后,实施按项目审核结算。

(3)对费用总额、费用结构或病例数变化异常的 DRG 病组,经专家组审查论证,对该病组权重进行相应调整后付费。

三、DRG 付费方式下的医保基金监管体系的构建

随着 DRG 付费改革的推进,高套分组、分解住院、减少服务等新的问题逐渐显现,医保基金监管面临诸多挑战,因此,强化医保基金监管对于维护基金安全、提高基金使用效率具有十分重要的意义。

2011 年 7 月实施的《社会保险法》是我国社会保险制度全面进入法治化轨道的重要标志,2018 年全国人大常委会对该部法律进行了修改,增加了“国家对社会保险基金实行严格监管”,“县级以上人民政府采取措施,鼓励和支持社会各方面参与社会保险基金的监督”等内容要求。

2020 年,中共中央、国务院印发实施《关于深化医疗保障制度改革的意见》,明确指出必须始终把维护基金安全作为首要任务,要织密扎牢医保基金监管的制度笼子,确保基金安全高效、合理使用。

2021 年,在国家医疗保障局推动下,国务院颁布了我国医疗保障领域的首部行政法规《医疗保障基金使用监督管理条例》(中华人民共和国国务院令第 735 号),医保基金监

管法治化、专业化、规范化、常态化，为确保基金安全高效、合理使用提供了依据。同年，国家医疗保障局联合公安部发布《关于加强查处骗取医保基金案件行刑衔接工作的通知》，迈出了我国医保基金监管领域行刑协作的第一步。

2023 年，国家医疗保障局发布通知，自 2023 年 5 月 1 日起施行《医疗保障基金飞行检查管理暂行办法》，为进一步规范飞行检查工作提供了重要制度保障。同年，国务院办公厅印发《关于加强医疗保障基金使用常态化监管的实施意见》，提出要全面贯彻落实党的二十大精神，加快构建权责明晰、严密有力、安全规范、法治高效的医保基金使用常态化监管体系，坚决守住医保基金安全底线。

我国医保基金监管体系逐步建立并不断完善。

第三节　DRG 在医院医保管理中的实践运用

一、DRG 在运营管理中的应用

（一）成本控制

1. 医院成本的内涵和分类

国家卫生健康委员会、国家中医药管理局 2021 年 1 月印发的《公立医院成本核算规范》(国卫财务发〔2021〕4 号)明确规定："医院成本是指医院特定的成本核算对象所发生的资源耗费，包括人力资源耗费，房屋及建筑物、设备、材料、产品等有形资产耗费，知识产权等无形资产耗费，以及其他耗费。"医院成本是由医院的资金耗费形成的，反映着医院在业务活动过程中的资金耗费数量。

按照计入成本核算对象的方式，医院成本可以分为直接成本和间接成本。直接成本是指确定由某一成本核算对象负担的费用，如药品、耗材的费用；间接成本是指不能直接计入成本核算对象的费用，应当由医院根据医疗服务业务特点，选择合理的分配标准或方法分配计入各个成本核算对象。

按照成本属性，医院成本可以分为固定成本和变动成本。固定成本是指在一定期间和一定业务范围内，成本总额相对固定，不受业务量变化影响的成本；变动成本是指成本总额随着业务量的变动而相应变化的成本。

按照资本流动性，医院成本分为资本性成本和非资本性成本。资本性成本是指医院长期使用的，其经济寿命将经历多个会计年度的固定资产和无形资产的成本，包括固定资产折旧和无形资产摊销费用；非资本性成本是指某一会计年度内医院运营中发生的人员经费、卫生材料费、药品费、提取医疗风险基金和其他运行费用。

2. DRG 医保付费对医院成本管理的影响

传统的按项目付费模式下，医院更多地关注医疗行为和服务项目，并未足够重视成本的作用。支付方式改革迫使医院由"粗放式"发展向"内涵式"发展转变，在病组支付"封顶"的前提下，医院必须优化成本结构、主动降低成本，"控费降本"才能获得合理效益。具体到某一 DRG 病组,药品耗材已经从收费项目变成了成本项目,药品耗材的占比越高,DRG 病组的成本越高。

(二)绩效管理

1.绩效管理的内涵和工具

2019 年 1 月 30 日,国务院办公厅《关于加强三级公立医院绩效考核工作的意见》(国办发〔2019〕4 号)出台,从国家层面建立了统一的绩效考核制度。三级公立医院绩效考核指标体系,由医疗质量、运营效率、持续发展及满意度评价等四个维度 56 个指标构成。2021 年 7 月,经国务院同意,人力资源和社会保障部、财政部、国家卫生健康委员会、国家医疗保障局、国家中医药管理局印发《关于深化公立医院薪酬制度改革的指导意见》(人社部发〔2021〕52 号),明确要制定公立医院内部考核评比办法,考核结果与薪酬挂钩。2021 年,国家医疗保障局发布《关于印发 DRG/DIP 支付方式改革三年行动计划的通知》,文件核心内容为,到 2024 年底,全国所有统筹地区全部开展 DRG/DIP 支付方式改革工作,到 2025 年底,DRG/DIP 支付方式覆盖所有符合条件的开展住院服务的医疗机构。国家医疗保障局推行的 DRG/DIP 付费制度,激励医院加强医疗质量管理,促进医院提升绩效、控制费用。医院制定的月度和年度考核得分与奖励性绩效挂钩。因此,DRG/DIP 付费改革给医院的运营带来了影响,医院必须做好应对措施,探索新的绩效管理方式。

绩效管理是管理者确保组织内团队或个人的工作活动及业务成果能够与组织目标保持一致的管理过程的总称。管理者进行绩效管理需要借助具体的管理工具和方法,应用较广的有关键绩效指标(KPI)法、平衡计分卡(BSC)和以资源消耗为基础的相对价值体系(RBRVS)。

2.建立绩效考核指标需考虑的因素

(1)医院的战略发展目标。医院绩效目标要同医院发展的战略目标保持一致,充分发挥绩效"指挥棒"的作用,将医院的战略发展目标分解为全体员工共同的工作目标。

(2)国家公立医院绩效考核目标,要充分考虑"国考"指标体系对医院发展的影响。

(3)政府对医务人员的考核内容,公立医院薪酬制度改革指导意见里对医务人员考核突出岗位工作量、服务质量、技术难度、风险程度和医德医风等。

(4)医保实施 DRG/DIP 付费,医院的运营模式从过去的刺激收入增长为主转化为以调整收入结构为主。

3.指标体系的构建

首先,采用头脑风暴法,医院职能部门人员根据医院的战略目标,国家、省、市对三级公立医院的绩效考核目标和政府对医务人员考核的要求,找出科室的薄弱环节、存在的问题和需改善的地方,进而定任务、定目标。其次,按职能部门归口管理事项,按"强专科、重质量、控成本、提效率"等原则,制定科室年度及月度的考核指标和考核内容。

按考核部门制定临床医技科室、行政职能部门的绩效考核指标。临床医技科室一级考核指标既包括医疗质量指标,也包括经济效益指标,指标的选择应该符合医院的特点和目标。基于 DRG 的评价指标体系从医疗服务能力、医疗服务效率、医疗质量安全三方面进行制定。其中,基于 DRG 的医疗服务能力评价指标包括 DRG 组数、权重、病例组合指数(CMI)等;医疗服务效率评价指标包括时间消耗指数、费用消耗指数等;医疗质量安全指标为低风险组病例死亡率等。

行政职能部门的绩效考核指标应包括工作目标、专项考核、成本控制、满意度评价、综合管理等。

4. DRG 应用于医院绩效管理体系的关键要素

(1)数据采集与分析:建设基于 DRG 的医院绩效管理体系需要大量的医疗数据支持,医院需要建立完善的数据采集机制,并运用先进的数据分析技术,深入挖掘数据信息,为精准决策提供科学依据。

(2)指标体系构建:医院绩效管理需要明确的评估指标体系,既包括医疗质量指标,如手术成功率、感染率等,也包括经济效益指标,如费用控制率、床位周转次数等,指标的选择应该符合医院的特点和目标。

(3)绩效考核与激励机制:医院需要建立科学公平的绩效考核与激励机制,将医务人员的个人绩效与医院整体绩效相结合,通过奖惩措施激发医务人员的积极性和责任心。

(4)临床路径优化:临床路径是 DRG 医院绩效管理的关键环节,通过优化临床路径,医院可以提高治疗效率,缩短住院时间,降低床位占用率,从而降低医疗成本。

5. DRG 应用于医院绩效管理体系的重要性

人力资源和社会保障部、财政部等五部门发布的《关于深化公立医院薪酬制度改革的指导意见》(人社部发〔2021〕52 号),明确要求制定公立医院内部考核评比办法,考核结果与薪酬挂钩。医院制定的月度和年度考核得分与奖励性绩效挂钩,因此,医院建立与国家三级公立医院绩效考核标准相适应的绩效考核体系至关重要。

首先,DRG 医院绩效管理体系可以提高医疗质量。DRG 医院绩效管理体系将医院关注点从仅关注治疗结果转向强调治疗过程和服务质量,从而推动医院不断改进和优化医疗流程,提高患者满意度。其次,DRG 医院绩效管理体系可以降低医疗成本。DRG 支付制度要求医院在固定预算下提供高质量的服务,药耗超过 DRG 病组支付标准的部分为不合理超支,由科室完全承担,不纳入医院分担。在经济性方面,鼓励临床优先使用带量采购药品耗材,以降低药耗成本。因此,医院必须有效管理资源,合理使用药品和耗材,降低不必要的费用支出。再次,DRG 医院绩效管理体系可以激励医务人员。DRG 医院绩效管理体系将绩效与医务人员的薪酬挂钩,合理的激励机制可以激发医务人员的积极性和创造力,进一步提高医疗服务的质量和效率。最后,DRG 医院绩效管理体系可以促进医院可持续发展。通过建立科学完善的绩效管理体系,医院可以更好地控制风险,提高效率,从而确保医院的可持续发展。

【实操案例】 武汉某医院"浮动费率"管理探索

(1)以标杆费率为基准的双向浮动。医院对临床科室进行费用结算和绩效考核时,以武汉市医保某段时期内的固定费率为标杆值,结合临床科室实际和医院学科发展规划,以病例或病组为单位调高或调低费率。费率的双向浮动,弱化了固定支付的局限性,明确了医院管理的导向性。

(2)院科之间结余共享超支分担。根据医保结算兑付情况,院内核算各临床科室兑付额度。例均费用低于支付标准的结余病组,结余部分实行院科阶梯式共享,结余越多,医院共享比例越高,以削弱临床高编入组的动机。例均费用超过支付标准的病组,充分考虑费用合理性,合理超支实行院科阶梯式分担,超支越多科室承担越多,不合理超支则由科室全部承担。

(3)通过药耗管控加强成本控制。对药品耗材的使用,既强调合理性又关注经济性,以达到成本管控的目的。在合理性方面,对于超支 DRG 病组的费用进行再细分,药耗超标杆值的部分为不合理超支,由科室完全承担,不纳入医院分担。在经济性方面,鼓励临床优先使用带量采购药品耗材,以降低药耗成本。

(4)特殊病组/病例院内特殊支付。科室可以将需要医院扶持的特色病组,或需要开展的新技术新项目,以及病情复杂诊疗费用极高的病例,进行院内申报,医院组织专家进行论证,评审后可在院内给予政策倾斜,提高结算费率。

二、DRG 在医保基金监管中的应用

任何一种医保支付方式,都无法脱离配套的监管方式而成为一个完美的付费形式。DRG 支付方式下,医保大数据为医保基金监管提供了有效的手段和依据,对大数据进行比对分析和多维度比较,强化了对临床医疗行为的过程和结果监控,从而提高了医保基金监管的效果。

(一)规范数据填写质量

DRG 付费包括 DRG 分组和医保付费两个环节,其中规范和科学分组是 DRG 实施的重要前提。病案首页和医保结算清单填写的准确性,决定了 DRG 分组结果的合理性,也直接关系到医院的医保基金兑付结果。因此,在 DRG 付费中,医院更关注病案首页和结算清单的数据质量。

DRG 的实施,对编码人员的编码能力、临床医生病案首页的规范书写能力提出了更高的要求。如果病案首页的数据质量不高,将会直接影响病例入组的准确性。而在 DRG 付费背景下,由于利益所驱,医院也存在 DRG 高编高靠行为,造成医保基金的浪费,因此强化病案数据质量、引导临床正确编码,也是基金监管的重点工作。

在 DRG 付费方式下,医疗机构会加强临床医生病案首页规范填写的培训,帮助临床医生充分理解病案首页和结算清单填报的区别,如明确结算清单主要诊断是治疗过程中对健康危害最大、消耗医疗资源最多、住院时间最长的疾病诊断,而非入院诊断;主要手术操作要与主要诊断相匹配等。规范合理填报,是保证病例获得更准确分组的基础。此外,医院还应重视病案编码人员培训,不断提高病案编码人员的水平,从而实现更准确编码。编码人员和临床医生之间要及时沟通交流,即编码人员将病历中的编码错误或不完整之处及时反馈给医生,不断向临床医生学习疾病治疗的知识,临床医生也能收获病案编码知

识,打破"临床不懂编码、编码不懂临床"的困境,达到相互学习、互通有无、提高病历首页填写质量的目的。

因此,在 DRG 付费方式下,医院通过建立并严格执行住院病案首页填写规范和质量核查机制,加强对病案首页质量的控制,对规范病案首页和医保结算清单的准确性起到促进作用,进而助推付费工作的顺利开展。

(二)促进诊疗和收费规范化

DRG 的支付机制对医疗服务的规范化和标准化提出了高要求,DRG 病组费用的控制,控制的不仅是成本,更是不合理费用的支出。只有建立规范诊疗路径,调整病组费用结构,减少违规收费项目,才能保证病组获得高效基金兑付。

【实操案例】 武汉某医院特殊病例评审医保与基金监管

(1)剔除不合理费用。医院特殊病例评审纳入了基金监管规则,对于临床科室申报的严重超支病例,医保办组织专家对病例的合理诊疗、合理收费、合理用药情况进行审核,剔除不合理收费项目后再进行院内核算补偿。对于违规费用较多的病例,直接取消参评资格,院内不予补偿。评审过程中,医保办曾发现某 DRG 病组存在止血耗材多用多收的情况,针对此问题,医保联合医疗、设备、财务等部门出台《关于进一步规范止血类、防粘连类医用耗材使用的通知(试行)》,从制度层面对不合理费用进行规范管理。

(2)违规科室督查整改。特殊病例评审是督查临床科室规范使用医保基金的一种方式,通过分析申报病例发现部分科室仍习惯性用药用耗材,未明显进行成本管控。医保管理部门将评审发现的问题形成整改清单,联合物价、医疗等部门对临床科室进行督导,规范诊疗和收费行为。

(三)规范临床医疗行为

医疗行为是指医务人员对患者疾病的诊断、治疗、愈后判断及疗养指导等综合性的行为。医疗行为的范围十分广泛,疾病的检查、诊断、治疗、手术、麻醉、注射、处方、病历记录、术后疗养指导,中医的望、闻、问、切、针灸、推拿等均属于医疗行为。可以说,医疗行为是医保支付方式与医疗质量、医疗费用之间的中间变量。

不同的医保支付方式会产生不同的医疗应对行为。在按项目付费背景下,医保基金监管的重点是防范过度医疗、虚假住院、违规收费、分解住院、超医保支付范围结算等违法违规问题。而在 DRG 付费背景下,由于采取打包定额付费的方式,诊疗专业性和信息不对称等原因,使医保在基金安全防控方面面临跟按项目付费监管不同的风险,产生新的监管难题,包括低标准入院、高靠诊断、挑选病人等异化医疗行为。

DRG 支付方式改革及 DRG 监管考核是对 DRG 试点医疗机构的医疗服务行为、DRG 实施的过程和结果进行的监督和管理,是引导医疗行为趋于合理化,保证医疗服务质量和合理支付的重要手段。规范的医疗行为可以提高医疗服务的质量。在 DRG 付费方式下,医院及医保经办机构会更加关注异化医疗行为,这也为监管提供了新思路。医疗机构在 DRG 付费背景下的基金监管应吃透《医疗保险基金使用监督管理条例》、国家

DRG 技术规范与经办规程、医保协议、本地医保 DRG 绩效评价和监管考核规则中对医疗行为监管的条款内容,并形成符合医院实际的 DRG 付费医疗行为监管制度。在"控本增效"及"精细化管理"的理念下,强化院内 DRG 数据质控、规范诊疗行为,建立形成院端异化医疗行为监管和分析系统,重点监控 DRG 付费方式下的异化医疗行为,包括分解住院、二次入院、低标准入院、超长住院、挑选轻症、推诿重症、高编高套、不合理收费、费用转嫁等行为。

思考题

1.常见的医保支付方式有哪些? 每种支付方式的优缺点分别是什么?

2.DRG 在医疗管理中发挥了重要作用,但也面临着一些挑战,医院和医保部门应如何应对这些挑战?

3.医保支付方式改革在"三医"协同发展中发挥着怎样的作用?

第九章　DRG 实践应用案例

	1. 掌握 DRG 在区域、医院、科室、主诊医师诊疗组/个人四个应用
学习目标	层级中分别发挥的不同功能与作用。
	2. 熟悉 DRG 四个应用层级代表性案例的典型做法及成效。
	3. 了解 DRG 在四个应用层级的基本概念。

DRG 在我国本土化发展过程中,经历了理论与实际相结合而产生的系列问题,同时,也在不断地磨合调整中逐渐成熟起来,诞生了具有一定代表性的案例。本章列举在 DRG 应用过程中架构较为完整、体系较为完备、理念较为清晰、执行较为果断、收效较为显著的典型案例,从宏观到微观,基于区域、医院、科室、主诊医师诊疗组/个人四个应用层级逐级阐述。包括:DRG 付费改革在试点城市的推广历程案例、DRG 管理实践与院内医保审核机制的建立案例、基于 DRG 探索医院临床学科精细化建设案例以及基于临床路径的医院主诊医师诊疗组 DRG 综合绩效评价与管理实践案例。

第一节　区域层面 DRG 实践应用案例

本节重点介绍 DRG 付费改革在试点城市的推广历程。2020 年 10 月,J 省 X 市筛选 10 家三级综合医院探索 DRG 付费试点,并在此后两年多不断扩大试点范围,于 2023 年 1 月实现全市有住院资质的医疗机构 DRG 付费全覆盖。

一、DRG 改革的准备条件

(一)医疗条件优越

X 市拥有较为完善的医疗卫生服务体系,有三级甲等医院 12 家,卫生资源总量位居淮海经济区 20 个地级城市首位。此外,X 市建立了以 XX 医科大学为核心的医教研一体化平台,培养了一批高水平的医学人才。

(二)交通运输便利

X 市具有较强的交通便利性,是全国性综合交通枢纽和对外开放的窗口。X 市拥有高铁、机场、高速公路等多种交通方式,可以方便地与周边城市和其他地区进行人员和物资的流动,为 DRG 改革提供了便捷的交流和合作条件。

(三)产业发展先进

X 市具有较好的产业基础和发展潜力,是装备与智能制造、新能源、新材料等战略性新兴产业集群的重要承载地;还拥有多个国家级资源枯竭城市(区),在进行产业转型升级和城市更新改造方面积累了丰富的经验。这些都为 DRG 改革提供了良好的产业支撑和创新动力。

(四)政策保障完善

X 市有着较为完善的医疗保障制度和政策支持,已构建起包含城镇职工基本医保、城乡居民基本医保及大病保险在内的多元化医疗保障系统,覆盖了全市所有人口。X 市还出台了《X 市按疾病诊断相关分组(DRG)付费医疗保障试行办法》,明确了 DRG 付费的目标、原则、范围、标准、结算、监管等方面的具体规定,为 DRG 改革提供了政策依据和指导。

(五)试点经验丰富

X 市有着较为丰富的 DRG 改革试点经验和基础数据,已经在全市有住院资质的医疗机构全面实施住院医疗费用 DRG 付费。通过大数据分析,X 市合理设定了各项调节系数,实现了支付标准计算更加科学精准。X 市还建立了 DRG 智能监管系统,通过规则知识库、智能审核、人工稽核等手段,有效防范和查处了高套病组、分解住院、低标入院、转嫁费用等违规行为。

(六)医保改革体制完善

X 市有着较为广泛的社会参与和合作机制,已经形成了以市医保局为主导,卫生健康委、医科大学、医疗机构等多方参与的 DRG 改革工作推进机制。X 市还通过举办培训班、座谈会、专题讲座等形式,加强了对医疗机构和参保人员的宣传教育和指导服务。同时,借鉴国内外先进经验,结合自身实际情况,不断优化完善 DRG 改革方案和措施。

二、DRG 的付费使用范围

自 2020 年开始,J 省 X 市实施基本医疗保险住院费用 DRG-PPS 点数付费模式,即按照国家统一制定的基础病组(病种)分组标准,结合 X 市实际情况,对符合条件的住院病人进行分组,并根据不同的基础病组(病种)确定相应的点数值,按照点数值与医院结算住院费用。

X 市基本医疗保险住院费用 DRG 点数付费办法规定,DRG 点数付费的使用范围为:全市基本医疗保险定点医院(含中医药定点医院)开展的符合国家统一制定的基础病组(病种)分组标准的住院服务。其中,中医药定点医院开展的中医药特色服务项目,按中医药特色服务项目目录执行。

到 2025 年末,国家医疗保障局规划的 DRG/DIP 付费改革将拓展至所有符合条件的住院医疗机构,完成病种及医保基金支付的广泛覆盖。届时,X 市 DRG 点数付费使用范围也将进一步扩大。

三、DRG 分组策略与方法

X 市按照国家统一的基础病组(MDC)和细分组(DRG)进行分组,共有 25 个基础病组,718 个细分组。X 市根据当地的医疗水平、医院等级、重点学科等因素,制定了各类调节系数,包括医疗机构等级系数、重点学科系数、弱势学科系数、特殊情况系数等,以实现支付标准的科学合理。X 市还根据不同的医疗服务类型,制定了不同的支付方式,如按病种付费、按诊断相关分组付费、按人头付费等,以适应不同的医疗需求。

(一)分组标准

X 市采用国家统一制定的基础病组(病种)分组标准,共有 26 个大类,每个大类下又细分为若干个小类,共计约 1200 个基础病组(病种)。每个基础病组(病种)都有一个唯一的编码和名称,以及相应的入组条件和排除条件。

(二)分组方法

X 市采用国家统一制定的 DRG 分组软件进行分组,该软件根据医院上传的住院病人信息,按照预先设定的逻辑顺序和算法,自动将住院病人归入相应的基础病组(病种)。分组软件还可以对分组结果进行质量检查和错误提示,以保证分组的准确性和规范性。

(三)分值确定

X 市根据国家统一制定的基础病组(病种)权重表,结合 X 市实际情况,确定了每个基础病组(病种)对应的点数值。点数值反映了不同基础病组(病种)之间的资源消耗差异,越高的点数值表示越高的资源消耗水平。点数值是动态调整的,每年根据医保数据进行更新。

(四)系数调整

X 市根据医院等级、地区、服务类型等因素,对不同类型的医院确定了相应的系数。系数反映了不同类型医院之间的技术含量和服务质量差异,越高的系数表示越高的技术含量和服务质量水平。系数也是动态调整的,每年根据医保数据进行更新。

四、DRG 推行的主要做法

(一)协议管理

X 市与纳入 DRG 付费的定点医疗机构签订 DRG 付费医疗保障服务补充协议,明确双方权利义务,对违约行为进行重点关注并提出具体处理办法。

（二）数据采集

X市采纳统一的医保信息编码标准,涵盖疾病诊断、手术操作、医疗服务项目、药品及医用耗材等,确保各医疗机构按规定上报数据,并着力提升数据管理能力,对收集的数据进行严格核查、审核及评估。

（三）预算管理

X市按照"以收定支、收支平衡、略有结余"的原则,综合考虑各种因素,确定本年度DRG付费总额预算,并在充分考虑总预算的前提下,预留一定比例的风险金。

（四）支付标准

X市合理设定关键参数,如权重、费率及系数,建立健全支付标准体系及灵活调整机制,根据实际情况不断优化。对于具备标准化临床路径、清晰入组条件且治疗简便的DRG病例组合,率先实施城市内统一病种统一价格策略。

（五）监管工作

X市依托多年来形成的特色监管体系,迅速将监管思路从重点查处过度医疗、分解收费、重复收费,转移到核查服务不足、高编高套、推诿重症等违规行为,逐步探索形成了"三同时""两结合""一支撑"的监管办法。

（六）数据采集和建设分组系统

X市建立了统一的数据采集平台,要求所有定点医疗机构按照规定的格式和标准上传住院患者的诊断、手术、费用等数据。X市还建立了专门的分组系统,对上传的数据进行自动或人工审核,按照分组标准进行分组,并生成相应的支付信息。X市还建立了数据质量监测和反馈机制,对数据采集和分组过程中出现的问题进行及时发现和纠正。

（七）绩效评价和成效评估

X市建立了绩效评价体系,对医疗机构在DRG付费方式改革中的服务质量、服务效率、费用控制等方面进行评价,并将评价结果作为医保合作协议签订、调节系数确定、总额预算分配等工作的依据。X市还建立了成效评估体系,对DRG付费方式改革的总体目标、过程指标、结果指标等进行定期或不定期的评估,并根据评估结果进行改革方案的调整和完善。

五、DRG的付费与结算

X市确立了包括总预算管控、协议管理、费用审核、按月预结算及年终清算在内的多项管理制度,强化了对医疗机构的监督指导力度。该市根据不同的支付方式,制定了相应的审核标准和流程,对医疗机构的付费申请进行审核,并与医保基金结算中心进行对账;根据医疗机构的总额预算执行情况,进行月度预结算和年度清算,并对超额部分进行扣减或奖励。其 DRG 的付费与结算方法主要包括以下步骤:

(1)医院上传住院病人信息。医院在病人出院后 7 个工作日内,将住院病人信息上传至医保信息系统,包括诊断、手术、年龄、性别、合并症等。

(2)医保系统进行分组。医保系统根据国家统一制定的 DRG 分组软件,按照预先设定的逻辑顺序和算法,自动将住院病人归入相应的基础病组(病种),并生成相应的点数值。

(3)医保系统进行审核。医保系统对分组结果进行质量检查和错误提示,对异常数据进行核实和调整,对违规行为进行监测和处罚。

(4)医保系统进行结算。医保系统根据点数值、医院系数和点数费率等因素,计算出每个住院病人的结算金额,并与医院进行结算。

六、DRG 监管考核

(一)精心谋划,做好 DRG 付费监管准备工作

X 市按照"同时启动、同时推进、同时落地"的原则,同步谋划实际付费和监管工作,坚决避免由于监管不到位引发破窗效应,按照"拟定规则、验证规则、完善规则、使用规则"的路线图,循环、有序推进监管工作走深走实。

1.多方沟通拟定规则

找准靶点:X 市依托多年智能监管经验积累,充分吸收借鉴有关专家的科研成果,锁定 DRG 付费方式下的高编高套、转嫁费用、低标入院、治疗不足等问题,梳理了 DRG 支付过程中医疗机构 3 方面 20 大类异化行为。具体包括:数据端的病案首页质量低、医保结算清单异化填写、分组数据"虚高"与"虚假"等 3 类行为,诊疗端的治疗不足、挑选病人、过度医疗、分解住院等 7 类行为,管理端的编码套高、编码套低、虚假病历、推诿重症患者等 10 类行为,并明确每一类异化行为的内涵,列举典型案例,做到有的放矢。

借助外力:与智能监管系统工程师深入交流、分析研判监管规则和重点监测指标的科学性、合理性、可行性,以及知识库的精准性、完整性,不断优化监管规则。

勤于沟通:组织医保部门人员深入部分有代表性的医疗机构,与临床医生、病案质控人员等面对面交流;召开多轮医疗机构座谈会和专家论证会,悉心听取意见,采纳合理建议,持续完善监管规则。在此基础上,X 市首批 DRG 支付 34 条智能监管规则初步确立。

2.实战校验规则

X 市利用初定 34 条规则,对 2021 年 1 月至 2022 年 3 月的 DRG 付费数据开展线上审核,分四批次交互至市区 42 家医疗机构,由医疗机构对规则进行实战校对、验证和整改,共产生违规疑点数据 26 064 条。校验期间,对发现的疑似违规行为只查究,不处罚。

3.不断磨合完善规则

2022年1月,X市医保局印发《X市基本医疗保险住院费用DRG-PPS点数付费监管工作方案(试行)》,并与定点医疗机构签订DRG付费补充协议,对医疗机构组织管理、信息上传、质量管理、违约责任等进行详细约定。医保经办机构按照规定时间进行医保基金月度预付、年度清算,及时公布DRG结算办法及付费标准调整,开展专项考核评价,建立激励约束机制,加强考核结果的应用,保障DRG付费的正常运行。医疗机构应及时、准确、完整上传医保结算清单,加强病案质量管理,规范诊疗行为,不得分解住院、缩减必要诊疗服务、推诿重症病人、挂床住院,不得编码高套(低套)、低标准住院、提高自费比例(个人政策范围外费用比例原则上控制在8%以内)、将住院费用转移至门诊结算等,严禁弄虚作假套取医保基金,损害参保人员合法利益。

DRG智能监管系统运行半年后,X市医保局对此项工作进行了阶段性评价,多次召开医疗机构座谈会,对智能监管规则的完善、违规认定的口径、违规处理的尺度标准等讨论协商。2022年9月,X市医保局印发《关于规范全市基本医疗保险住院费用DRG点数付费行为的通知》,对DRG监管文件进行修订和完善,进一步强化全面质量管理理念,明确稽核程序,建立多方参与协商机制和"双随机、一公开"、初审复审制度,循迹追踪实现对DRG点数付费的全流程把控。在对违规数据和违规行为适当惩戒的同时,也达到了规范医疗服务行为的目的。

(二)点面结合,建立DRG付费监管新模式

2022年4月,X市DRG智能监管系统从试运行进入实际处罚阶段。X市严格落实"点面相结合、人工审核和大数据监管相结合、立体防控"的监管办法,通过智能审核持续赋能基金监管,倒逼医疗机构规范诊疗行为,提升医保基金监督管理效能。系统实际运行以来,共审核出院病例13.8万余份。

1.利用"点"的监管精准打击违规行为

根据DRG付费导致的异化医疗行为特点,X市医保局在一期34条189项监管刚性规则的基础上,完善扩充规则种类和数量,2023年1月新增监管规则1条15项,分项明确了规则内涵、违规性质、处罚办法。根据违规的严重程度,将刚性规则处罚分为轻微、一般、较严重和严重四个等级,分别给予整改、对应DRG点数的10%不予计算、对应DRG点数的60%不予计算、对应DRG点数不予计算并扣除该DRG病组点数的30%等处罚。

截至2022年底(市本级、县区分别自2022年4月、9月正式运行),DRG监管系统共产生疑点5774条,拟扣罚点数47.87万点,拟扣罚金额3903.35万元。经疑点数据交互、医疗机构申诉、医保经办机构审核(包括初审、复审、特殊病例集体讨论等3个环节),排除部分违规疑点,返还13.97万点,返还1112.12万元,实际扣罚点数33.90万点,扣罚金额2791.23万元。

2.利用"面"的监管构筑防护围栏

为克服监管点设置范围不够广、设置规则难统一等"点"的监管方面存在的天然不足，X 市医保局依托大数据分析，通过智能审核发现疑点，规范疑点追踪流程，利用人工审核做实违规行为。按照"费用发生情况""医疗服务质量与能力""入组情况""病组病例异常变化"等 4 个维度，设置 28 个监测指标，逐月、逐季度、逐年对 DRG 点数付费的病案、病组、人次、费用等进行综合分析挖掘，对医疗机构的病案质量、医疗服务质量和效率等进行横向和纵向的综合研判，分析比较。将指标异常，特别是多项指标同时异常的医疗机构列入重点监控名单，组织专家和有关人员实施专项稽核。

截至 2023 年 3 月，X 市根据"面"的监管呈现出的可疑数据，已开展两次病历检查。2022 年 10 月，首次抽查 12 家二级医疗机构 DRG 付费病历 273 份，审核发现违规病历 79 份，不予支付医保基金 23.35 万元，并处违约金 0.38 万元。2023 年 3 月，再次抽查 11 家三级医疗机构 DRG 付费病历 500 份，涉及 AG19、NZ13 等 23 个病组，主要异常问题为高倍率病例占比异常、低倍率病例占比异常、次均费用变化异常等。经审核发现违规病历 141 份，不予支付医保基金 63.38 万元，并处违约金 5.85 万元。

通过"面"的监管，X 市发现部分医疗机构存在编码高套、低标准入院、转移费用等违规行为，主要表现为上传的主要诊断和手术操作与病历不一致，将未治疗或对资源消耗没有影响的疾病作为其他诊断上传，让患者住院期间外出自费购药、检查等。X 市通过点面结合的方式让监管范围和监管效率得到有效提升。

（三）信息支撑，配置 DRG 付费监管"加速器"

在数字化新时代，X 市医保局高度重视大数据在监管中的基础性、关键性作用，在 DRG 付费改革之初，就将运行和监管作为两个系统分别招标，实现互相借鉴、互相制约，并依托"互联网＋监管"实现医保基金监管效能大幅提升。

1.提升智能化水平

目前，X 市 DRG 付费平台已实现规范医保编码和医保结算清单质量，开展疾病诊断分组和质控，进行费用结算和综合评价等主要功能；X 市 DRG 大数据监管平台借助人工智能、自然语言识别、大数据分析技术，实现在疾病分组的基础上，从疾病诊断、手术操作、检查、耗材、用药、诊疗、费用等多个维度，对海量病例的医疗服务全过程数据进行分析和挖掘；为监管工作提供"线上审核＋线下稽查＋定点自查"的良性循环模式，促进 DRG 病案质量、入组准确率和基金支付效率良性提高。

2.实现便捷化审核

在审核时，首先，X 市 DRG 智能监管系统按月审核医疗机构的结算清单、费用明细等数据信息，对违规疑点病例涉及的点数在当月结算点数中予以扣除；其次，疑似违规数据将通过 DRG 智能监管系统交互至医疗机构，医疗机构可在规定时限内进行异议病例线上申诉，并上传佐证材料；最后，稽核人员对医疗机构申诉材料进行初审、复审，对疑难复杂问题开展集体讨论，经审核排除的医疗机构疑似违规数据，在下月结算时返还相关点数。

3. 推进螺旋式改造

X 市医保局不断研判典型违规行为表现形式和根源,将审核确认的典型违规行为收集整理到医疗机构 DRG 付费异化行为中,进一步完善监管规则、监测指标及规则知识库,螺旋式提升监管能力和水平。2023 年 1 月,根据大数据梳理出来的 26 个核心组数据异常情况,组织人员进行详细分析,提出了"ADRG 与收费项目不符"等 15 项"点"的监管方面的刚性规则,并维护到监管系统。

两年来,X 市充分发挥 DRG 付费方式改革的杠杆作用,协同推进 DRG 付费监管,引导医疗机构强化自我管理能力,助力患者享受更高质量的医疗服务,有效保障参保人员待遇。下一步,X 市将持续分析、总结 DRG 付费监管情况,查找典型违规问题根源和表现形式,形成新的监管思路、规则和监测指标,不断优化、充实监管规则知识库,扩大智能监管覆盖面。

第二节　医院层面 DRG 实践应用案例

本节重点介绍 DRG 管理实践与院内医保审核机制的建立。2020 年 1 月 1 日,Z 省在全国率先全省域推行住院 DRG 点数法付费改革。改革至今,虽颇有成效,但各医院仍面临多重考验。DRG 付费对医院成本核算和管控能力的要求提高,给医院病案质量和信息化管理带来了新的挑战,同时也对医院精细化管理提出了更高的要求。本节总结 Z 省 H 市 ZR 医院在 DRG 付费改革中的管理实践经验,重点阐释院内数据管理与申诉反馈机制的建立与实施。

一、DRG 付费政策背景

2009 年是新医改启动之年,《中共中央　国务院关于深化医药卫生体制改革的意见》提出:"强化医疗保障对医疗服务的监控作用,完善支付制度,积极探索实行按人头付费、按病种付费、总额预付等方式,建立激励与惩戒并重的有效约束机制"。

2016 年颁布的《"健康中国 2030"规划纲要》提出:"全面推进医保支付方式改革,积极推进按病种付费、按人头付费,积极探索按疾病诊断相关分组付费(DRGs)、按服务绩效付费,形成总额预算管理下的复合式付费方式,健全医保经办机构与医疗机构的谈判协商与风险分担机制。"

2017 年,《关于进一步深化基本医疗保险支付方式改革的指导意见》发布,要求各地大力推进医保支付改革,其中包括按疾病诊断相关分组(DRG)进行医保付费的试点。自 2018 年 Z 省医疗保障局成立以来,DRG 医保付费改革成为其核心任务之一。2019 年 11 月,Z 省医保局联合财政厅和卫生健康委发布了《DRG 点数付费暂行办法》,决定从 2020 年 1 月 1 日起,在全省范围内对多数住院费用采用 DRG 付费模式,覆盖城镇职工与城乡居民基本医保。随后,各市医保局跟进制定具体执行方案,而 2020 年 4 月发布的《DRG 点数付费实施细则(试行)》进一步细化了省级及 H 市的操作规则。由此,Z 省率先成为全省域实施 DRG 医保付费改革的省份。

二、加大医保人力投入

(一)医保从业人员现状

目前 Z 省的医疗保障体系面临人才短缺问题,尤其是高学历人才比例偏低,严重影响了医保队伍的整体素质。据统计,医保领域工作人员的教育背景以低学历为主,拥有研究生及以上学位的员工数量极少,其中,在医院医保管理人员中占比为 5%,在医保中心工作人员中占比为 6.65%。并且,医院医保管理部门往往吸纳了具有医疗、护理或技术背景的员工,这些人员虽然拥有扎实的医学基础,但大多未经系统性的医保专业培训,导致在医保管理的复杂性和深度理解上存在局限。此外,医保管理岗位普遍存在兼任情况,许多负责人兼具医学或护理领域的高级学术和技术职位,倾向于维持其临床职责,不愿意专司医保管理工作,这进一步加剧了专业医保管理人才的稀缺。

此外,医保管理人员的年龄结构也偏大,知识结构局限,许多人缺少相应的继续教育规划,也缺乏公共政策、卫生经济学、社会医疗保险学、卫生事业管理学、信息技术及人文素养等学科体系的培训。这不仅造成了一定的人力资源浪费,也导致医保管理手段和创新难以跟上 DRG 管理新时代的要求。

(二)加大医保人力投入与培养

医疗保险工作是一项长期、复杂的系统性工作,医院医保管理部门是医院重要的职能管理部门和枢纽,医保工作人员已成为医院与医保经办机构互动的纽带和桥梁。随着 DRG/DIP 支付改革工作的深入推进,高素质的医保管理人员是保证医院医疗保险管理质量的根本,在医院 DRG 管理、监督、检查与考核过程中起着十分重要的作用。因此,为医保政策的落实发挥主力军的作用,打造一支符合现代医院管理制度的现代化、专业化、规范化、精细化医疗保险人才队伍势在必行。

ZR 医院基本医疗保险办公室现共有工作人员 27 人,其中 10 人(硕士 7 人、博士 1人)专门组成 DRG 小组,并制定 DRG 小组工作规程,开展 DRG 日常相关工作。

三、转变医院管理方式

(一)成立医院 DRG 工作委员会及工作小组

为有力落实 DRG 付费工作,2019 年 12 月医院领导带头成立了医院 DRG 工作委员会及工作小组,主要负责以下工作:

根据 DRG 相关政策性文件要求,以及《住院病案首页数据填写质量规范(暂行)》《住院病案首页数据质量管理与控制指标》等,结合院内实际情况,制定落实开展 DRG 工作的规划和相关制度,并定期对制度进行审阅和修订;讨论、制定相关的工作流程,组织、协调、实施 DRG 的推广应用,对医院医疗服务质量与绩效进行评价;组织全院医师、护士开展 DRG 相关的培训;收集 DRG 工作建议,对发现的问题进行讨论,提出改进措施和实施计划；协调 DRG 工作开展遇到的问题，对医院 DRG 工作进行阶段性总结分析。

此外，医院还专门设置了科室专职联络员，每一个科室/病区都有对应的临床联络员，将医保政策、相关通知以及每月各科室的 DRG 数据及时传达至临床专科。

（二）加强对临床医师的培训

加强对临床医师的培训主要包括两部分：一是加深临床医师对国家医保政策的认识，讲述 DRG 付费对医院的重要性；二是加强临床医师病案首页填写的规则培训。

病案首页的规范填写是 DRG 管理的基础，临床医师应当按照规范要求填写首页，包括主要诊断、次要诊断、主要手术操作、次要手术诊疗信息。但是从历年的病案首页数据来看，依然存在主要诊断选择错误、主要手术操作选择错误、次要诊断遗漏、主要诊断主要手术不匹配等影响入组的问题，需要加强对临床医师的培训来逐步完善。

ZR 医院不断加强临床培训，同时为方便临床医师记忆和使用，医保办制作了 DRG 口袋手册。临床医师在平常需要时通过口袋手册可以迅速找到填写病案首页的正确方法，或者了解病例正确入组后的均费。通过培训和口袋手册，主管医师对每个病例的住院费用情况和预入组的 DRG 病组均费都能做到心中有数。

（三）细化 DRG 工作内容

1. DRG 月度工作安排

目前，Z 省医保中心要求医疗机构每个月 15 日前完成上个月 DRG 病案数据的上传，逾期未上传或者上传不完整的将不给予拨付。入组结果作为月度住院病例点数计算的依据，每月 25 日下发预拨付表及拨付清单，同时开放反馈系统，医疗机构完成对入组结果的核对及病案数据的反馈调整工作，反馈截止到次月 9 日。对于反馈不通过的或需要补充反馈材料的，次月 25 日基金公示系统下发重新反馈数据，重新反馈截止到第三个月的 9 日。为保障医保基金的顺利拨付，ZR 医院医保办制定了每月工作安排，以每 5 个工作日为一工作节点，使月度工作按部就班地推进。

2. 设置出入院审批流程

2021 年 9 月 23 日，Z 省医疗保障局发布《Z 省基本医疗保险 DRG 点数付费评价办法（试行）》，评价办法中提出对查实分解住院、健康体检住院、挂名（床）住院、不符合出入院指征住院等情形的病例，其对应 DRG 点数不予计算，情节严重的，按对应 DRG 基准点数 2 倍以上 5 倍以下扣除该医疗机构病例点数。因此，医院需要及时制定有效措施来避免分解住院的发生。

目前，多数临床科室在判断给患者办理出入院还是转科时会选择错误，难以区分是否应该结算，从而容易造成分解住院，因此给医院造成很大的经济损失。为改善该种现象，ZR 医院专门设置了同日出入院的"钉钉"审批流程，即：凡同一天需出入院的都需要走该流程，流程发起后科主任签字，医保办进行审核批复。

除了解决了分解住院的问题，出入院审批流程还有效地解决了床日结算患者的管理。2020 年 12 月 30 日，Z 省医保中心发布《关于进一步做好省市 DRG 点数付费有关工作的通知》,要求对中途结账的病例上传"中途结账(0003)";2021 年 11 月 1 日,Z 省医保中心发布《关于 DRG 点数付费违规行为审核扣除点数的通知》,其中第八条表明"连续住院不满 30 天结算"的床日病例审核后扣除点数。因此,医院还需要加强对床日患者的管理。一方面,床日患者中途结账需及时打上"0003"编码标识;另一方面,床日患者中途结账时,第一次办理中途结算需住满 61 天,后续需住满 30 天,需经医保办审核把关。

四、加强 DRG 数据管理

(一)管理关口前移

根据 Z 省医保中心的规定,ZR 医院必须在每月 15 日截止时间前提交上月的病案首页信息及医保结算详情,否则将无法获得相应病例的医保支付。鉴于此,医院自发提前至每月 13 日完成上传,以预留缓冲期处理可能出现的如编码误差、主诊不符等上传障碍。

与此同时,ZR 医院正着力构建一个更加严密的病案首页数据审查流程,在数据提交前执行全面复审。当前,医院特别聚焦于两类关键病例的核查:"涉及手术操作的内科病例"以及"记录手术费用的内科病例"。前者需验证主诊与主刀手术是否相符,后者则要确保手术项目无遗漏记录,二者均被视为病案审核的重点,旨在提升数据准确性及避免支付延误。

此外,同日办理出入院病例中包含了一部分床日付费病例,根据医保中心文件要求需要对床日付费病例标注"0003"编码,因此,这一部分病例也需提前核查完毕,避免床日付费病例遗漏标识。

ZR 医院医保部门致力于强化病例数据管理,实施提前干预和全面审查策略,覆盖所有病例,旨在从根本上提升病案首页数据的质量。这样不仅提高了数据上传的初次准确率,还显著减少了后期因数据问题而产生的申诉和修正工作量。实际操作证明,采取主动预防和前期准备的策略,即工作前置和把关提前,对于优化病案管理流程、确保医保结算顺畅至关重要。

(二)异常入组病例的修正

1. 主要手术选择错误致正常倍率亏损大的病例

在 ZJ-DRG 分组中,神经外科的手术价值普遍较高,因此如何正确入组尤为重要。例如某患者出院病案首页在医保办未核查前的主要诊断为脑膜良性肿瘤,主要手术为颅内病变活组织检查,病例入组 BJ13(神经系统其他手术,伴一般并发症与合并症)。病例点数 165.66,均费 23474.26 元,而患者实际住院总费用为 44508.3 元,预计亏损 21800.72 元,系统提出红灯预警。

医保办在核查病历后发现,临床医师普遍有按时间顺序填写手术的习惯,多将活检、造影检查等操作填在主要手术位置上。如本病例中脑膜病损切除术明显比活检风险大、难度高、花费多。经反馈,临床医师修正首页后,主要手术调整为脑膜病损切除术,此时入组 BB23(除创伤之外的其他开颅术,伴一般并发症与合并症),基准点数 396.73,均费 56214.99

元,而患者花费 44508.30,预计结余 6486.14 元。

此病例在主要手术调整后入组正确,并且临床手术价值得到了充分的体现,临床医师积极性也明显提高。

2.主要手术选择错误致高倍率病例

患者一次住院只能有一个主要手术,主要手术与主要诊断必须对应,当进行多个手术时应选择以手术目的为主的手术作为主要手术。以心内科某病例为例,在医保办核查病案首页数据前,临床医师填写的主要诊断为心房扑动,主要手术为多根导管冠状动脉造影,DRG 入组 FM33 组(经皮心导管检查操作,伴一般并发症与合并症),地区均费 14414.41 元,患者实际住院总费用 65904.28 元,为高倍率病例,预亏损 20579.18 元。

医保办核查数据后,与临床医师沟通,调整主要手术为经导管心脏射频消融术,调整后入组 FL19(经皮心脏消融术伴房颤和/或房扑),基准点数 578.38,地区均费 81599.29 元,预计结余 7600.89 元。通过调整主要手术,病例正确入组 FL19 组,点数升高,手术价值得到体现。

3.主要诊断选择错误致低倍率病例

主要诊断选择错误是 DRG 入组异常的最常见原因。××术后诊断作为主要诊断时一般入 MDCX 康复组,需慎用术后诊断做主要诊断。如某心房颤动患者行射频消融术后再发心房颤动,门诊拟诊心房颤动入院,予相应药物治疗后出院。但临床医师填写出院主要诊断为“射频消融术后”,DRG 进入 XT39 组(其他影响健康状态的因素),地区均费 8708 元,患者本次住院实际费用 2917 元,占比 0.33,成为低倍率病例。

医保办核查数据后,与临床医师沟通,临床医师将主要诊断调整为心房颤动,该患者正确入组 FU23 组(心律失常及传导阻滞,伴一般并发症与合并症),基准点数 47.40,地区均费 6716.38 元,成为正常倍率病例且有结余。

(三)应用新型诊疗技术病例的主要手术选择

1.经导管主动脉瓣膜植入术(TAVI)

除前述神经外科之外,心血管内科也是手术价值较高的科室之一,ZR 医院心血管内科也开展了多种新型治疗技术。以某实施经导管主动脉瓣膜植入术(TAVI)的心脏瓣膜病患者为例。该患者出院病案首页上主要诊断为心脏瓣膜病,主要手术为经静脉临时起搏器置入术,DRG 入组 FK29 组(心脏起搏器置换或更新),基准点数 413.96,地区均费 57656.44 元,患者住院实际总费用 276007.6 元,预计亏损 58751.68 元,为地区均费的 4.79 倍(高倍率病例)。

经医保办核查发现异常,与临床医师沟通,临床医师将主要手术调整为 TAVI,结果入组 FB21 组(心脏瓣膜手术伴心导管操作,伴严重并发症与合并症),基准点数 1243.98,地区均费 176269.48,预计亏损 106971.76 元,实际住院总费用为地区均费的 1.57 倍。

从本例可以看到,调整主要手术后该病例亏损更多,但为何还要进行调整呢?主要有以下几方面原因:①DTAVI 是 Z 省医疗保障局认可的新技术之一,年终清算时会对该类手术病例进行一定的新技术补偿。由于相关技术成本较高而导致此类病均费与病组均费差异较大,剔除后与病组成本接近,按一定额度折算点数补偿;②FB21 组的基准点数远高于 FK29 组的,手术难度更高,CMI 值更大,更能体现医院的诊疗和技术水平;③入组 FK29 组存在套低的嫌疑,经静脉临时起搏器置入术不是患者本次住院实施的主要手术,TAVI 才是符合主要手术选择原则的手术,因此该病例应入组 FB21 组。

2.达·芬奇机器人手术

除 TAVI 外,达·芬奇机器人手术也是新技术之一,但是达·芬奇机器人手术的病案首页填写与 TAVI 手术有所不同。以某肺恶性肿瘤患者行达·芬奇机器人手术为例,医保办核查数据前,该病例主要诊断为肺恶性肿瘤,主要手术为胸腔镜机器人辅助操作,入组 ER13 组(呼吸系统肿瘤,伴一般并发症与合并症)。辅助手术不能作为主要手术,导致主要诊断与主要手术不匹配,从而进内科组。ER13 组的基准点数 102.80,地区均费 14566.1 元,而患者实际住院总费用 85037.77 元,预计亏损 70476.86 元。

经医保办核查发现异常,与临床医师沟通,临床医师将主要手术修正为胸腔镜下肺叶部分切除术,此时入组 EB13 组(胸部大手术,伴一般并发症与合并症),基准点数升至 875.41,地区均费 53195.04 元。尽管仍有 3 万余元预计亏损,但手术价值得到了体现,且达·芬奇机器人手术是 Z 省医疗保障局认可的新技术之一,年终清算时会对该类手术病例进行一定的新技术补偿。

五、建立和完善 DRG 数据申诉反馈机制

Z 省的 DRG 基金结算信息平台每月 25 日会发布上月的病例数据,ZR 医院随后下载并整理这些信息。为了临床工作的便利,医保部门会对每个病例的基本点数、差异调整系数、点值盈亏余额等关键指标进行细致计算,并直接向各临床科室分发相关报告。这样做使得临床团队能够迅速清晰地掌握本科室 DRG 病例的概况,并促进与医保办公室之间的即时沟通与反馈,提高了工作效率与透明度。

ZR 医院使用的是第三方公司的 DRG 分组器,因此分组结果与医保经办机构下发的存在一定的误差。医保办在数据整合后,将医保中心的分组和数据上传前的院内分组进行匹配比较,目前分组准确率基本保持在 99% 以上。每月有 100～200 条的数据分组存在差异,这一部分数据在分组反馈阶段需要重点核查。不一致的原因主要为分组规则的差异,医保中心也会每月实时调整分组的规则,以趋于完善,这就需要第三方公司在分组规则上同步跟进,医保办需对分组错误的病例进行申诉反馈,医保中心同意后调整分组,使这类病例正确入组。

DRG 的成功实施在极大程度上依赖于临床部门的积极参与和协作。特别是在 ZR 医院这类大型医疗机构中,每年处理约 16 万条 DRG 数据的情况下,仅凭医保管理等职能科室有限的人力难以实现有效管理和反馈,必须依靠临床科室的广泛参与。临床医师的专业知识是不可或缺的资源,结合职能科室在 DRG 管理上的专业技能,两者相辅相成,可以极大提高工作效率和效果,确保 DRG 制度精准执行。

ZR 医院在 DRG 反馈核查的过程中,部分临床科室派专职联络员共同协助开展 DRG

病例核查工作,对于有问题的病例及时咨询和反馈到临床科室,实现了医保部门与临床科室之间的紧密合作。此外,为支持医保工作,临床科室骨干轮流挂职医保办副主任,协助医院 DRG 工作的开展。

院内申诉与反馈机制重点监测 DRG 入组率、反馈率及反馈有效率等指标,可以动态分析入组异常的原因。

(一)DRG 入组率及异常入组原因

首先,每月 DRG 病案首页数据上传时,对于当时无法上传或者无法入组的病例,医保办联合病案科共同分析无法上传或无法入组的原因,明确诊断及手术是否正确,从现有经验来看,无法上传原因多为主要诊断编码不在 ZJ-DRG 细分组方案中导致不匹配。找到问题后,及时联系临床医师修正诊断及手术,使其符合规范后正确上传。其次,收集分析每月的上传不合规病案,总结经验,并且在后续数据上传前核查是否存在类似问题,可提高下月的 DRG 入组率。

临床医师在填写病案首页时习惯写笼统的大范围疾病名称,但病案要求主要诊断细分类,不能笼统诊断。以椎管狭窄病例为例,病案首页主要诊断填写"椎管狭窄"时无法上传,诊断细分类需明确椎管狭窄部位,即细分为"颈椎椎管狭窄""胸椎椎管狭窄""腰椎椎管狭窄"等,修正主要诊断后,病案数据得以顺利上传。

此外,医院内部引入了一项关键监测指标——住院病例 DRG 入组比率,以此来进行连续性的成效追踪。该指标具体计算方式为:医院初次成功上传符合要求的病例数除以每个 DRG 分类应提交的病例总数。临床科室秉持着满分目标,力求达到 100% 的入组率。每月上传病案首页信息后,医保部门随即着手异常数据的汇总与分析,确保问题得到及时识别与解决。2021 年 ZR 医院住院病历 DRG 入组率统计情况显示,入组率逐月升高,第四季度入组率达到 100%。

(二)反馈率及反馈有效率

DRG 付费时,病案首页是数据源,病案首页质量直接影响医院收入,因此首页的填写质量尤为重要,医院需要做好提前核查 DRG 病案首页质量的工作。当然,在这过程中临床医师的参与程度是医院 DRG 应用成败的关键因素。

为检测病案核查的质量,ZR 医院还建立了申诉反馈后的院内监测指标——DRG 病例反馈率。反馈率低,表明病案首页错误率低,前期病案核查质量高。计算公式如下:

$$DRG\ 病例反馈率 = \frac{反馈的病例数}{每月医保出院病例数}$$

目前,医保办设置反馈率的最终目标为"零反馈"。由 2021 年 1—11 月的反馈率统计情况可见,ZR 医院反馈率在逐步下降。这表明 ZR 医院前期病案首页数据核查的工作做得越来越细致,越来越到位,确保了病案首页的高质量和正确入组。

与此同时,数据统计显示,反馈有效率在逐月提高,2021 年 10 月反馈有效率达到了 98.84%,表明 ZR 医院的反馈病例得到了医保中心审核部门的高度认可,基本同意了医院的申请理由和调整分组,反馈质量逐渐上升。

ZR 医院之所以如此重视反馈率及反馈有效率,与 Z 省医保监管政策与机制的逐步完善有关。2021 年 9 月 23 日,Z 省医疗保障局发布《Z 省基本医疗保险 DRG 点数付费评价办法(试行)》,从 2021 年 10 月 1 日起实施。该办法在病案质量与目录管理评分模块中要求合理控制调整分组病例的比例,申请调整分组病例数占总病案数的比例超过 5%,每增加 1 个百分点扣 1 分。因此,ZR 医院将工作关口前移,提前核查,有效地降低了反馈率,提高了病案首页数据质量。

综上,DRG 建立了动态的价格调整机制和服务监督机制,客观上要求医院增强成本管理的意识,缩短住院天数,降低不必要的成本支出。DRG 会倒逼医院合理合规收费,从以前的粗放式管理转变为精细化管理。

第三节　临床科室/学科层面 DRG 管理工作实践应用案例

本节重点介绍案例医院基于 DRG 探索临床学科精细化建设的举措。

一、案例背景

案例医院创建于 1937 年,是 F 省首家公立西医医院。历经八十余年建设,该医院在 F 省已发展成为一家兼备医疗、教学、科研功能的大型综合性三级甲等医疗机构,实力强劲,居于省内医疗水平前列。它不仅被认可为省级顶尖医院,还荣获国家发展和改革委员会与国家卫生健康委员会联合评定的首批全国疑难重症治疗能力提升项目承担医院,以及担任全国罕见病诊疗协作网在 F 省的领头机构,彰显了其在全国医疗卫生体系中的重要地位。"十三五"期间,在国家宏观医疗体制改革的政策指导以及公立医院绩效考核要求之下,该医院在临床学科能力建设、人员绩效考核、医疗服务质量、效率管理方面面临更加精益化管理的挑战,因此,从 2018 年开始医院相关绩效、医务、质控部门等开始探索利用 DRG 工具构建科室绩效管理指标体系。

二、主要目标

基于 DRG 建立的临床学科绩效指标体系,主要目标集中在以下三个方面:

(1)全面的学科能力建设评价:全面了解各学科发展能力,横向与院内各学科进行对比,纵深与国内顶尖医院专业对比,发现自身不足,分析原因,促进持续改进与提高。

(2)均衡的医疗服务绩效评价:以绩效为杠杆,带动医院学科能力建设和医院诊疗能力提升;在相同资质医师之间,通过对比不同复杂度病例的诊疗绩效,综合考量他们的专业能力、工作效率和安全水平,以此提高评价体系的全面性和可信度。此举旨在跨越学科界限,建立公平的比较标准,激励各级医师深耕临床实践,不断提升个人技艺,拓宽并深化医疗服务范围,促进医疗服务质量的整体进步。

(3)可测量的医疗住院消耗与安全管理评价:运用"二八定律"确定重点病种,并对院内重点病种、重点科室进行深入管理,对监测结果进行按系统、科室、主诊医师诊疗组不同层面的对比分析;对低风险、中低风险组死亡病例进行监测,发现医疗流程和管理中的不足。开展医院精细化管理目标应明确、具体、可衡量。

基于以上三个目标,医院绩效、医务、质控、信息部门开始建立管理体系和管理工具,通过数字化手段实现医院精益化管理。

三、管理工具与实施过程

(一)基于病案工作 DRG 数据源——分析基础

为实现上述管理目标,医院从 2019 年初开始建立 DRG 指标计算平台,引入 CN-DRG 分组器,利用 2016—2018 年度医院病案首页数据开展第一轮指标测算。第一轮数据测算中暴露出比较严重的基础数据问题,全院出院病例入组率不到 85%,明显低于 DRG 成熟应用医院的入组率,影响后续指标计算的代表性和说服力。同时,已经完成入组的病例,经过人工审核也发现组内临床诊断、手术差异较大的问题。经过质控医师、编码人员与软件开发商集中分析,发现导致入组率低的原因主要有两个:一是医院在 2018 年度使用的 ICD 编码版本与分组器适配的 ICD 版本有差异,导致部分编码识别失败;二是医院病案编码中对 DRG 分组考虑较少,违背了 DRG 分组对诊断编码的要求。

针对上述问题,医院利用 ICD 自动转码工具对 2016—2018 年病案首页历史数据中的 ICD 编码版本做了对照转换,同时加强病案首页及 DRG 知识线下线上培训及考核,提高临床医师首页填写质量,通过人工质控对常见的 ICD 编码质量问题做了集中排查,病案首页数据质量得到有效保障,出院病例入组率提高到 95% 以上,顺利解决了入组率偏低问题。利用 2016—2018 年历史数据,医院快速建立了内部基线数据,作为后期数据分析的研判基础。

(二)基于临床学科精细化管理绩效评价方略——分析框架

1. 各临床学科通用的 DRG 七项维度年度目标评价

案例医院首先从 DRG"产能—效率—质量"经典的三项服务绩效评价模式出发,提出了在各临床学科通用的 DRG 细化七项维度,即 DRG 总权重、CMI 值、DRG 分组数、时间消耗指数 TEI、费用消耗指数 CEI、低风险组病例死亡率和中低风险组病例死亡率。各临床学科以年度为单位,与自身相比较,形成相对固定的 PDCA 目标评价。如图 9.1 所示。

该评价模式较传统 DRG 评价模式更加细化,同时,以年度为单位进行自身的比较,有助于每个学科在发展过程当中能够对症下药、有的放矢,同时,也避免了学科之间比较的尴尬局面(尽管通过 DRG 大数据可以进行跨学科的比较,但是此种做法依然不能绝对保证同质性的问题,因此自身比较是较为符合临床实际规律的做法)。甚至能够依托该数据,基于省级 DRG 数据的专科化指标进行对比,从而明确该学科在省一级区域的实力地位。对以上信息汇总,制订科室发展的专项战略计划,并持续改进,强化总体医疗服务内涵。

2. 全院各临床学科服务能力评价矩阵

案例医院分别以 DRG 组数与 CMI 值为横、纵坐标轴,构建全院各临床学科服务能力评价矩阵(见图 9.2)。

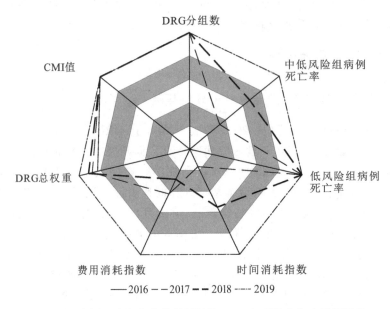

图 9.1　案例医院各临床学科通用的 DRG 七项维度年度目标评价

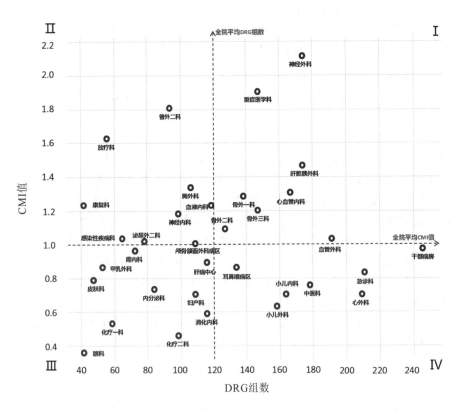

图 9.2　案例医院各科室医疗服务能力评价矩阵（以 2018 年全院临床学科为例）

该矩阵旨在通过以上两大指标来量化学科的服务能力:DRG 组数越多代表该学科所收治/开展诊疗的病组种类越多,反映的是临床学科的服务广度;而 CMI 值越高,则代表该学科所收治/开展诊疗的患者的平均疾病复杂程度越高,反映的则是临床学科的服务深度。因此,两大指标联合,一纵一横,形成了学科能力评价矩阵面板。

2018 年的首次 DRG 指标评价中,医院 41 个住院科室中"疼痛科"和"核医学科"由于床位数不足 10 张,出院人数较少不具备统计条件,经过项目组协商后不纳入分析。全院39 个住院科室纳入了评价范围。

根据上述原理,不难得出:在图 9.2 中所展示的所有临床学科当中,其第一象限(两者均高)为具备优质服务能力的学科所在象限,越靠右上角,则学科服务能力越强。因此,从第一象限看到,神经外科、心血管内科、肝胆胰外科、重症医学科、骨科等专业表现突出,成为全院具有优质服务能力的临床学科代表。此外,由于评价颗粒度划分到病区,因此同一专科不同科室的能力差距也跃然纸上,这也为临床学科当中的亚专科服务能力评价提供了可能。

3. 全院各临床学科服务效率评价矩阵

与能力矩阵评价形式类似,该院分别以费用消耗指数(CEI)与时间消耗指数(TEI)为横、纵坐标轴,构建全院各临床学科服务效率评价矩阵(见图 9.3)。

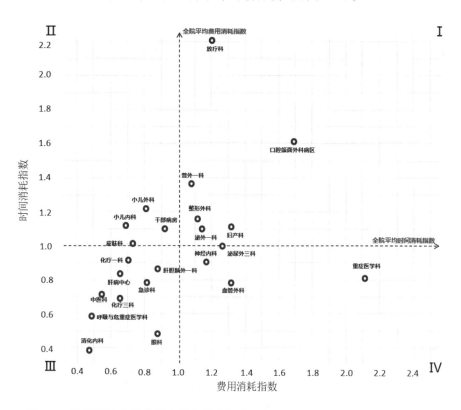

图 9.3　案例医院各科室医疗服务效率评价矩阵(以 2018 年全院临床学科为例)

该矩阵旨在通过以上两大指标来量化学科的服务效率:CEI 越低代表该学科收治患者次均花费越低,反映该临床学科的控费能力越强(亦反映其公益性越佳);而 TEI 值越低,则代表该学科所收治患者的平均住院日越短,反映该临床学科运营效率越高(为患者节约了时间成本)。因此,两大指标联合,一纵一横,形成了学科效率评价矩阵面板。

根据上述原理,不难得出:在图 9.3 中所展示的所有临床学科当中,其第三象限(两者均低)为优质学科服务效率象限,越靠左下角,则学科服务效率越高。因此,从第三象限看到,消化内科、呼吸与危重症医学科、眼科等学科表现突出,成为全院具有优质服务效率的临床学科代表。建立的临床学科服务效率矩阵,能够屏蔽专科复杂度带来的学科差异,更加直接体现了学科在病床周转率和病种成本控制方面的能力优势。

4. 全院各临床学科综合评价

基于 DRG 临床学科数据,案例医院制定了细化的年度医院临床学科 DRG 评价报告大纲(见图 9.4),充分叙述了各临床学科的评价方案、评价结果、反映问题等,也从各临床学科的服务能力、服务效率、服务安全三大经典维度进行了精细评价,亦对各临床学科收治的病种结构进行了剖析,为下一步学科改进提供了重要参考。

第一章 分析方案 …… 3
　1. 分析对象 …… 3
　2. 数据范围 …… 3
　3. 分析方法 …… 3
第二章 住院医疗服务综合评价 …… 4
　1. 全院综合能力分析 …… 4
　2. 各科室综合能力排名 …… 5
第三章 住院医疗服务能力 …… 6
　1. 各科室医疗服务能力综合排名 …… 6
　2. 各科室医疗服务能力矩阵分析 …… 6
　3. 各科室医疗服务产出结构分析 …… 8
　4. 各科室医疗技术水平分析 …… 9
第四章 住院医疗服务效率 …… 11
　1. 各科室医疗服务效率排名 …… 11
　2. 各科室医疗服务效率矩阵分析 …… 12
第五章 住院医疗服务安全 …… 14
　1. 全院各风险组死亡率分析 …… 14
　2. 各科室各风险组死亡率分析 …… 14
第六章 住院病种绩效评价 …… 16
　1. 病种难度结构分析 …… 16
　2. 高峰病种绩效分析 …… 16
　3. 疑难病种绩效分析 …… 17
附录 …… 19
　附录一　DRGs 评价指标计算公式 …… 19
　附录二　DRGs 综合评分计算方法 …… 21
　附录三　MDC 列表 …… 22
　附录四　2018 年度各科室 DRGs 综合绩效排名 …… 23
　附录五　2018 年度各科室 DRGs 医疗服务产能排名 …… 24
　附录六　2018 年度各科室 DRGs 医疗服务效率排名 …… 25
　附录七　2018 年度各科室 DRGs 医疗服务安全排名 …… 26

图 9.4　案例医院 2018 年度医院 DRG 评价报告大纲

2018 年,报告在全面多维度分析各个住院科室能力效率的基础上,最终给出了科室的综合排名,出院患者多、病历难度大、效率指数高的科室脱颖而出。经过 2018 年首次 DRG 指标评价,医院初步建立了科室专科能力和运行效率的评价体系,形成历史评价基线。此次评价中形成的基础指标成为后期医院为各科室建立绩效目标的基础。2019 年和 2020 年的 DRG 评价报告中,进一步将指标计算从科室细化到医生组,为重点科室内部的精细化管理提供数据支持,详见表 9.1。

表 9.1　案例医院 2018 年度医院各临床学科 DRG 综合绩效排名(部分)

科室	分析病例数	DRG 组数	CMI 值	时间消耗指数	费用消耗指数	低风险组病例死亡率(%)	中低风险组病例死亡率(%)	综合分数	排名
全院	87367	763	1.01	0.92	0.90	0.00	0.04	—	—
神经外科	3406	177	2.13	0.92	1.16	0.00	0.00	5.173	1
心血管内科	3788	164	1.29	0.94	0.79	0.00	0.19	4.028	2
消化内科	2876	120	0.57	0.36	0.47	0.00	0.00	3.882	3
肝胆胰外一科	2384	172	1.40	0.88	0.86	0.00	0.00	3.830	4
呼吸与危重症医学科	2046	101	1.00	0.53	0.48	0.00	0.00	3.708	5
胸外科	2512	108	1.33	0.83	0.57	0.00	0.00	3.699	6
胃肠外二科	2938	138	1.26	0.90	0.82	0.00	0.00	3.657	7
骨外二科	2101	95	1.81	0.96	0.93	0.00	0.21	3.520	8
血管外科	3265	193	1.04	0.77	1.28	0.00	0.12	3.506	9
骨外三科	2330	149	1.19	1.05	0.85	0.00	0.00	3.360	10
中医科	1630	179	0.77	0.71	0.54	0.00	0.00	3.297	11
心外科	2254	211	0.73	0.69	0.73	0.00	0.00	3.282	12

四、管理成效

(一)定期在院内发布临床学科 DRG 分析报告

案例医院内部以年度/季度为单位发布临床学科分析报告,实现以 DRG 为核心的科学化闭环管理体系,以数据为核心,进行管理循证。

(二)全院 DRG 相关指标显著提升

如表 9.2 所示,经过连续三年 DRG 指标精细化、定量化持续管理,医院总体指标稳定提升,病例组合指数(CMI)2020 年比 2019 年提升 0.03,平均医疗技术难度水平呈现上升趋势。虽然 2020 年受到疫情影响,医院出院人数略有下降,但是从表中可以看出费用消耗指数和时间消耗指数连续三年持续下降,医疗服务效率持续稳定提高;到 2020 年,低风险组病例死亡率和中低风险组病例死亡率降至 0,医疗安全保障能力显著提高。

表 9.2　2018—2020 年案例医院 DRG 绩效指标变化情况

年度	入组人次	分组数	总权重	费用消耗指数	时间消耗指数	低风险组病例死亡率	中低风险组病例死亡率
2018 年	89208	733	94048.14	0.96	1.08	0.01%	0.03%
2019 年	97867	744	102943.99	0.91	1.00	0.01%	0.02%
2020 年	90428	739	97398.33	0.89	0.87	0	0

（三）各临床学科 DRG 相关指标显著提升

1. 临床学科新技术得到应用与发展

2020 年比 2019 年新增分组 12 组，共 26 例，其中权重在 2 以上的占 5 组，权重在 1 与 2 之间的占 4 组，中高风险与高风险组占 4 组，病例共 5 例，占总新增的 19.23%。这说明医院有新技术在使用。2020 年分组比 2019 年消失 17 组，共 28 例，主要消失分组为中低风险组和无风险组，符合三级综合医院的发展方向。

2. 各临床学科综合服务评价均有提升

在推行 DRG 评价与相应改进措施后，各临床科室均有不同幅度的提升，部分学科进步较快，改善幅度较大。此外，各个专业科室在三年的持续 DRG 评价中积极调整病种分布，提高运行效率。传统优势科室保持 DRG 评价领先地位，同时，重症医学科、放疗科、消化内科、神经内科涌现出一批快速提升科室，评价对科室的带动效应十分明显（见表 9.3）。

表 9.3　案例医院 2020 年评价中改善前五名科室

序号	科室名称	2019 年综合分值	2020 年综合分值	升幅（%）
1	22 区重症医学科	2.58	2.98	15.50
2	58 区放疗科	2.55	2.89	13.33
3	42 区消化内科	3.24	3.58	10.49
4	神经内科	2.84	3.11	9.51
5	47 区内分泌科	2.37	2.58	8.86

3. 大部分临床学科收治患者疾病复杂程度有所提高

DRG 相关临床学科评价与建设，纳入科室发展指标考核的 CMI 值，2020 年度全院 39 个科室中 26 个科室 CMI 值实现了不同程度的提升（见表 9.4）。

表 9.4 案例医院 26 个临床学科 CMI 值提升情况（部分）

考核科室	2020 年	2019 年	增幅（%）
儿科合计	0.95	0.88	7.95
肝病中心肝内科	1.10	1.06	3.77
7 区耳鼻咽喉科	0.98	0.97	1.03
13 区甲状腺乳腺外科	0.67	0.66	1.52
18 区血管外科	1.17	1.04	12.50
31 区眼科	0.40	0.38	5.26
神经外科合计	2.31	2.22	4.05
肝胆胰外科合计	1.38	1.32	4.55
整形外科	0.91	0.87	4.60
口腔科	1.22	1.06	15.09
骨科合计	1.45	1.40	3.57

五、案例意义

经过多年实践，案例医院在 DRG 方法应用方面，从数据处理到指标计算，从信息系统搭建到报告内容编制，从绩效目标设定到考核工作，积累了一定经验。从总体效果上看，不仅医院的收治难度提高，更加符合国家对于案例医院（三级甲等）的功能定位，其临床学科发展亦更上一层楼。

第四节 主诊医师诊疗组/个人层面 DRG 管理工作实践应用案例

本节重点介绍 W 医院基于临床路径的诊疗组 DRG 综合绩效评价与管理实践。

一、案例背景

临床路径（clinical pathways，CP）是一种由医疗和护理专家团队基于疾病确诊后设计的、兼具科学合理性和时序性的治疗蓝图，旨在为特定疾病或手术患者提供标准化照护流程。其目的是规范医疗行为，提升资源使用效率，确保患者接受最合适的治疗与护理。

自 1996 年引入中国以来，临床路径在国内医疗领域的应用逐步加深，促进了服务标准化和质量提高。与 DRG 一样，临床路径亦属于舶来品，并在之后的十余年中在我国不同地区医疗卫生领域得到应用。2009 年，临床路径作为推进医疗质量管理的工具被国家卫生健康委员会采纳并推广。几年后，中华医学会受国家卫计委委托，组织各临床学科权威专家制（修）订并发布了较为完备的一版临床路径（1010 个）。2019 年 12 月，国家卫生健康委员会印发《有关病种临床路径（2019 年版）》，文件对包括 19 个临床学科在内的相关疾病病种的临床路径进行了适当修订（2019 年版），最终列出 224 个疾病病种的临床路径及操作指南。

一直以来,临床路径被公认为规范医疗行为、节约医疗成本的优秀临床管理工具。从目的上看,与 DRG 非常相似,但在实际操作上看,两者侧重却有不同:DRG 注重指标结果;而临床路径则侧重临床过程。因此,二者可谓是"殊途同归"。而在医院管理学术界,已有专家提出可以将二者进行有机结合,从而实现从过程到结果的全闭环管理。案例医院正是从该角度出发,打造以临床医师小组为临床路径服务的最小执行单元,以 DRG 进行评价的实践模式。

此外,DRG 评价理论上的最小评价单元即为医师小组,这恰好与主诊医师负责制的工作目标一致,并且能够更好地弥补以往对主诊医师诊疗组在绩效评价上的不足,能够从更小的颗粒度上实现临床 PDCA 循环改进。因此,对主诊医师诊疗组进行 DRG 综合绩效评价的管理模式呼之欲出。

二、主要目的与具体目标

(一)主要目的

标准化临床路径与 DRG 结合,依据经典"结构—过程—结果"三级医疗质量管理理论模型,实现从临床主诊医师诊疗组层面的逐级优化,从而使医疗服务综合绩效表现持续提升。

(二)具体目标

(1)在全院范围内建立主诊医师诊疗组负责制,并执行细化方案,建章立制;
(2)在全院各临床科室推行标准化的临床路径管理办法;
(3)形成"院—科—组"三级 DRG 综合绩效评价与管理方案;
(4)在以上目标完成的基础上进一步深度融合,基于三级医疗质量管理理念,构建现代医院管理的全新闭环。

三、管理工具与实施过程

(一)管理工具

1. 临床路径

临床路径的实施对象可以是一组特定的诊断或者操作(术式),甚至是 DRG 的某一个组别。值得一提的是,案例医院在国家 2019 年版文件的基础上,根据医院自身情况,量身定制了一套临床路径标准方案,并在全院范围内进行应用。临床组成的四大内容包括:治疗进度表、检查及治疗项目、治疗目标、治疗计划和目标的调整。

临床路径的构建整合了多领域医学智慧,涵盖临床、护理、药学、检验、麻醉、营养、康复、心理和医院管理等专业知识。其设计紧贴患者住院时间线,有序安排检测、检查、治疗及操作步骤及其时间节点,旨在形成一套精细化、标准化的治疗方案。这一方案旨在统一临床实践,减少治疗偏差,控制费用,同时提高医疗服务质量。

案例医院将临床路径诊疗规范落实到主诊医师诊疗小组,实施步骤如下:①建立多学科工作团队,设立医院临床路径监控专项委员会;②根据临床学科实际情况,调查并确定标准化治疗模式的疾病病种、DRG 病组或术式;③查阅目标疾病病种、DRG 病组或术式的相关临床文献资料(包括但不限于:论文、专利、著作、标准、指南、共识等),总结科学依据;④根据确定好的病种、DRG 病组或术式,拟定临床路径当中的各项诊疗环节(包括检验、检查、治疗、操作等)与执行流程,进行临床路径主体编写;⑤院内发布临床路径及管理办法,全院相关临床科室及主诊医师组组长认同并签字,以临床科室主诊医师组为单位,按照标准化临床路径执行收治;⑥医院临床路径监控专项委员会按照路径要求对主诊医师组逐个监控执行情况,每季度进行报告并及时提出改进方案(见图 9.5)。

内固定取出临床路径表单

适用对象:**第一诊断为骨折内固定术后 (ICD10-Z47.003)**
　　　　　　行内固定拆除术 (ICD10-CM-78.6002)

患者姓名:_____　性别:___ 年龄:___　住院号:_____　门诊号:___
住院日期:___年_月_日　出院日期:___年_月_日　标准住院日 ≤16 天

时间	住院第 1 天	住院第 2 天	住院第 3 天(手术日)
主要诊疗工作	□ 询问病史及体格检查 □ 上级医师查房 □ 初步的诊断和治疗方案 □ 完成住院志、首次病程、上级医师查房等病历书写 □ 开检查检验单 □ 完成必要的相关科室会诊	□ 上级医师查房与手术前评估 □ 确定诊断和手术方案 □ 完成上级医师查房记录 □ 收集检查检验结果并评估病情 □ 向患者及/或家属交待围手术期注意事项并签署手术知情同意书、输血同意书、委托书(患者本人不能签字时)、自费用品协议书 □ 完成各项术前准备	□ 手术 □ 向患者及/或家属交代手术过程概况及术后注意事项 □ 术者完成手术记录 □ 完成术后病程 □ 观察有无术后并发症并做相应处理
重点医嘱	**长期医嘱:** □ 骨科常规护理 □ 二级护理 □ 饮食 **临时医嘱:** □ 血常规、血型、尿常规 □ 凝血功能 □ 电解质、肝肾功能 □ 传染性疾病筛查 □ 胸部 X 线平片、心电图 □ 根据病情:肺功能、超声心动图、	**长期医嘱:** □ 骨科护理常规 □ 二级护理 □ 饮食 □ 患者既往内科基础疾病用药 **临时医嘱:** □ 术前医嘱	**长期医嘱:** □ 骨科术后护理常规 □ 一级护理 □ 饮食 □ 患肢抬高 □ 留置引流管并记引流量 □ 其他特殊医嘱 **临时医嘱:** □ 止吐、止痛、消肿等对症处理
主要护理工作	□ 入院介绍 □ 入院护理评估	□ 做好各皮等术前准备 □ 防止皮肤压疮护理 □ 心理和生活护理	□ 观察患者病情变化并及时报告医师 □ 术后心理护理 □ 指导术后患者功能锻炼
病情变异记录	□无　□有,原因: 1. 2.	□无　□有,原因: 1. 2.	□无　□有,原因: 1. 2.
护士签名			
医师签名			

图 9.5　案例医院主诊医师组所执行的临床路径结构化表单示例(节选)

另外,值得特别强调的是,信息化在临床路径实施过程当中起到了巨大作用。一个优秀的临床路径的实施,必不可少的就是信息化的支持。案例医院在建立好初步的临床路径框架之后,进行了反复的试行工作,其中,对于信息层面的反复调整是试行任务当中工作量最大的。案例医院将目标病种在规定时间所需要做的医嘱项目单(检验、检查、治疗、操作等)一起输入系统当中,对病种实现目标套化,从而方便了临床路径的执行,避免漏检或多检的发生。

同时,在入径原则上,案例医院主诊医师组明确了以第一诊断为临床路径病种的、无严重并发症或合并症(诊疗方案不需要改变,预期能够按临床路径设计流程和预计时间完成诊疗项目),均应进入相应路径;如有未入径病例,须在"请输入不纳入临床路径原因"中详细填写不纳入原因。

而在变异退出原则上,案例医院主诊医师组同样明确了出现以下情况之一时,应考虑中止临床路径执行:①患者在路径执行期间遇到重大并发症,导致初始治疗策略必须调整;②患者于路径执行过程中主动请求出院、转至其他医疗机构或变更治疗方案;③因合并症或检查发现其他疾病,需转科治疗内容的;④患者主动要求退出的;⑤发现患者因诊断有误而进入临床路径的;⑥其他严重影响临床路径实施的情况。

而对于变异后的处理,主诊医师组仍需遵照记录、分析、报告、讨论的四步法进行,充分保障对临床路径工作的执行力度与质量。

案例医院临床路径构架总体示意图如图 9.6 所示。

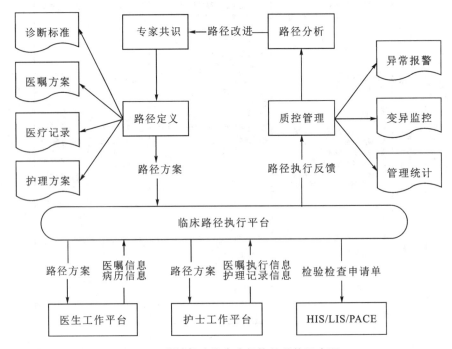

图 9.6 案例医院临床路径构架总体示意图

2. 基于 DRG 绩效目标下的 PDCA

计划(plan):基于临床路径预研工作进行项目计划拟定。具体包括:①参照国家卫生健康委员会印发《有关病种临床路径(2019 年版)》文件并召集院内相关专家,以病种为单位进行反复研讨,在其基础上结合医院临床实际,拟订方案;②信息化配套建设:将目标病种在规定时间所需要做的医嘱项目单(检验、检查、治疗、操作等)一起输入系统当中,对病种实现目标套化;③根据 DRG 相关指标,设立目标考核办法。

实施(do):根据计划,以临床路径为手段,按照 DRG 考核目标方向在院内执行计划方案。

检查(check):临床路径执行情况由临床路径监控专项委员会进行核查,DRG 相关指标由病案统计科联合绩效办、医保办进行核查。

行动(action):针对核查过程中出现的问题,如按照要求入径患者未入径、错误变异、漏填手术操作或主要诊断选择错误出现的低码高编/高码低编等,进行专项治理行动,以保证综合服务绩效的稳定提升。

3. 品管圈(QCC)

基于 DRG 综合绩效评价的管理工作小组头脑风暴,由医务处组织临床路径与 DRG 院内绩效评价讨论会,由分管业务副院长主持,绩效办主任、医务处处长、发展规划办公室主任及药学部、临床学科等多部门联席会议成员 40 余人参会。明确讨论主题后,进行充分、非评价性的、无偏见的共同讨论,在政策初步关联院内管理分析的基础上,明确院内临床路径与 DRG 院内绩效评价原则,细化政策文本与临床路径及 DRG 管理原则的管理分析,具体情况见表 9.5。

表 9.5　政策文本与临床路径及 DRG 管理原则的管理分析情况表

发文日期	发文单位	文件标题	相关内涵	主体功能
2019.12.29	国家卫生健康委员会办公厅	关于印发有关病种临床路径(2019 年版)的通知	根据临床实践情况并结合医疗进展,国家卫生健康委员会组织对 19 个学科有关病种的临床路径进行了修订,形成了 224 个病种临床路径(2019 年版),供临床参考使用	控制干预
2021.6.4	国务院办公厅	《国务院办公厅关于推动公立医院高质量发展的意见》(国办发〔2021〕18 号)	强化患者需求导向:为人民群众提供安全、适宜、优质、高效的医疗卫生服务	质量保障

续表

发文日期	发文单位	文件标题	相关内涵	主体功能
2021.9.14	国家卫生健康委员会、国家中医药管理局	《关于印发公立医院高质量发展促进行动(2021—2025 年)的通知》(国卫医发〔2021〕27 号)	加强特色专科、平台专科、薄弱专科建设,以专科发展带动诊疗能力和水平提升,为开展先进医疗技术、高难度手术和疑难复杂疾病诊疗提供支撑	能力提升
2021.11.19	国家医疗保障局	《关于印发 DRG/DIP 支付方式改革三年行动计划的通知》	在 2022—2024 年这三年间,实现四个全面覆盖,建立四个工作机制,加强四项基础建设,推进医疗机构协同改革。力争在 2025 年 1 月时,实现全国范围内所有医疗机构(1~3级)DRG/DIP 医疗保障基金支付100%应用的全覆盖	范围覆盖
2020.12.29	国家卫生健康委员会等八部门	《关于进一步规范医疗行为促进合理医疗检查的指导意见》(国卫医发〔2020〕29号)	加强医疗行为管理:医务人员应当遵循医学科学规律,遵守有关临床诊疗技术规范和各项操作规范以及医学伦理规范,使用适宜技术和药物,合理诊疗,因病施治。	规范诊疗

4.服务质量差距模型

在整体服务绩效评估过程当中,传统的 DRG 服务绩效采用的是"产能—效率—质量"三大维度,其指标未能涵盖患者满意及服务体验等相关内容。而案例医院实行基于临床路径标准化的管控及干预,其最重要的目的之一是保证患者权益、提高医务人员政策执行效度。因此,本案例根据服务质量差距模型(见图 9.7),开展患者满意度调查、医务人员满意度调查,校正弥合由医疗管理中的认知差距、质量标准差距、服务传递差距、沟通交流差距、服务质量感知差距导致的管理效果衰减,以不断优化 DRG 政策在医疗机构中的执行效能。

(二)实施过程

1.建立主诊医师诊疗组,推行主诊医师负责制

主诊医师责任制,即由一位主诊医师领导一个包含多名医师的医疗团队(即主诊小

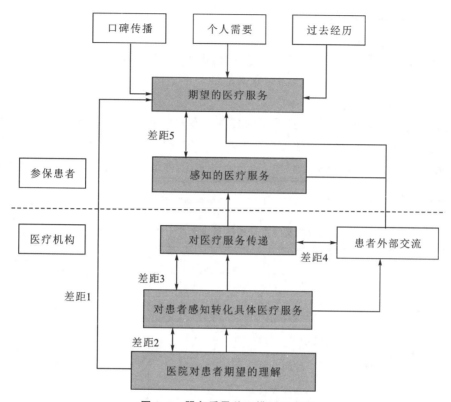

图 9.7 服务质量差距模型示意图

组),负责患者从初诊、入院、手术治疗、康复直至复诊的全流程医疗照顾。在科室主任的指导下,主诊医师作为小组核心,主导本组的医疗服务质量、经济运行效率等方面的工作,确保全方位的医疗责任落实。主诊医师在科室主任带领下,对本组医疗质量、经济效益等承担主要管理责任。相比于传统单独医师负责或首诊医师负责,主诊医师负责制更好地协调了科室内部的医师个体资源,目标更加明确统一,实施更加规范有序,也更贴合医疗的实际情况。大型综合医院实施主诊医师负责制,有利于提高医疗质量,改进服务流程,加强人力管理,完善竞争机制等。

案例医院为充分调动医务人员积极性,提高医疗服务质量与效率,规范诊疗行为,保障医疗安全,进一步提高医院管理制度落实及执行力度,促进医院临床路径与 DRG 绩效改革方案平稳推进,根据《三级查房制度》等管理制度要求,结合案例医院实际,特制定管理办法。

此外,在该项目的信息化辅助方面,案例医院联合了病案统计室、信息科、医务处、质量办公室等相关职能部门,先对主诊医师诊疗组的信息核对内容进行梳理,总结了主诊医师诊疗组信息核对工作思路。具体分四步:

(1)收集信息:由医务处指定专人将各科室的人员基本信息及主诊医师诊疗组构成情况以 Excel 表形式发至各科室质控负责人,质控负责人核对、校正、更新表格内容后,反馈给科室所对应的指定联系人。

(2)信息提取及反馈:医疗质量管理办公室根据更正后的科室人员及主诊医师诊疗组

信息,提取病案首页中相应的数据指标,检测数据有效性,排查、归纳出所存在的问题类型后,再次反馈给各科室质控负责人。

(3)病案首页整改:各科室根据医疗质量管理办公室反馈的问题类型,组织人员对存在问题的病案首页进行逐条整改,确保数据的准确性、有效性,以作为最终各种评价的数据源。

(4)评价数据提取及计算:医疗质量管理办公室根据最终版的诊疗组信息及整改后的病案首页提取相应指标数据,以供医院进行各类评审评价。

案例医院合计共 104 个临床科室,507 个主诊组,主诊组数量排名前十的科室情况,详见表 9.6。

表 9.6　案例医院主诊组数量排名前十的科室一览表

序号	科　室	主诊组数量/个
1	神内Ⅰ科	11
2	耳鼻喉Ⅱ科	8
3	急性心血管救治中心	8
4	肿瘤Ⅰ科	8
5	神内Ⅱ科	7
6	胃肠外Ⅰ科	7
7	耳鼻喉Ⅰ科	6
8	妇科	6
9	呼吸重症Ⅱ科	6
10	精神科Ⅰ病区	6

同时,对每个医师做好基于主诊医师负责制的 DRG 相关培训工作也是至关重要的。案例医院曾邀请国家卫生健康委员会医院管理研究所相关 DRG 专家制作专题材料,在院内进行广泛授课。医院还多次组织院内 DRG 授课,并每年形成 DRG 的年度报告。授课内容主要面向临床医师,目的是希望医师能够了解 DRG 的基本原理、各考核指标的意义以及对临床及全院管理所能产生的效果。授课也面向相关管理岗位人员,如医务、质控、病案、绩效、医保等,授课让管理人员在完成本职管理岗位既定工作的同时,能够更好地为临床绩效提升提供帮助。

2. 基于主诊医师小组的 DRG 综合绩效评价

依据医院历年病案首页记录,将主任(或副主任)医师、主治医师、住院医师归入相应主诊医师团队。借助 CN-DRG 系统自动分类获取各团队的 DRG 性能参数,并利用院内数据分析平台收集药品费用占比、物资消耗比例、抗生素使用比率等附加数据。在既往医师技术评估框架下,新增三项指标,即院内感染率展示医疗安全、绩效收益衡量服务效能(以元计)、患者总体满意度反映个体体验,共构筑了一个跨7大方面、含14项指标的综合评价体系。

(1)能力指标:涵盖DRG种类数量、病例组合难度指数(CMI)及住院综合权重(总RW)。这些指标反映疾病覆盖面广度、患者治疗技术挑战性及通过DRG调整风险后的服务总量。住院综合权重基于DRG,复杂病种权重更大,各组权重乘以其病例数后汇总得出总值。

(2)效率指标:时间使用率和费用使用率两项,展示处理相似病症时所耗的时间和成本。

(3)质量指标:低、中低、高风险组病例死亡率,显示不同风险等级病例的不预期死亡比例,特别是危重病例救治成功率。

(4)安全指标:住院期间患者新发并发症比率,涉及《2019国家医疗质量和安全报告》中提及的如术后血栓、败血症等,按出院人数统计。

(5)目标管理指标:药物花费占比、物资消耗占比及抗生素使用率,关注资源使用的合理性。

(6)经济效益指标:绩效收益计算方法为总收入减去药品与耗材开支,以此来量化经济效益。

(7)满意度指标:基于服务质量差距模型的患者满意度评价。

各指标对应统计表代码详见表9.7。

表9.7　主诊组医疗服务能力综合评价各指标对应统计表

统计表代码	指　　标
X1	DRG组数
X2	CMI值
X3	住院总权重
X4	时间消耗指数
X5	费用消耗指数
X6	低风险组病例死亡率(%)
X7	中低风险组病例死亡率(%)
X8	高风险组病例死亡率(%)
X9	住院患者医院获得性指标发生率(%)
X10	药占比(%)
X11	耗占比(%)
X12	抗菌药物使用率(%)
X13	绩效收入(元)
X14	患者综合满意度评价

为增强各科室主诊组间比较的一致性和公正性,并准确体现其医疗服务能力在区域及医院内部的进步状态,案例医院采用了双重基准比较法:一是外部参照(即该地区四家同级医院的平均表现),二是内部参照(本院过去 3 年的平均水平)。针对七大 DRG 关键指标(涵盖病例类型多样性、病例组合难易度、时间与费用效率、各级风险死亡比例)及四大管理目标指标(药物费用比例、物资消耗比例、抗生素应用率、患者整体满意度)进行了标准化处理,并为各项指标分配特定权重,实施综合性评判,以实现更全面、客观的评估。

综合评价的统计学方法主要采用秩和比法(rank sum ratio,RSR),其基本思想是将原始数据矩阵通过秩转换,得到无量纲统计量 RSR 值,再通过 RSR 值对评价对象优劣程度进行直接或分档排序。加权秩和比法对各指标赋予相应权重,公式如下:

$$RSR_j = \frac{\sum_{i=1}^{m} W_i R_i}{n}$$

式中,$j = 1, 2, \cdots, n$;n 为评价单位数;m 为指标数;W_i 为第 i 个指标的权重系数。

值得一提的是,为使各指标排名符合常规,即指标较优者排名靠前,故在编秩时采用逆向编秩。对于高优指标,最大的指标值编以最低秩次;对于低优指标,最大的指标值编以最高秩次,最小的指标值编以最低秩次。RSR 值越小,其目标综合排名越靠前。

3. 基于 DRG 的临床路径管理

(1)探索全费用类别的成本效益分析:对住院费用按照费用类别分类(包括二十余类费用明细),计算各费用类别的成本率,根据各病例的 DRG 入组情况,结合各科室运营成本,对各科室收治 DRG 病组进行收入的成本效益分析。

(2)实施药品、耗材精细化管理:强化药品、耗材管控,通过严控出院带药和高值药品耗材准入、监测集采药品耗材的使用率、临床路径超病种用药审核、超支病组药品耗材合理性评价等手段,全方位管控运营成本,优化诊疗结构。

(3)目标管理法则:针对各科室 DRG 病组特点和平均住院日均值制定目标值,并与科室签订目标责任书,通过开展日间手术和日间病房、缩短术前准备时间、提高首台开台率、实施手术全流程 ERAS、加强术后康复、降低院内 VTE 发生率等改进手段进一步降低时间消耗指数,进一步符合临床路径管理内涵。

(4)强化监管力度:立足高倍率或费用消耗指数异常病例的动态评估与预警监管机制,对医疗服务项目进行梳理,分析导致费用异常的项目,通过减少、替代等方式对临床路径中不合理的项目进行管理,严格加强医疗行为和费用监管。医院选取部分病组进行临床路径新体系试点,测算历史平均费用,结合临床诊疗实际,将临床路径表单与 DRG 分组相结合,实现诊疗临床路径和费用临床路径两者的统一,构建基于 DRG 的临床路径新体系。

(5)推进临床路径新体系实施评价:从服务能力、运营效率、诊疗结构、病组构成、成本控制等方面展开分析,形成月/季/年度评价报告。报告综合 CMI 值、时间消耗指数、费用消耗指数、次均费用控制等指标多维度评价学科、病组,使用波士顿矩阵图、气泡图、雷达图,可视化地展示运营现状,明确优势、劣势、潜力病组;将床位使用率与单床权重相结合,为院领导宏观调配医疗资源提供决策依据;通过不良事件发生率、低风险组病例死亡率评价医疗质量,提升医疗服务能力,杜绝医疗质量隐患,保证患者医疗安全。

4.组建临床与行政管理交叉合作的 MDT

考虑到本项目工作内容涉及全院所有临床科室,以及大部分行政管理职能部门,经过院领导班子商议决定,为提高医疗机构整体运行效率,打破部门之间的管理壁垒,便于该项工作的开展,特仿照临床学科联合任务执行模式,组建临床与行政管理交叉合作的 MDT,真正将每一个相关角色部门融入项目之中,发挥其应有的作用。该院在院内开展基于标准化临床路径的主诊医师诊疗组 DRG 实践,运用多团队协作,不仅增强了管理队伍的专业多元性,开阔了项目工作的边界,增强了各部门的联动性,并且提高了政策执行效率,推动公立医院走向高质量发展的道路。

四、管理成效

(一)三大管理制度的执行收益

1.主诊医师负责制度(主诊组)的执行收益

建立完善主诊医师负责制,收益如下:

(1)组内医务人员的协同效应得以体现,医师总体工作积极性得以提高,无形中为医院提升了服务总量;

(2)医师服务态度有明显改善,体现了一切"以病人为中心"的服务理念;

(3)在组间建立起有竞争、有责任、有激励、有约束、有活力的良性运行机制;

(4)规范医疗行为医疗质量持续改进,全院医务人员责任心增强,安全意识明显提高;

(5)主诊医师诊疗组组长从门诊、住院、诊疗、随访等各环节把好质量关,起到良好的带头示范作用,同时对主诊组内人员的医疗行为督导力度明显加大;

(6)患者诊疗方案的制订和调整更加迅速,以往难度大、问题多的病案管理、术前讨论、术前谈话等问题能够得到较好落实,违反制度、医疗投诉、病历缺陷得到有效控制,医疗内涵质量得到持续改进。

2.临床路径实施相关制度的执行收益

建立临床路径实施相关制度的收益如下:

(1)明确的治疗流程和标准化的护理指南,能够提高医疗质量和安全性,减少由于不一致的护理所导致的错误和并发症;

(2)临床路径的实施降低了医疗成本,缩短了住院时间,减少了重复检查和不必要的治疗,帮助医院优化资源利用,提高效率;

(3)促进医患沟通,通过明确步骤和预期结果,帮助医生与患者建立更好的沟通和信任关系,提高患者对治疗的满意度;

(4)结合主诊医师诊疗组的架构,通过制定和实施临床路径,各个专业团队可以更好地合作,提高整体工作效率;

（5）重构并标准化患者服务流程，确保及时的诊断、治疗和康复；

（6）通过对数据的收集和分析，提供预测和预警功能，帮助医院做好充分准备来处理应对各种可能发生的医疗状况，提高应对能力。

3. DRG 综合服务绩效评价制度的执行收益

建立完善 DRG 综合服务绩效评价制度，收益如下：

（1）实现基于 DRG 的全院临床精细化管理，形成"院—科—组"三级医疗服务评价与管理的新模式；

（2）基于主诊组进行 DRG 综合服务评价，最小颗粒度可延伸至主诊组；

（3）在传统的 DRG 三维评价基础上进行创新，形成"产能—效率—质量—控费—患者体验"的五维评价，更加符合医疗实际；

（4）克服传统 DRG 在质量维度上评价的不足，不采用单一的"低风险组病例死亡率"作为唯一评价指标，而是有的放矢，将中低风险组病例死亡率和高风险组病例死亡率都作为质量评价的关键点，反映医疗质量上的不同侧重；

（5）设置院内及院外标杆，分别用于定义学科的纵向建设与横向评比，充分考虑到不同发展时期的全院各临床科室，积极寻求发展之道；

（6）为后续科学制定绩效分配制度打下坚实基础。

（二）基于 DRG 的"院—科—组"三级精细化绩效评价

1. 全院 DRG 各维度绩效指标情况

案例医院于 2018 年前后开始实行临床路径，经过 1 年运营期，于 2020 年趋于成熟。因此，通过表 9.8 可以看出，与 2019 年相比，2020—2022 年，样本医院的 CMI 值、时间消耗指数、费用消耗指数、各级风险组病例死亡率均有提升，且部分指标持续向好。这证明临床路径的执行效果良好，且后续临床路径结合了 DRG 综合绩效评价，其执行目标更为明确，收效亦逐渐显现。

表 9.8　案例医院 2019—2022 年 DRG 绩效指标统计表

指　　标	2019 年	2020 年	2021 年	2022 年
DRG 组数	763	746	756	753
CMI 值	1.17	1.35	1.32	1.31
时间消耗指数	0.95	0.94	0.85	0.82
费用消耗指数	1.54	1.42	1.29	1.26
低风险组病例死亡率	0.007	0.007	0.005	0.000
中低风险组病例死亡率	0.16	0.24	0.12	0.13
高风险组病例死亡率（%）	16.71	15.98	12.41	13.02

2.各临床学科各维度绩效评价情况

案例医院2022年各临床专业DRG组数与CMI分布情况如图9.8所示。由图可知：案例医院的新生儿专业、心脏大血管外科专业、神经外科专业、重症医学科收治患者病情更为严重、手术复杂、疑难系数高，处于图形上方；普外科、肿瘤科、老年病科、肾病学专业、心血管内科专业综合性较强，覆盖疾病范围较广，处于图形右侧。该图形能够在全院范围内较好地定义临床学科的服务宽度与技术深度，为今后的学科发展及目标制订提供帮助。

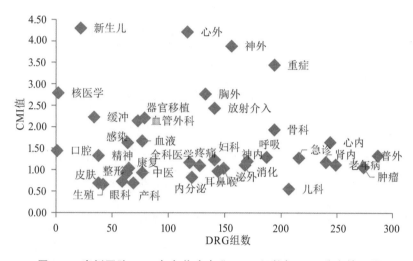

图9.8 案例医院2022年各临床专业DRG组数与CMI分布情况图

仿照以上二维坐标形式，案例医院还围绕科室的不同情况定制了多种坐标轴图，如反映效率情况的时间消耗指数与费用消耗指数坐标图，反映经济情况的科室营收与医保结余坐标图，反映费用构成情况的检查、药品、耗材三维评价图（亦可进一步结合患者医疗总费用来合成费用偏离度图），反映质量情况的低风险组病例死亡率与高风险组病例死亡率坐标图等。借助这些图形，可以进行科室内部的逐年纵向比较以及科室之间的横向比较，从而更加明确现状与发展方向。

3.各医师主诊组综合绩效评价情况

主诊组的综合绩效评价为本案例的重点评价内容，结合基于主诊医师小组的DRG综合绩效评价部分，已经较为完整地构建出了该评价方案。综合评价结果需要以院外标杆与院内标杆分别进行比较，亦得到不同排名结果，表9.9为院外标杆下的排名结果，表9.10为院内标杆的排名结果。经验证，两个结果具有一定的相似度，也说明了该DRG综合绩效排名方法的科学性与稳定性。但它们在院内学科建设与院外学科发展方向上具有不同的意义，这也体现了DRG作为目前国内最通用的疾病风险调整方法的精妙之处。

主诊医师诊疗组的DRG综合绩效考核是对主诊医师负责制的有力补充，该部分的建立，再加上临床路径作为执行过程手段，标志着现代医院三级医疗质量管理大闭环已初步形成，如图9.9所示。

表 9.9 案例医院某年度排名前十的主诊组综合绩效评价结果(与院外标杆进行比较)

主诊组	X1	X2	X3	X4	X5	X6	X7	X8	X9	X10	X11	X12	X13	X14	RSR 值	排序
消化Ⅱ科—主诊组2	0.43	1.26	1368.73	0.76	0.74	0.00	0.00	0.64	0.00	0.67	1.65	1.07	7990921.21	88	0.2597	1
心血管外科Ⅰ科—主诊组3	0.53	1.14	2725.33	0.78	1.09	0.00	0.00	0.00	0.19	0.39	1.41	1.10	18779040.08	92	0.2609	2
骨Ⅱ科—主诊组1	0.50	1.08	1435.69	0.78	0.82	0.00	0.00	0.00	0.38	0.59	1.18	0.65	9299790.59	89	0.2617	3
肾内Ⅰ科—主诊组1	0.57	1.44	1473.75	0.91	0.96	0.00	0.00	0.83	0.74	0.62	1.40	0.71	12023680.94	83	0.2692	4
儿Ⅱ科—主诊组3	0.62	1.28	967.63	0.87	0.91	1.00	1.00	0.00	1.00	0.70	0.85	0.94	5319651.04	86	0.2721	5
消化Ⅰ科—主诊组3	0.43	1.23	1117.38	0.73	0.77	0.00	0.00	1.17	0.00	0.70	1.69	0.86	6355746.96	82	0.2722	6
东院消化内科—主诊组1	0.48	1.04	1524.69	0.80	0.66	0.00	0.00	0.42	0.00	0.74	1.28	0.97	8134548.70	82	0.2748	7
急性心血管救治中心—主诊组1	0.29	1.17	759.43	0.92	1.08	0.00	0.00	0.62	0.00	0.57	0.97	0.78	6051013.94	83	0.2858	8
东院心内科—主诊组3	0.29	1.14	794.38	0.97	0.83	0.00	0.00	0.00	0.00	0.49	1.30	0.55	3730068.49	84	0.2893	9
东院心内科—主诊组1	0.40	1.10	1342.33	0.98	0.87	0.00	0.00	0.00	0.23	0.38	1.35	0.60	6441921.47	82	0.2899	10

表 9.10　案例医院某年度排名前十的主诊组综合绩效评价结果（与院内标杆进行比较）

主诊组	X1	X2	X3	X4	X5	X6	X7	X8	X9	X10	X11	X12	X13	X14	RSR值	排序
骨Ⅱ科—主诊组1	0.36	1.20	1435.69	0.78	0.98	0.00	0.00	0.00	0.38	0.66	1.09	0.65	9299790.59	89	0.2571	1
消化Ⅱ科—主诊组2	0.47	1.18	1368.73	0.81	0.79	1.00	0.00	0.44	0.00	0.70	1.09	0.95	7990921.21	88	0.2620	2
消化Ⅰ科—主诊组3	0.47	1.16	1117.38	0.79	0.82	1.00	0.00	0.79	0.00	0.73	1.12	0.77	6355746.96	90	0.2754	3
儿Ⅲ科—主诊组1	0.50	1.15	978.54	0.84	0.96	1.00	1.00	0.00	0.00	0.73	0.74	0.98	5911501.18	90	0.2823	4
心血管外科Ⅰ科—主诊组3	0.54	1.31	2725.33	0.89	1.17	1.00	0.00	0.00	0.19	0.68	1.10	1.10	18779040.08	84	0.2870	5
肾内Ⅰ科—主诊组1	0.50	1.21	1473.75	0.80	0.85	1.00	0.00	0.73	0.74	0.66	1.14	0.69	12023680.94	89	0.2897	6
儿Ⅱ科—主诊组3	0.49	1.38	967.63	0.86	0.99	1.00	1.00	0.00	0.00	0.87	0.77	0.94	5319651.04	93	0.2899	7
呼吸重症Ⅱ科—主诊组5	0.29	1.16	532.30	0.82	0.73	0.00	0.00	0.00	0.00	0.76	0.59	1.00	3664362.16	90	0.2901	8
东院消化内科—主诊组1	0.53	1.97	1524.69	0.86	0.70	0.00	0.00	0.28	0.00	0.76	0.85	0.86	8134548.70	87	0.2944	9
血液内科—主诊组1	0.53	1.14	750.57	0.85	1.11	0.00	0.00	0.49	0.00	0.80	0.78	0.99	10646711.69	86	0.3011	10

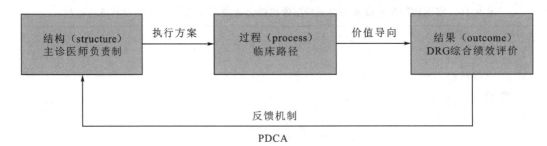

图 9.9　现代医院三级医疗质量管理闭环示意图

五、案例意义

（1）围绕主诊医师诊疗组，完善以临床路径为核心的医疗服务体系。

（2）围绕主诊医师诊疗组，构建起以 DRG 为核心的绩效评价体系。

（3）基于 DRG 的"院—科—组"三级精细化绩效评价体系。

（4）最终形成"结构（主诊医师负责制）— 过程（临床路径）— 结果（DRG 综合绩效评价）"的现代医院三级医疗质量管理闭环。

（5）以现代医院管理工具应用为核心，全面树立医院特色的数据循证管理文化。

思考题

1. DRG 核心指标（如 CMI 值）在区域、医院、科室、主诊医师诊疗组/个人四应用层级中表达的意义有何不同？

2. 为什么 DRG 及其衍生管理工具能够成为当下医改实践新趋势？

附录 A CHS-DRG 核心疾病诊断相关组（ADRG）目录

ADRG 编码	ADRG 名称
MDCA	**先期分组疾病及相关操作**
AA1	心脏移植
AB1	肝移植
AC1	胰/肾联合移植
AD1	胰腺移植
AE1	肾移植
AF1	肺移植
AG1	异体骨髓/造血干细胞移植
AG2	自体骨髓/造血干细胞移植
AH1	气管切开伴呼吸机支持≥96 小时或 ECMO
MDCB	**神经系统疾病及功能障碍**
BB1	脑创伤开颅术
BB2	除创伤之外的其他开颅术
BC1	伴出血诊断的颅内血管手术
BC2	脑室分流及翻修手术
BD1	脊髓手术
BD2	神经刺激器植入或去除术
BE1	颈及脑血管手术
BE2	脑血管介入治疗
BJ1	神经系统其他手术
BL1	脑血管病溶栓治疗
BM1	脑血管介入检查术
BR1	颅内出血性疾患
BR2	脑缺血性疾患
BS1	非创伤性意识障碍
BT1	病毒性脑、脊髓和脑膜炎

续表

ADRG 编码	ADRG 名称
BT2	神经系统的其他感染
BU1	神经系统肿瘤
BU2	神经系统变性疾患
BU3	脱髓鞘病及小脑共济失调
BV1	癫痫病
BV2	神经源性肌肉病
BV3	头痛
BW1	神经系统先天性疾患
BW2	脑性麻痹
BX1	大脑功能失调
BX2	颅神经/周围神经疾患
BY1	颅脑开放性损伤
BY2	颅脑闭合性损伤
BY3	脊髓伤病及功能障碍
BZ1	神经系统其他疾患
MDCC	**眼疾病及功能障碍**
CB1	玻璃体、视网膜手术
CB2	虹膜手术
CB3	晶体手术
CB4	视网膜、虹膜及晶状体以外的内眼手术
CC1	角膜、巩膜、结膜手术
CD1	眼眶手术
CD2	除眼眶外的外眼手术
CJ1	其他眼部手术
CR1	眼部恶性肿瘤及交界性肿瘤
CS1	眼的神经及血管疾患
CT1	前房出血及眼创伤的非手术治疗
CU1	急性重大眼感染
CV1	各种类型青光眼
CW1	各种类型白内障
CX1	其他疾患引起眼部病变
CZ1	其他眼部疾患

续表

ADRG 编码	ADRG 名称
MDCD	**头颈、耳、鼻、口、咽疾病及功能障碍**
DA1	头颈恶性肿瘤大手术
DB1	恶性肿瘤之外的头颈大手术
DB2	人工听觉装置植入
DC1	中耳/内耳/侧颅底手术
DC2	耳部其他小手术
DD1	鼻成型术
DD2	鼻腔、鼻窦手术
DE1	咽、喉、气管手术
DE2	扁桃体和/或腺样体切除手术
DG1	腮腺及其他唾液腺手术
DG2	颅/面骨手术
DG3	唇、腭裂修补术
DJ1	头颈、耳、鼻、咽、口其他手术
DK1	其他头颈、耳、鼻、咽、口治疗操作
DR1	头颈、耳、鼻、咽、口恶性肿瘤
DS1	平衡失调及听觉障碍
DT1	中耳炎及上呼吸道感染
DT2	会厌炎、喉炎及气管炎
DU1	头颈、外耳、口、鼻的创伤及变形
DV1	头颈、耳、鼻、咽、口非恶性增生性疾患
DW1	口腔、牙齿有关疾患
DZ1	其他头颈、耳、鼻、咽、口疾患
MDCE	**呼吸系统疾病及功能障碍**
EB1	胸部大手术
EC1	纵隔手术
ED1	胸部其他手术
EJ1	呼吸系统其他手术
ER1	呼吸系统肿瘤
ER2	肺栓塞
ER3	肺水肿及呼吸衰竭
ES1	呼吸系统结核

ADRG 编码	ADRG 名称
ES2	呼吸系统感染/炎症
ET1	肺间质性疾患
ET2	慢性气道阻塞病
EU1	重大胸部创伤
EV1	呼吸系统症状、体征
EW1	胸膜病变及胸腔积液
EX1	哮喘及喘息性支气管炎
EX2	百日咳及急性支气管炎
EZ1	其他呼吸系统疾患
MDCF	**循环系统疾病及功能障碍**
FB1	心脏辅助系统植入
FB2	心脏瓣膜手术伴心导管操作
FB3	心脏瓣膜手术
FC1	冠状动脉搭桥伴 PTCA
FC2	冠状动脉搭桥伴心导管操作
FC3	冠状动脉搭桥
FD1	先天性心脏病复杂手术
FD2	先天性心脏病常规手术
FD3	先天性心脏病介入治疗
FE1	主动脉手术
FF1	外周动脉人工/自体血管置换/搭桥手术
FF2	外周动脉其他手术
FF3	静脉系统复杂手术
FF4	静脉系统常规手术
FJ1	循环系统其他手术
FK1	永久性起搏器植入
FK2	心脏起搏器置换或更新
FK3	心脏除颤器植入或更新
FL1	经皮心脏消融术伴房颤和/或房扑
FL2	经皮心脏消融术除房扑、房颤外其他心律失常
FM1	经皮冠状动脉支架植入
FM2	其他经皮心血管治疗

ADRG 编码	ADRG 名称
FM3	经皮心导管检查操作
FN1	外周动脉经皮血管内检查和/或治疗
FN2	外周静脉经皮血管内检查和/或治疗
FR1	心力衰竭、休克
FR2	急性心肌梗死
FR3	心绞痛
FR4	冠状动脉粥样硬化/血栓/闭塞
FS1	循环系统肿瘤
FT1	心肌病
FT2	感染性心内膜炎
FT3	瓣膜疾患
FU1	严重心律失常及心脏停搏
FU2	心律失常及传导障碍
FV1	先天性心脏病
FV2	高血压
FV3	晕厥及/或虚脱
FV4	胸痛
FW1	动脉疾患
FW2	静脉疾患
FZ1	其他循环系统疾患
MDCG	**消化系统疾病及功能障碍**
GB1	食管、胃、十二指肠大手术
GB2	小肠、大肠（含直肠）的大手术
GC1	食管、胃、十二指肠其他手术
GC2	小肠、大肠（含直肠）的其他手术
GD1	伴穿孔、化脓、坏疽等阑尾切除术
GD2	阑尾切除术
GE1	腹股沟及腹疝手术
GE2	疝其他手术
GF1	肛管、肛门及肛周手术
GF2	直肠其他手术
GG1	腹腔/盆腔内粘连松解术

ADRG 编码	ADRG 名称
GJ1	消化系统其他手术
GK1	消化系统其他内镜治疗操作
GK2	胃镜治疗操作
GK3	结肠镜治疗操作
GR1	消化系统恶性肿瘤
GS1	胃肠出血
GT1	炎症性肠病
GU1	伴出血或穿孔的消化溃疡
GU2	其他消化溃疡
GV1	消化道梗阻或腹痛
GW1	食管炎、胃肠炎
GZ1	其他消化系统诊断
MDCH	**肝、胆、胰疾病及功能障碍**
HB1	胰、肝切除和/或分流手术
HC1	胆囊切除术伴胆总管手术
HC2	胆总管手术
HC3	胆囊切除手术
HC4	除胆囊切除术以外的胆道手术
HJ1	与肝、胆或胰腺疾患有关的其他手术
HK1	食管曲张静脉出血的治疗性内镜操作
HL1	肝胆胰系统的诊断性操作
HL2	肝胆胰系统的治疗性操作
HR1	肝胆胰系统恶性肿瘤
HS1	肝功能衰竭
HS2	肝硬化
HS3	病毒性肝炎
HT1	急性胰腺炎
HU1	急性胆道疾患
HZ1	其他肝脏疾患
HZ2	胆道其他疾患
HZ3	胰腺其他疾患

续表

ADRG 编码	ADRG 名称
MDCI	**肌肉、骨骼疾病及功能障碍**
IB1	前后路联合脊柱融合术
IB2	脊柱融合手术
IB3	与脊柱有关的其他手术
IC1	髋、肩、膝、肘和踝关节假体翻修/修正手术
IC2	髋、肩、膝、肘和踝关节置换术
IC3	除置换/翻修外的髋、肩、膝、肘、踝的关节手术
ID1	小关节手术
IE1	骨盆髋臼手术
IF1	上肢骨手术
IF2	手外科手术
IF3	股骨手术
IF4	除股骨以外的下肢骨手术
IF5	骨科固定装置去除/修正术
IG1	肌肉、肌腱手术
IH1	周围神经手术
IJ1	骨骼肌肉系统的其他手术
IR1	骨盆骨折
IR2	股骨颈骨折
IR3	股骨干及远端骨折
IS1	前臂、腕、手或足损伤
IS2	除前臂、腕、手足外的损伤
IT1	骨髓炎
IT2	慢性炎症性肌肉骨骼结缔组织疾患
IT3	感染性关节炎
IU1	骨病及其他关节病
IU2	颈腰背疾患
IU3	骨骼、肌肉、结缔组织恶性病损、病理性骨折
IV1	除脊柱外先天性骨骼肌肉系统疾患
IZ1	肌肉骨骼系统植入物/假体的康复照护
IZ2	骨骼、肌肉、肌腱、结缔组织的其他疾患

ADRG 编码	ADRG 名称
MDCJ	**皮肤、皮下组织及乳腺疾病及功能障碍**
JA1	乳房恶性肿瘤根治性切除伴乳房重建术
JA2	乳房恶性肿瘤根治性切除术
JB1	乳房成型手术
JB2	乳腺切除手术
JB3	其他乳房手术
JC1	颜面及其他皮肤、皮下组织成型术
JD1	皮肤移植手术
JD2	皮肤清创手术
JJ1	皮肤、皮下组织的其他手术
JR1	乳房恶性肿瘤
JR2	皮肤、皮下组织的恶性肿瘤
JS1	重大皮肤疾患
JS2	炎症性皮肤病
JT1	乳房、皮肤、皮下组织创伤
JU1	感染性皮肤病
JV1	皮肤、皮下组织的非恶性增生性病变
JV2	乳房良性病变
JZ1	其他皮肤及乳腺疾患
MDCK	**内分泌、营养、代谢疾病及功能障碍**
KB1	肾上腺手术
KC1	垂体手术
KD1	甲状腺大手术
KD2	甲状旁腺、甲状舌管及甲状腺其他手术
KE1	肥胖的手术室操作
KF1	因内分泌、营养、代谢疾患的植皮和/或清创术
KJ1	因内分泌、营养、代谢疾患的其他手术
KR1	内分泌腺体恶性肿瘤
KS1	糖尿病
KT1	内分泌疾患
KU1	营养失调
KV1	先天性代谢异常

续表

ADRG 编码	ADRG 名称
KZ1	其他代谢疾患
MDCL	**肾脏及泌尿系统疾病及功能障碍**
LA1	肾、输尿管及膀胱恶性肿瘤的手术
LB1	除恶性肿瘤手术外的肾、输尿管、膀胱手术
LC1	肾、输尿管、膀胱其他手术
LD1	经尿道输尿管、膀胱手术
LE1	尿道手术
LF1	建立、设置、移除肾辅助装置
LJ1	泌尿系统其他手术
LK1	泌尿道结石碎石
LL1	肾透析
LR1	肾功能不全
LS1	肾炎及肾病
LT1	肾及尿路肿瘤
LU1	肾及尿路感染
LV1	高血压/糖尿病性肾病
LW1	肾、尿路体征及症状
LX1	尿路结石、阻塞及尿道狭窄
LY1	肾及尿路损伤
LZ1	肾及泌尿系统其他疾患
MDCM	**男性生殖系统疾病及功能障碍**
MA1	男性生殖器官恶性肿瘤手术
MB1	前列腺手术
MC1	阴茎手术
MD1	睾丸手术
MJ1	其他男性生殖系统手术
MR1	男性生殖系统恶性肿瘤
MS1	男性生殖系统炎症
MZ1	其他男性生殖系统疾患
MDCN	**女性生殖系统疾病及功能障碍**
NA1	女性生殖器官恶性肿瘤的广泛切除手术

ADRG 编码	ADRG 名称
NA2	女性生殖器官恶性肿瘤除广泛切除术以外的手术
NB1	女性生殖系统重建手术
NC1	子宫(除内膜以外)手术
ND1	附件手术
NE1	子宫内膜手术
NF1	外阴、阴道、宫颈手术
NG1	辅助生殖技术
NJ1	女性生殖系统其他手术
NR1	女性生殖系统恶性肿瘤
NS1	女性生殖系感染
NZ1	女性生殖系统其他疾患
MDCO	**妊娠、分娩及产褥期**
OB1	剖宫产术
OC1	阴道分娩伴手术操作
OD1	与妊娠相关的子宫及附件手术
OD2	与妊娠相关的外阴、阴道及宫颈手术
OE1	异位妊娠手术
OF1	中期引产手术操作
OF2	早期流产手术操作
OJ1	与妊娠、分娩有关的其他手术操作
OR1	阴道分娩
OS1	产褥期相关疾患
OS2	流产相关疾患
OT1	异位妊娠
OZ1	与妊娠有关的其他疾患
MDCP	**新生儿及其他围产期新生儿疾病**
PB1	新生儿(出生年龄<29 天)心血管手术
PC1	新生儿(出生年龄<29 天)腹部手术
PJ1	新生儿(出生年龄<29 天)的其他手术
PK1	新生儿伴呼吸机支持
PR1	新生儿呼吸窘迫综合征
PS1	极度发育不全(出生体重<1500g)

续表

ADRG 编码	ADRG 名称
PT1	早产儿（出生体重 1500~2499g）
PT2	早产儿（出生体重＞2499g）
PU1	足月儿
PV1	源于新生儿（29 天≤出生年龄＜1 周岁）诊断的婴儿疾患
MDCQ	**血液、造血器官及免疫疾病和功能障碍**
QB1	脾切除术
QC1	胸腺手术
QD1	血液、造血器官及免疫系统其他手术
QJ1	非特指部位、组织、器官的良性肿瘤手术
QR1	网状内皮及免疫性疾患
QS1	红细胞病及营养性贫血
QS2	溶血性贫血
QS3	再生障碍性贫血
QS4	其他贫血
QT1	凝血功能障碍
MDCR	**骨髓增生疾病和功能障碍、低分化肿瘤**
RA1	淋巴瘤、白血病等伴重大手术
RA2	淋巴瘤、白血病等伴其他手术
RA3	骨髓增生性疾患或低分化肿瘤等伴重大手术
RA4	骨髓增生性疾患或低分化肿瘤等伴其他手术
RB1	急性白血病化学治疗和/或其他治疗
RC1	恶性增生性疾患放射治疗
RD1	恶性增生性疾患的介入和/或射频治疗
RE1	恶性增生性疾患的化学和/或靶向、生物治疗
RF1	恶性增生性疾患终末期治疗
RR1	急性白血病
RS1	淋巴瘤及其他类型白血病
RS2	骨髓瘤
RT1	非特指恶性肿瘤
RT2	非特指良性肿瘤
RU1	与化学和/或靶向、生物治疗有关的恶性增生性疾患
RU2	恶性增生性疾患的免疫治疗

ADRG 编码	ADRG 名称
RV1	与放射治疗有关的恶性增生性疾患
RW1	恶性增生性疾患治疗后的随诊检查
RW2	恶性增生性疾患维持性治疗
MDCS	**感染及寄生虫病（全身性或不明确部位的）**
SB1	全身性感染的手术
SR1	败血症
SS1	手术后及创伤后感染
ST1	原因不明的发热
SU1	病毒性疾患
SV1	细菌性疾患
SZ1	其他感染性或寄生虫性疾患
MDCT	**精神疾病及功能障碍**
TB1	精神病患者的手术
TR1	精神分裂症
TR2	偏执及急性精神病
TS1	重大的情感障碍
TS2	神经症性障碍及其他情感性障碍
TT1	进食及睡眠障碍
TT2	人格障碍
TU1	儿童期精神发育障碍
TV1	焦虑性障碍
TW1	器质性及症状性精神障碍
MDCU	**酒精/药物使用及其引起的器质性精神功能障碍**
UR1	酒精中毒及戒除
US1	兴奋剂滥用与依赖
MDCV	**创伤、中毒及药物毒性反应**
VB1	损伤的皮肤移植
VC1	与损伤有关的清创术
VJ1	其他损伤的手术
VR1	损伤
VS1	过敏反应

ADRG 编码	ADRG 名称
VS2	药物中毒或毒性反应
VT1	医疗后遗症
VZ1	其他损伤、中毒及毒性反应疾患
MDCW	**烧伤**
WB1	大于体表 30％或多处三度烧伤伴植皮
WC1	其他烧伤伴植皮
WJ1	烧伤伴除植皮之外的任何手术室手术
WR1	大于体表 30％或多处三度烧伤、腐蚀伤及冻伤等灼伤
WZ1	其他烧伤、腐蚀伤及冻伤等灼伤
MDCX	**影响健康因素及其他就医情况**
XJ1	其他接触健康服务的诊断伴手术室操作
XR1	康复
XR2	其他康复治疗
XS1	体征及症状
XS2	随访（不含恶性肿瘤诊断）
XT1	其他后期照护
XT2	非特指的先天畸形
XT3	其他影响健康状态的因素
MDCY	**HIV 感染疾病及相关操作**
YC1	HIV 相关疾患的手术室手术
YR1	HIV 相关疾患
YR2	HIV 其他相关情况
MDCZ	**多发严重创伤**
ZB1	多发性严重创伤开颅术
ZC1	多发性严重创伤的脊柱、髋、股或肢体手术
ZD1	多发性重要创伤的腹腔手术
ZJ1	与多发重要创伤诊断有关的其他手术室操作
ZZ1	多发性重要创伤无手术

附录 B　主要名词和缩略语

1. 主要诊断大类（major diagnostic category，MDC）

2. 核心疾病诊断相关分组（adjacent diagnosis related groups，ADRG）

3. 疾病诊断相关分组（diagnosis related groups，DRG）

4. 美国版疾病诊断相关分组（medicare severity diagnosis related groups，MS-DRG）

5. 澳大利亚改良版疾病诊断相关分组（Australian refined diagnosis related groups，AR-DRG）

6. 国家医疗保障疾病诊断相关分组（China healthcare security diagnosis related groups，CHS-DRG）

7. 疾病诊断相关分组-预付费（diagnosis related groups-prospective payment system，DRG-PPS）

8. 先期分组（pre-major diagnostic category，Pre-MDC）

9. 并发症或合并症（complication or comorbidity，CC）

10. 严重并发症或合并症（major complication or comorbidity，MCC）

11. 主要手术及操作（major procedure）

12. 其他手术及操作（secondary procedure）

13. 《疾病和有关健康问题的国际统计分类》第十次修订本（International Classification of Diseases，Tenth Revision，ICD-10）

14. 《国际疾病分类（第九版）·临床修订本手术与操作》第 3 卷（International Classification of Diseases，Ninth Revision，Clinical Modification，ICD-9-CM-3）

15. 变异系数（coefficient of variation，CV）

16. 组间方差减小系数（reduction in variance，RIV）

17. 相对权重（related weight，RW）

18. 病例组合指数（case mix index，CMI）

19. 费用消耗指数（charge consumption index）

20. 时间消耗指数（time consumption index）

21. 主要诊断（principal diagnosis）

22. 其他诊断（secondary diagnosis）

23. 按结果付费（payment by results，PbR）

24. 按病种分值付费（diagnosis-intervention packet，DIP）

25. 门诊按人头包干结合门诊病例分组（ambulatory patient groups，APG）

26.美国联邦医疗保险和医疗救助服务中心(Centers for Medicare and Medicaid Services,CMS)

27.英国国家医疗服务体系(National Health Service,NHS)

28.澳大利亚独立健康和老年照护价格局(Independent Health and Aged Care Pricing Authority,IHACPA)

29.医院资源管理系统(hospital resource planning,HRP)

30.医院信息系统(hospital information system,HIS)

31.疾病预防控制中心(Centers for Disease Control and Prevention,CDC)

32.多学科团队(multidisciplinary team,MDT)

33.以资源为基础的相对价值比率法(resource-based relative value scale,RBRVS)

34.临床路径(clinical pathway, CP)

35.术后快速康复(enhanced recovery after surgery,ERAS)

36.层次分析法(analytic hierarchy process,AHP)

37.逼近理想解排序方法(technique for order preference by similarity to an ideal solution,TOPSIS)

38.秩和比法(rank-sum ratio,RSR)

39.平衡计分卡(the balanced score card,BSC)

40.目标管理法(management by objective,MBO)

参 考 文 献

中文参考文献

[1] 杨磊,雷咸胜.国内外医疗保险评估指标体系研究综述[J].社会保障研究,2016(03):98-104.

[2] 雷涵.按病种付费模式下的医保谈判机制研究[D].南昌:江西中医药大学,2019.

[3] 汤鑫,刘颜.国内外 DRG 实践发展及其对我国的启示[J].医学信息,2023,36(21):27-30,36.

[4] 梅俊武.DRG——老年保健的第二次改革[J].国外医学(卫生经济分册),1987(02):46-47.

[5] 李乐乐.国内外 DRGs 发展与 C-DRG 方法论原理改进研究[J].卫生软科学,2017,31(10):10-14.

[6] 凌凤霞,徐阔,丁旭辉.基于病例组合方法的公立医院单病种绩效评价[J].中国医院管理,2019,39(12):45-47.

[7] 张朝阳.医保支付方式改革案例集[M].北京:中国协和医科大学出版社,2016.

[8] 谭贵泓,任晓晖,刘志军等.国内外按病种付费的比较研究[J].中国卫生事业管理,2013,30(09):674-676.

[9] 李三秀.日本医疗保障制度体系及其经验借鉴[J].财政科学,2017(06):92-108.

[10] 李伟,任雨青,丁锦希,等.德国 DRG 医院偿付系统中创新产品支付模式分析[J].中国医院,2021,25(12):40-42.

[11] 常峰,纪美艳,路云.德国的 G-DRG 医保支付制度及对我国的启示[J].中国卫生经济,2016,35(06):92-96.

[12] 韩煦,孙利华.国际疾病诊断相关分组(DRG)研究:进展与趋势——基于 Citespace 和 VOSviewer 的文献计量分析[J].沈阳药科大学学报,2020,37(12):1125-1132.

[13] 林振平.法国实施 DRG 付费的问题与近况[J].国外医学(卫生经济分册),2015,32(01):5-8.

[14] 李三秀.瑞典医疗保障制度体系及其经验借鉴[J].财政科学,2017(11):154-160.

[15] 宋斐斐,赵坤元,申俊龙.国外医疗保险费用支付方式的分析及对我国的启示[J].广西医学,2016,38(02):291-293.

[16] 叶婷,贺睿博,张研,等.荷兰捆绑支付实践及对我国卫生服务整合的启示[J].中国

卫生经济,2016,35(10):94-96.

[17] 陆勇.澳大利亚疾病诊断相关分组预付费模式运作机制及效果评价[J].中国卫生资源,2011,14(05):343-345.

[18] 杨迎春,巢健茜.单病种付费与DRGs预付模式研究综述[J].中国卫生经济,2008,27(6):66-70.

[19] 张晓宇,张伶俐,颜建周,等.澳大利亚医保支付方式改革及对我国的启示[J].中国医院药学杂志,2020,40(14):1516-1520.

[20] 韩国医疗保险审查及评估组织(HIRA).新综合支付制度示范项目指南修订全文(最终版)[EB/OL].(2020-01-04)[2021-06-28].https://biz.hira.or.kr/index.do? sso=ok.

[21] 林璐,沈卿诚,张红,等.国内外DRG病种支付应用与发展的探讨[J].巴楚医学,2020,3(04):121-124.

[22] 马进,徐刚,曾武,等.韩国医疗服务支付方式改革对我国的启示[J].中国卫生经济,2004(04):77-80.

[23] 应亚珍.DIP与DRG:相同与差异[J].中国医疗保险,2021,148(01):39-42.

[24] 国家医疗保障局办公室.关于印发疾病诊断相关分组(DRG)付费国家试点技术规范和分组方案的通知.医保办发〔2019〕36号[A].2019.[EB/OL].[2019-10-24].http://www.nhsa.gov.cn/art/2019/10/24/art_104_6464.html.

[25] 黄雲瑛.DRGs付费制度概述与应用思考[J].现代医院管理,2021,19(5):72-74.

[26] 郎婧婧,江芹,王珊,等.典型国家DRG分组的比较研究与启示[J].中国卫生经济,2017,36(4):50-53.

[27] 张俊俊,肖黎,黄梅香,等.美国MS-DRG分组规则的剖析和启示[J].中华医院管理杂志,2022,38(08):631-636.

[28] 李梦霞.成都市某医院疾病诊断相关分组及绩效评估研究[D].成都:电子科技大学,2020.

[29] 唐雪,应晓华,钱梦岑,等.上海市按疾病诊断相关分组付费改革的分组方案和调整策略[J].中国卫生资源,2022,25(1):28-33.

[30] 刘芬,孟群.DRG支付体系构建的国际经验及启示[J].中国卫生经济,2018,37(8):93-96.

[31] 莫佳瑜,栾伟,张明文,等.病例组合指数在临床科室医疗服务绩效评价中的应用[J].解放军医院管理杂志,2019,26(7):623-625.

[32] 张娴静,王爱荣.DRG相对权重计算方法比较与探讨[J].中国医院管理,2020,40(9):66-67,72.

[33] 黄晓亮,胡伟,曾莉,等.广东省基于DRG的大数据分析为精准提升医院综合能力赋能[J].现代医院,2020,20(6):795-799.

[34] 钟婉婷,许昌,陈芸,等.以精细化视角探寻管理工具对绩效运营的影响[J].中国医院院长,2021(22):70-72.

[35] 施丽霞,范玉荣.DRG 收付费模式下医院运营管理挑战与对策[J].中国医院,2023,27(12):104-106.

[36] 孙鹏鹤,赵宁,陈婷.基于熵权法的 DRG 综合评价在三级综合医院中的应用[J].中国医院,2023,27(10):56-59.

[37] 牛文奇.基于 DRG 导向的三级综合医院绩效评价指标体系的构建研究[D].青岛:青岛大学,2023.

[38] 杨天潼,尤萌.国际疾病分类(ICD)的发展史[J].证据科学,2014,22(05):622-631.

[39] 张萌,廖爱民,刘海民,等.ICD-11 与 ICD-10 分类体系的对比研究[J].中国病案,2016,17(06):21-24.

[40] 刘爱民.病案信息学[M].北京:人民卫生出版社,2009.

[41] 国家医疗保障局.国家医疗保障局办公室关于印发医疗保障疾病诊断相关分组(CHS-DRG)细分组方案(1.0 版)的通知.医保办发〔2020〕29 号[EB/OL].[2020-06-12].https://www.gov.cn/zhengce/zhengceku/2020-06/19/content_5520572.htm? ivk_sa=1023197a.

[42] 国家卫生计生委办公厅.住院病案首页数据填写质量规范(暂行)国卫办医发〔2016〕24 号[EB/OL].http://www.nhc.gov.cn/ewebeditor/uploadfile/2016/06/20160627143337674.pdf.

[43] 国家医疗保障局办公室.国家医疗保障局办公室关于印发医疗保障基金结算清单填写规范的通知 医保办发〔2020〕20 号[EB/OL].[2020-05-08].http://www.nhsa.gov.cn/art/2020/5/8/art_140_8504.html.

[44] 任毅,李风芹,于蔚,等.DRG 支付方式下医院成本管理特征、路径选择与策略[J].中国卫生经济,2020,39(09):84-87.

[45] 方金鸣,刘玲,彭义香,等.CHS-DRG 支付改革对医院运行的影响分析[J].卫生经济研究,2022,39(05):67-71,74.

[46] 刘雅娟,倪君文,黄玲萍,等.基于 DRG 的医院病种成本核算实践与探索[J].中国医院管理,2019,39(08):54-56.

[47] 黎东生.中国式 DRGs 的控费机理及其控费效果的环境变量分析[J].中国医院管理,2018,38(03):43-45.

[48] 戴小喆,史金秀,田志伟,等.医院 DRG/DIP 成本管理:方法、场景及案例[M].北京:中国财政经济出版社,2021.

[49] 方金鸣.DRG 付费下利益相关者的博弈分析及实证研究[D].武汉:华中科技大学,2022.

[50] 苏学峰.DRG 支付下地市级三甲医院应如何改革应对[J].中国医院院长,2022,18(21):60-63.

[51] 陈新平,郑胜寒,魏思思.福建省肿瘤医院探索医用耗材精细化成本管控[J].中国医院院长,2022,18(02):66-68.

[52] 李玲,江宇.关于公立医院改革的几个问题[J].国家行政学院学报,2010(04):107-110.

[53] 于鲁明,谷水,王文凤,等.基于诊断相关组的北京地区部分医院主要疾病住院服务绩效评价[J].中华医院管理杂志,2015,31(7):509-515.

[54] 罗明薇,谢世伟.基于DRGs的攀西地区三甲医院住院服务绩效评价研究[J].重庆医学,2020,49(12):2043-2045,2051.

[55] 金春林,王海银,孙辉,等.价值医疗的概念、实践及其实现路径[J].卫生经济研究,2019,36(02):6-8.

[56] 周宇,郑树忠,孙国桢.德国DRG付费制度的借鉴[J].中国卫生资源,2004(04):186-187.

[57] 凌凤霞,戴文娟,丁一芸.基于RBRVS的全工作量绩效考核模式探讨[J].中国卫生经济,2018,37(08):84-85.

[58] 石晶.DRG用于医疗机构绩效考核模式研究综述[J].财会学习,2022(36):125-127.

[59] 韩传恩.公立医院绩效管理的实践与DRG应用探索[J].中国医院管理,2021,41(01):74-76.

[60] 王靖,肖斐,蒋青平,等.医院适应DRG医保支付方式下的绩效考核模式探索[J].中国市场,2020(28):45,49.

[61] 李为民.医院运营管理[M].北京:中国协和医科大学出版社,2022.

[62] 刘宇.美国医院管理[M].北京:光明日报出版社,2016.

[63] 陈浦兰.DRG/DIP下病床资源配置到底依据什么做决策[N].健康报,2022-11-26(5).

[64] 黄锋,张艳丽.面向DRG支付的医院信息化需求与建设策略[J].中国数字医学,2023,18(02):1-6,11.

[65] 曾晓佳.公立医院绩效考核指标精细化管理研究[J].中国产经,2023(06):123-125.

[66] 朱美红,朱雯瑛.标杆管理视角下公立医院绩效考核体系的应用与优化[J].卫生经济研究,2022,39(9):71-73.

[67] 江蒙喜.人力资源价值创造视角下公立医院成本管控的实践探索[J].中国卫生经济,2022,41(8):67-70.

[68] 郑晨.DRG/DIP付费下的医院成本管理[J].卫生经济研究,2022,39(3):88-90.

[69] 黄秀女,陈玉倩,原萌莉.供给侧视角下我国分级诊疗的实现路径:以英国NHS改革与上海家庭医生实践为例[J].卫生经济研究,2022,39(3):50-52.

[70] 丁宁,张义丹,张明,等.高质量发展背景下创建国家级学科平台的实践与思考[J].中国医院管理,2022,42(8):6-9.

[71] 邓小虹.北京DRGs系统的研究与应用[M].北京:北京大学医学出版社,2015.

[72] 简伟研,胡牧,张修梅.基于DRGs的医疗服务绩效评估方法与案例应用研究[J].中华医院管理杂志,2013,29(3):180-185.

[73] 国家卫生健康委员会医政医管局、北京市卫生计生委信息中心. CN-DRGs 分组方案(2018 版)[M].北京:北京大学医学出版社,2018.

[74] 国家卫生健康委员会. 2021 年国家医疗服务与质量安全报告[M].北京:科学技术文献出版社,2022.

[75] 向继.迎接新的技术革命挑战 加速医疗技术现代化建设——黑龙江省重点专科建设效果显著[J].中国医院管理,1984(07):15-16.

[76] 黄菊芳,郑治.临床学科重点建设项目绩效回顾[J].中华医学科研管理杂志,2002,15(4):255.

[77] 张明,徐新灏,方鹏骞.高质量发展背景下国家临床重点专科评价体系优化策略研究[J].中国医院,2023,27(08):19-21.

[78] 刘彤,郑双江,黄欢欢,等.关于患者安全的卫生经济学研究现状及启示[J].中国医院,2023,27(10):53-55.

[79] 吴晓云,徐勇,刘莉,等.深圳市市属三级医院住院医疗服务综合评价对比分析——基于 DRGs 与 DMIAES 疾病风险调整模型研究[J].中国医院管理,2018,38(10):12-15.

[80] 王浩. DRG 评价维度下某医院心血管重点专科医疗服务能力与病种分析[D].昆明:昆明医科大学,2022.

[81] 朱武,陶红兵,许亦群,等.DRG 在深圳市某区临床重点专科评估中的应用[J].中国医院管理,2021,41(02):33-38.

[82] 任希珠.DRG 收付费改革政策协同探索[J].中国卫生经济,2022,41(01):24-27.

[83] 王贵新.辽宁省创建文明医院活动的回顾[J].中国医院管理,1985(03):8-11.

[84] 陆韬宏.中国医疗机构评审制度发展研究[D].上海:复旦大学,2008.

[85] 李阳,刘波,张卫红.江苏省三级医院评审标准感染管理实施细则解读[J].中华医院感染学杂志,2023,33(10):1444-1448.

[86] 薛晓林,陈建平.中国医院协会医院管理指南(2016 年版)[M].北京:人民卫生出版社,2016.

[87] 张鹭鹭,代涛.医院管理学[M].北京:人民卫生出版社,2023.

[88] 国家卫生健康委员会.医疗质量管理办法[Z].[EB/OL].[2016-09-25].https://www.gov.cn/zhengce/2016-09/25/content_5713805.htm.

[89] 王海英,周子君,赵同香,等.DRGs 在三级综合医院管理评价中的应用研究[J].医院管理论坛,2020,37(7):5-8.

[90] 王启航,关小桐,金城,等.DRGs 在心血管内科绩效评价中的应用[J].中国病案,2021,22(1):46-48,64.

[91] 王玉廷,周小兰,李浩瑞,等.基于 DRGs 的医院综合绩效考核指标体系的建立研究[J].重庆医学,2020,49(7):1042-1046,1052.

[92] 接纯纯,周典,田帝,等.基于 DRG 和综合指数法的住院患者医疗服务绩效评价[J].中国医院管理,2022,42(10):27-30.

[93] 王莎莎,谢志毅,黄杰.基于 DRG 的三级公立医院主诊医师医疗服务绩效评价研究 [J].中国医院管理,2023,43(3):47-50.

[94] 王松堂,李宏英,张冬青,等.公立医院临床科室高质量精益运营指标体系构建[J]. 中国医院,2023,27(8):82-84.

[95] 许剑红,汪迦声,田佳,等.基于 DRG 和 RBRVS 的公立医院绩效分配制度改革研究 [J].卫生经济研究,2023,40(2):76-80.

[96] 刘玥,许志文,赵凯.DRG 和 RBRVS 二维绩效管理框架下医院平衡计分卡的重构 [J].中国医院管理,2022(9):71-73.

[97] 中华人民共和国国家统计局.中国统计年鉴 2016[M].北京:中国统计出版社,2016.

[98] 贾洪波,段文琦.基本医保按病种分值付费的实践探讨[J].卫生经济研究,2018 (05):57-59.

[99] 刘忠义.病种定额结算三方受益[J].中国医疗保险,2010(06):46-47.

[100] 深圳市社保基金管理局.复合式结算模式的做法与效果[J].中国医疗保险,2010 (06):47-48.

[101] 胡大洋,胡强.镇江付费:以患者为核心[J].中国社会保障,2014(02):80-81.

[102] 鲍玉荣,朱士俊,郝娟.按 DRGs 付费在我国的应用前景分析[J].中华医院管理杂 志,2010(10):721-724.

[103] 董乾,陈金彪,陈虎,等.DRGs 国内发展现状及政策建议[J].中国卫生质量管理, 2018,25(2):1-4.

[104] 胡牧,卢铭,杜圣普,等.北京市病例组合定额付费(DRGs-PPS)试点阶段评价[J]. 中国医疗保险,2014(04):48-52.

[105] 姚奕,陈仪,石菊.医疗保险支付方式改革:实践与研究进展评述[J].中国卫生经 济,2017,36(04):36-39.

[106] 秦永方,韩冬青,于惠兰.DRG/DIP 病种(组)精益运营管理实操手册[M].北京:中 国协和医科大学出版社,2021.

[107] 殷晓露,王华静,余臻峥,等.基于"浮动费率"法的公立医院医保管理探索与实践 [J].中国卫生经济,2022,41(02):74-76.

[108] 程斌,朱兆芳,崔斌,等.DRG 付费模式下医保基金监管机制探讨[J].中国卫生经 济,2022,41(09):33-36.

[109] 赖莎,王冬,冯俊妃.我国医疗保障基金监管政策现状及效能提升策略研究[J].中 国医院,2023,27(12):33-35.

英文参考文献

[1] Antioch K M,Ellis R P,Gillett S,et al. Risk adjustment policy options for case-mix funding:international lessons in financing reform[J]. The European Journal of Health Economics,2007,8(3):195-212. https://link. springer. com/article/10.

1007/s10198-006-0020-7. DOI:10. 1007/s10198-006-0020-7.

[2] Hong M J, Yoo S S, Choi J E,et al. Functional intronic variant of SLC5A10 affects DRG2 expression and survival outcomes of early-stage non-small-cell lung cancer [J]. Cancer ence, 2018, 109 (12). http://onlinelibrary. wiley. com/doi/abs/10. 1111/cas. 13814. DOI:10. 1111/cas. 13814.

[3] Kelly B, Parikh H R, Mccreary D L,et al. Financial implications for the treatment of medicare patients with isolated intertrochanteric femur fractures: Disproportionate losses among healthier patients[J]. Geriatric Orthopaedic Surgery & Rehabilitation, 2020, 11: 215145932091694. https://journals. sagepub. com. DOI:10. 1177/2151459320916947.

[4] Mohammad,Shahid,Alistair,et al. Payment by results: Are we missing something? [J]. International Journal of Health Care Quality Assurance, 2013, 26(4):387-391. https://www. emerald. com/insight/content/doi/10. 1108/09526861311319609/ full/html. DOI:10. 1108/09526861311319609.

[5] Nordic Casemix Centre. Nord DRG Groups 2014[EB/OL]. [2024-07-26]. http:// www. nordcase. org/eng/home/.

[6] Dunbar-Rees R. Paying for what matters most: The future of outcomes-based payments in healthcare [J]. Future Healthcare Journal, 2018, 5 (2): 98-102. https://pubmed. ncbi. nlm. nih. gov/31098542/. DOI:10. 7861/futurehosp. 5-2-98.

[7] Ishii M. DRG/PPS and DPC/PDPS as prospective payment systems[J]. Japan Med Assoc J. , 2012, 55(4):279-91. PMID: 25237234. https://pubmed. ncbi. nlm. nih. gov/25237234/.

[8] Westerdijk M, Zuurbier J, Ludwig M,et al. Defining care products to finance health care in the Netherlands[J]. The European Journal of Health Economics, 2012, 13 (2): 203-221. https://link. springer. com/article/10. 1007/s10198-011- 0302-6. DOI:10. 1007/s10198-011-0302-6.

[9] Hamada H, Sekimoto M, Imanaka Y. Effects of the per diem prospective payment system with DRG-like grouping system (DPC/PDPS) on resource usage and healthcare quality in Japan[J]. Health Policy, 2012, 107(2-3):194-201. https:// www. sciencedirect. com/science/article/pii/S0168851012000036. DOI: 10. 1016/j. healthpol. 2012. 01. 002.

[10] Hayashida K, Murakami G, Matsuda S,et al. History and profile of diagnosis procedure combination (DPC): Development of a real data collection system for acute inpatient care in Japan[J]. Journal of Epidemiology, 2020, 31(1). https:// www. nstl. gov. cn/paper_detail. html? id＝7d8ff79c25056263d0d05b4299173495. DOI:10. 2188/jea. JE20200288.

[11] Moon S B. Early results of pediatric appendicitis after adoption of diagnosis-related group-based payment system in South Korea [J]. Journal of Multidisciplinary

Healthcare，2015(9)：503-509. DOI：10. 2147/JMDH. S95937.

[12] Mathauer I，Wittenbecher F. Hospital payment systems based on diagnosis-related groups：experiences in low- and middle-income countries. [J]. Bulletin of the World Health Organization，2013，91(10)：746-756. https：//pubmed. ncbi. nlm. nih. gov/24115798/. DOI：10. 2471/BLT. 12. 115931.

[13] Annear P L，Kwon S，Lorenzoni L，et al. Pathways to DRG-based hospital payment systems in Japan，Korea，and Thailand[J]. Health Policy，2018：S0168851018301295. https：//pubmed. ncbi. nlm. nih. gov/29754969/. DOI：10. 1016/j. healthpol. 2018. 04. 013.

[14] Choi J K，Kim S H，Shin D G，et al. The effect of reform of new-diagnosis related groups (KDRGs) on accuracy of payment[J]. Health Policy and Management，2017，27 (3)：211-218. https：//www. researchgate. net/publication/341248529. DOI：10. 4332/KJHPA. 2017. 27. 3. 211.

[15] Mayes R. The origins，development，and passage of Medicare's revolutionary prospective payment system. [J]. Journal of the History of Medicine and Allied Sciences，2007，62 (1)：21-55. https：//pubmed. ncbi. nlm. nih. gov/16467485/. DOI：10. 1093/jhmas/jrj038. Epub 2006 Feb 8.

[16] Jian W，Chan K Y，Tang S，et al. A case study of the counterpart technical support policy to improve rural health services in Beijing[J]. Bmc Health Services Research，2012，12 (1)：482-482. https：//link. springer. com/article/10. 1186/1472-6963-12-482. DOI：10. 1186/1472-6963-12-482.

[17] Simborg D W. DRG creep：a new hospital-acquired disease. [J]. N Engl J Med，1981，304 (26)：1602-1604. https：//pubmed. ncbi. nlm. nih. gov/7015136/. DOI：10. 1056/NEJM198106253042611.

[18] Carter G M，Newhouse J P，Relles D A. How much change in the case mix index is DRG creep? [J]. Journal of Health Economics，1990，9(4)：411-428. https：//pubmed. ncbi. nlm. nih. gov/10113569/. DOI：10. 1016/0167-6296(90)90003-L.

[19] Fetter R B，Thompson J D，Mills R E. A system for cost and reimbursement control in hospitals[J]. The Yale Journal of Biology and Medicine，1976，49(2)：123-136. https：//pubmed. ncbi. nlm. nih. gov/941461/. DOI：10. 5465/AMBPP. 1975. 4989438.

[20] The DRG family [EB/OL]. [2024-07-26]. https：//fischer-zim. ch/textk-pcs-en-pdf/DRG-family-0801. pdf.

[21] ICD-11 Reference Guide [EB/OL]. [2024-07-26]. https：//icd. who. int/icd11refguide/en/index. html # 1. 1. 0Part1purposeandmultipleusesofICD | part-1-an-introduction-to-icd11|c1.

[22] Centers for Medicare and Medicaid Services. MLN web-based training [EB/OL]. [2024-07-26]. https：//www. cms. gov/training-education/medicare-learning-

network/web-based-training.

[23] ICD-10-AM/ACHI/ACS twelfth edition education [EB/OL]. [2024-07-26]. https://www. ihacpa. gov. au/health-care/classification/icd-10-amachiacs/icd-10-amachiacs-twelfth-edition-education.

[24] Lee M T, Su Z Y, Hou Y H, et al. A decision support system for diagnosis related groups coding[J]. Expert Systems with Applications, 2011, 38(4): 3626-3631. https://www. sciencedirect. com/science/article/pii/S0957417410009620. DOI: 10. 1016/j. eswa. 2010. 09. 016.

[25] Louis D Z, Yuen E J, Braga M, et al. Impact of a DRG-based hospital financing system on quality and outcomes of care in Italy[J]. Health Services Research, 1999, 34(1 Pt 2): 405-415. https://pubmed. ncbi. nlm. nih. gov/10199684/. DOI: 10. 4414/smw. 2014. 13986.

[26] Zander B, Dobler L, Busse R. The introduction of DRG funding and hospital nurses' changing perceptions of their practice environment, quality of care and satisfaction: Comparison of cross-sectional surveys over a 10-year period[J]. International Journal of Nursing Studies, 2013, 50(2): 219-229. https://www. sciencedirect. com/science/article/pii/S0020748912002477. DOI: 10. 1016/j. ijnurstu. 2012. 07. 008.

[27] Kobewka D M, Walraven C V, Turnbull J, et al. Quality gaps identified through mortality review[J]. BMJ Quality & Safety, 2016, 26(2): bmjqs-2015-004735. https://pubmed. ncbi. nlm. nih. gov/26856617/. DOI: 10. 1136/bmjqs-2015-004735.

[28] Baker R, Sullivan E, Camosso-Stefinovic J, et al. Making use of mortality data to improve quality and safety in general practice: A review of current approaches[J]. Quality & Safety in Health Care, 2007, 16(2): 84-89. https://www. ncbi. nlm. nih. gov/pmc/articles/PMC2653161/pdf/84. pdf? origin=publication_detail. DOI: 10. 1136/qshc. 2006. 019885.